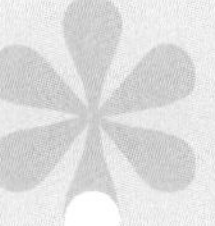

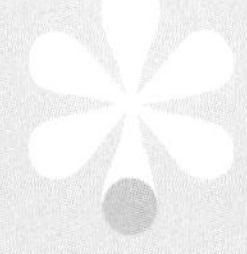

伴你健康每一天

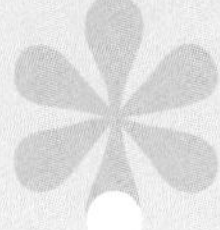

尚锦文化

饮食健康智慧王系列

8周降低血压饮食事典

何一成　编著

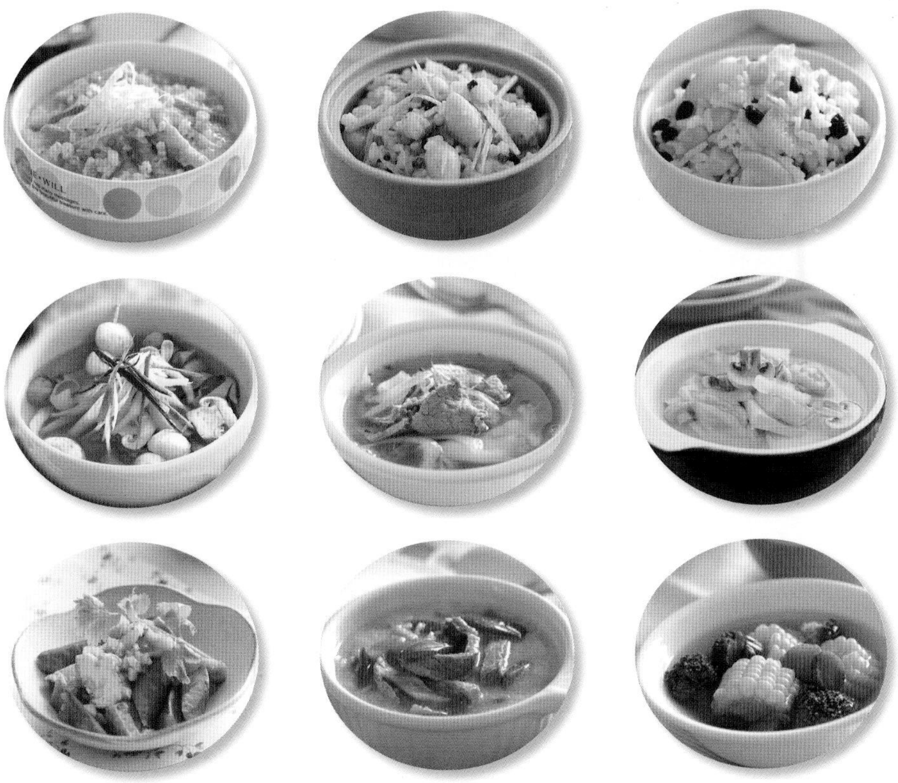

中国纺织出版社

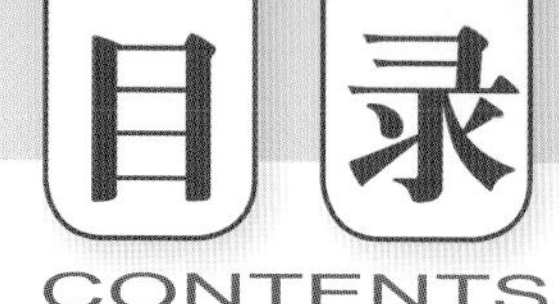

目录 CONTENTS

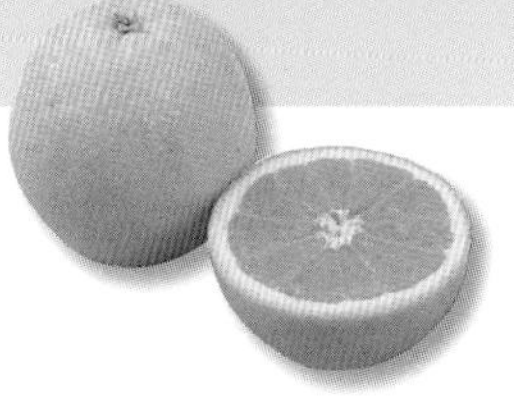

◎单位换算

1杯＝240毫升＝16大匙　　面粉1杯＝120克
1大匙＝15毫升＝3小匙　　1小匙＝1茶匙＝5毫升
半茶匙＝2.5毫升

◎烹调中所用油如无特别注明，均为一般食用植物油，所用葱为小葱，如用大葱应酌量减少，正文中不再说明。
◎为便于读者理解，本书中热量单位均采用“千卡”，千卡与千焦的换算如下：
1千卡＝4.184千焦
◎若无低钠盐或低盐酱油，也可用普通盐、酱油代替，但用量需减少。
◎本书中食谱仅为辅助食疗，不能代替正式的治疗，且效果依个人体质、病史、年龄、性别、季节、用量不同而有所不同。若有不适，以遵照医生的诊断与建议为宜。

Part 1 关于高血压的15个疑问

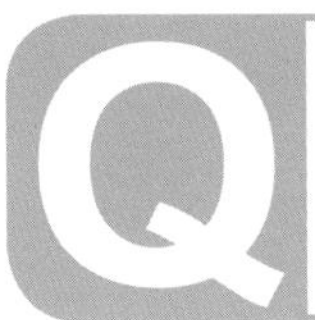

什么是高血压

收缩压≥140毫米汞柱或舒张压≥90毫米汞柱即为高血压

高血压的定义是指"动脉血压持续升高"，当收缩压≥140毫米汞柱或舒张压≥90毫米汞柱时，说明患有高血压。但是，血压是否持续升高，必须在一段时间内多次测量才能得知，而非靠单独一次测量就能判断。要确认是否患有高血压，应该进行多次测量，当平均值皆高时才能确定为高血压，如果只是偶尔出现血压高的状况，不能视为高血压。

在测量血压时，我们会测量两组数值，分别为收缩压与舒张压。收缩压是心脏收缩时所测量到的血压，舒张压是心脏舒张时所测量到的血压。心脏收缩时动脉血管内压力较大，心脏舒张时动脉血管内的压力较小，因此，收缩压的数值比舒张压高。

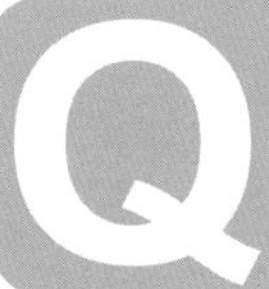

如何知道我有没有高血压

想知道自己有没有高血压，测量血压是唯一方法

早期高血压没有自觉症状，也没有典型症状，大部分的病人往往不知道自己患有高血压，身体也少有不适状况出现。想要确认自己是否患有高血压，或者血压是否偏高，进行血压测量是最准确的方法，同时也是唯一的方法。

高血压并不能只依一次血压测量值就确诊。当某次测量值偏高时，需再经多次测量方能确诊。血压的单位是毫米汞柱（mmHg），正常血压值为收缩压小于120毫米汞柱、舒张压小于80毫米汞柱，高血压则是收缩压大于等于140毫米汞柱或舒张压大于等于90毫米汞柱。若测量数值在正常血压与高血压之间，即收缩压120～139毫米汞柱、舒张压80～89毫米汞柱，则属于高血压前期，应进行定期测量并调整生活状态，降低患高血压的概率。

大多数高血压患者往往与高血压相伴多年，才会渐渐出现不适症状。高血压的症状主要视所合并器官受损的程度而定。一般症状有头晕、后颈酸痛、失眠、心悸、胸闷、耳鸣、四肢麻木、间歇性跛行等。

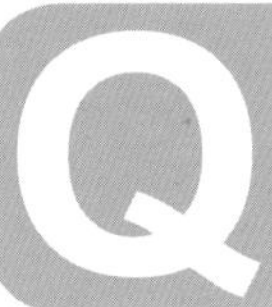

为什么我会有高血压

高血压一般分为原发性和继发性两种

原发性高血压

原发性高血压又称为本态性或自发性高血压，原因不明的高血压都属于这种类型，患者人数占高血压人数的95%～99%。原发性高血压真正原因不明，根据医学界学术研究结果及临床经验推论，导致原发性高血压的因素非单一因素，而为多发性因素，如盐分摄取太多、压力过大、饮酒过量、肥胖、遗传、环境影响等。

继发性高血压

继发性高血压是因某些疾病的发生而并发的高血压。最常引发高血压的疾病是肾脏病，其他如内分泌肿瘤、肝病、先天性动脉血管疾病、服用影响血压升高的药物等，都会引发高血压，此类型患者占高血压人数的1%～5%。通常，继发性高血压患者的血压在原发性疾病治愈之后便能恢复正常。

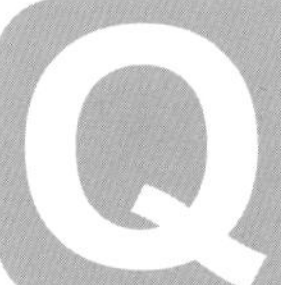

血压高就一定是高血压吗

血压高不一定就是高血压

影响血压的因素很多，心搏出量、动脉血管壁的弹性、血容量、血液黏稠度、年龄、气温、体位、精神状况等，都影响着血压值的变化。在正常的生理状况下，每个人一天24小时的血压就有其周期性变化，一般来说血压晚上比早上低，凌晨两点左右是血压最低的时刻，清晨开始偏高，到了下午两点血压值达到最高，之后便慢慢下降，一天中血压变化的幅度可达20～30毫米汞柱。

除此之外，进食、运动、紧张、兴奋、生病等都会造成血压的波动，影响血压值的变化，特别是身体不舒服时，血压的变化较大。多数人没有在家自行定期测量血压的习惯，只有在生病就诊时才测量血压，这时血压容易受到病痛影响而上升。这种时候测量所得到的血压值就算偏高，也不能说是高血压，只能称为血压高。想要确认是不是高血压，必须在一段时间内多次测量，才能获得较准确的结果。若血压高是受到内、外在因素影响，如紧张、生病等，原则上不需要特别使用降血压药物治疗。

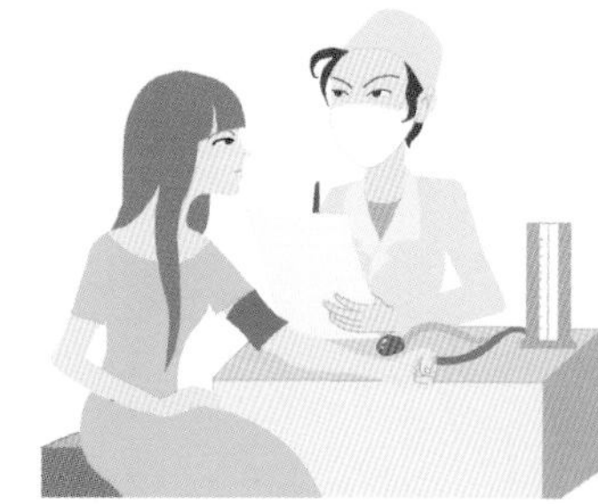

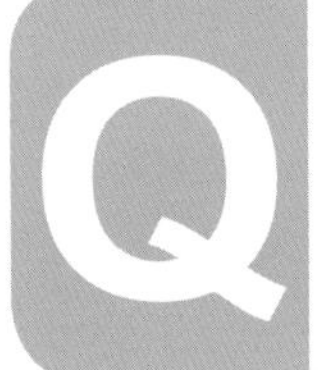

导致高血压的危险因素有哪些

有家族病史、超重、压力大、嗜咸、运动量不足、饮酒过量、吸烟等

根据流行病学的调查和研究，家族遗传、超重、压力大、嗜咸、运动量不足、饮酒过量、吸烟等均为导致高血压的危险因素。

有家族病史

有高血压家族病史的人，因拥有共同的生活方式、饮食习惯，故具备容易引起高血压的体质。若生活环境中出现促使血压上升的其他因素，则发生高血压的概率会较高。

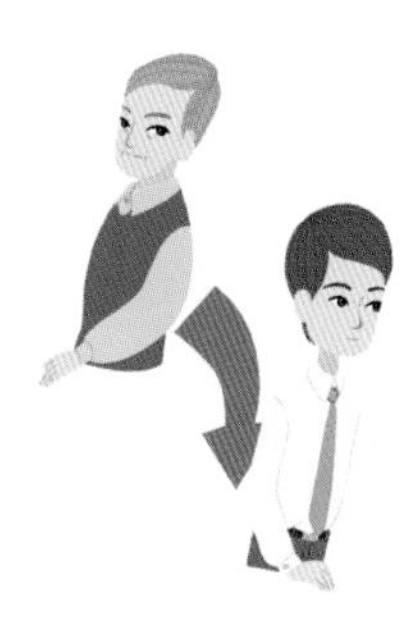

超重

血压与体重有高度的相关性。统计资料显示，与体重正常的人相比，肥胖者患高血压的概率高2～3倍。

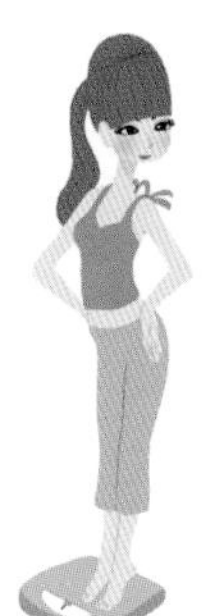

压力大

根据调查，长期处于压力大、紧张状态下的人，较容易患高血压。

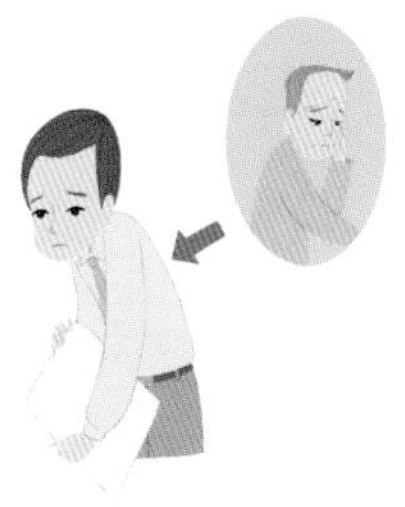

嗜咸

摄取过多的食盐会造成血压升高，高血压患者每天摄取的食盐量别超过6克。

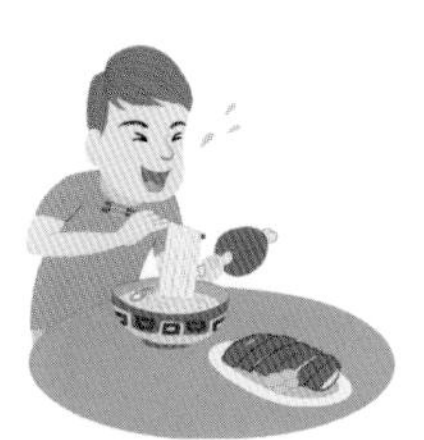

运动量不足

长期适当规律的运动有助于降低血压。相对的，若长期缺乏运动，血压则会在不知不觉中攀升。

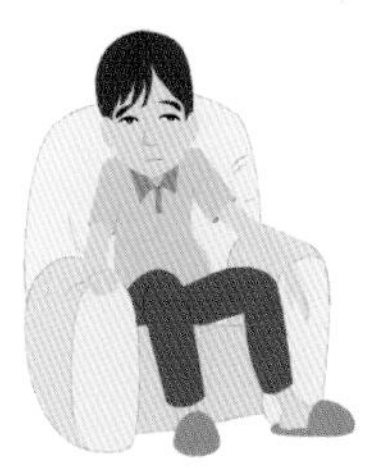

饮酒过量

研究发现，适度适量的饮酒，可以降低患冠状动脉疾病的风险，但若经常性饮酒过量，却会使血压升高。

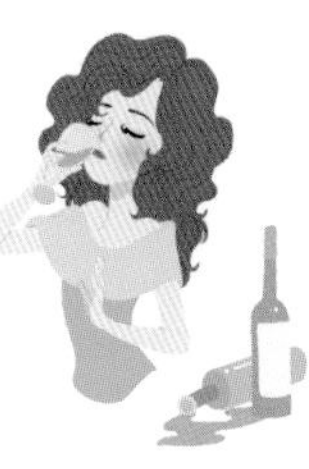

吸烟

吸烟不会使血压升高，但会使血管疾病恶化，进而提高患高血压的概率。

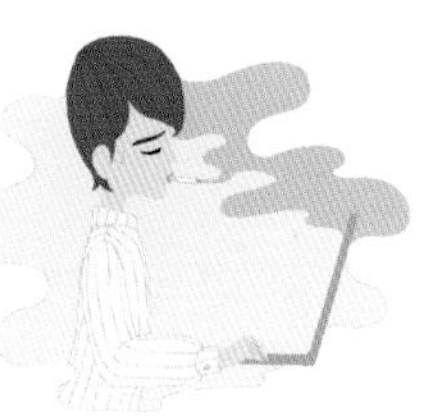

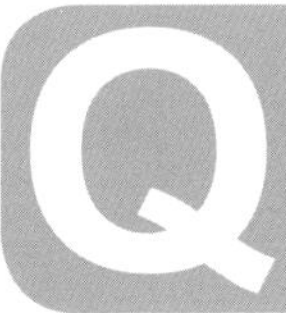

胖人都有高血压吗

肥胖者不一定都有高血压，但超重会增加发病概率

体重与血压有紧密联系，当身体中的脂肪组织大量增加时，血液循环量也会相对增加，血管的压力自然跟着提升，最后便会引发高血压。

据统计，体重超重10%的人，高血压发病率为10%，超重30%的人发病率为20%，超重50%的人发病率为25%，超重80%的人高血压发病率可达60%，说明超重是引发高血压的危险因素。大家可以通过体重指数（BMI）、腰臀比或简易理想体重计算法来检查自己的体重状态。

超重不但容易引发高血压，高血糖、高脂血症、高尿酸血症、脂肪肝也很容易伴随而来。随着饮食的西化、生活水平的提高，许多人平均体重有向上攀升的趋势，“三高危机”时常困扰着大部分中年人，多数人对于所谓保健食品更是趋之若鹜。实际上，进行适当运动、维持理想体重，就能有效预防高血压、高血糖与高脂血症的发生。

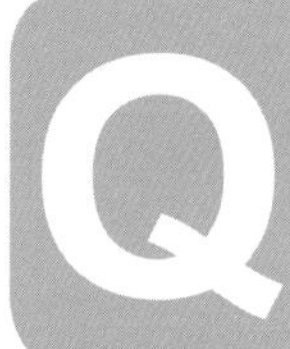

瘦人就不会患高血压吗

维持理想体重可降低高血压发病率，但外瘦内胖者仍然是高危人群

研究证实，男性腰围超过90厘米、女性腰围超过80厘米时，患心血管疾病的概率将大为增加。BMI值、腰臀比或理想体重都是可靠的健康指标，当体重超出标准值，就该调整自己的生活、饮食习惯。但除了上述的计算方式外，有一项指数也不应该被忽略，即“体脂肪”。

体脂肪是什么？

体脂肪是身体所含的脂肪重量，体脂肪率则是身体成分中脂肪组织所占的比率。过高的体脂肪率对身体的健康来说是种警讯。尤其包围着心脏、肝脏、胰脏等重要器官的脂肪，更是各种慢性疾病的导火线。

瘦人体脂肪率一定低？

体脂肪跟胖瘦没有绝对关系，外表瘦不代表体脂肪率低。据统计，许多不符合“超重”标准的人，其实都属于内胖一族。高脂、高糖是他们常选择的食物，这些人不常运动，但他们的总食量又不足以使身体外表发胖，外表看起来瘦，但实际上体内却储存了不少危害健康的脂肪，最终导致心血管疾病的发生。

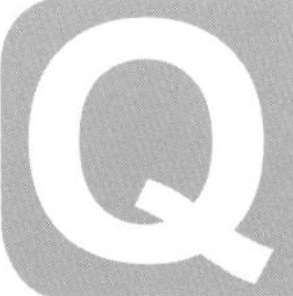

血压高一定要吃药治疗吗

轻度高血压不一定要吃药治疗，医生会视状况建议

高血压的治疗可分为药物治疗和非药物治疗。在药物治疗方面，药效、安全、价格、方便性、维持生活品质是考虑的重点，一般来说，重度高血压患者一定要接受药物治疗。在非药物治疗方面，则会将重点放在理想体重的维持、限制盐分摄取、适当运动以及避免其他导致动脉粥样硬化的危险因素上。一般来说，部分轻度高血压患者可以接受非药物治疗，不过，轻度高血压患者的治疗因人而异，最重要的原则还是要配合医生的治疗。

针对轻度高血压患者的治疗，世界卫生组织（WHO）提出的准则是，如果舒张压在90毫米汞柱以上，病人应该在4个星期内至少再量2次血压，因为大多数病人的血压会在一段时间后恢复，若测得的舒张压在100毫米汞柱以上，则须接受药物治疗。若测量结果舒张压在100毫米汞柱之下，则继续观察3个月，3个月之后，若舒张压仍超过95毫米汞柱，则须接受药物治疗，若在90～95毫米汞柱以下，则应该继续观察6个月再做决定。

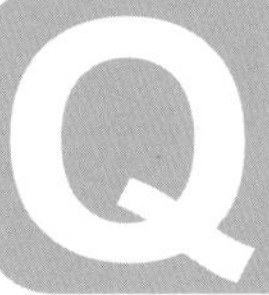

为何糖尿病患者容易患高血压

与高胰岛素血液浓度、胰岛素抵抗及肥胖有关

根据统计，糖尿病患者患高血压的概率是一般人的3～5倍，糖尿病患者中有高达67%的人同时患有高血压。

胰岛素抵抗的发生会刺激交感神经的兴奋性，交感神经过度兴奋，会导致循环血量大增、周围血管阻力增强等现象发生，进而造成血压的上升。高胰岛素血液浓度会使得血管收缩、血管壁增厚，而血液中存在过多的糖也会让血管壁受损，进而诱发动脉粥状硬化等疾病，使血管内径变得狭窄，血压自然跟着升高。再者，血糖过高会增加人体肾小球血管所承受的压力，长期下来肾功能容易受损，加剧高血压病情。

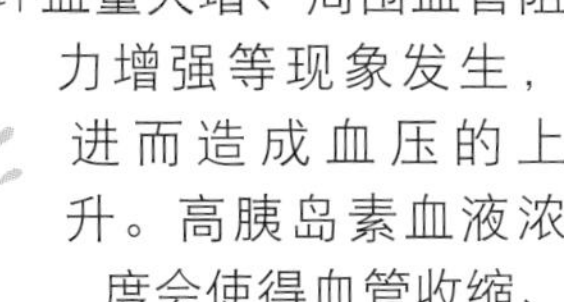

高血压对糖尿病患者的影响

高血压会加速糖尿病患者血管的病变，如肾病变、视网膜病变、心脏血管疾病、外周血管疾病等，所以糖尿病患者须进行严格的血压控制，以防血管的病变。

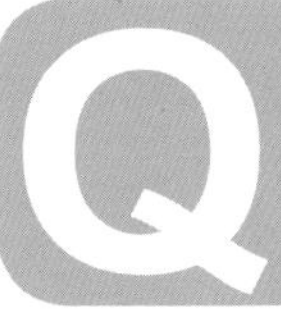

吃得太咸为什么会导致高血压

食盐含钠，会破坏水分、酸碱度平衡，导致高血压

盐是氯与钠元素合成的化合物，化学名称为氯化钠（NaCl）。氯、钾、钠负责控制人体肌肉、神经和体液的稳定与协调，其中，钠跟钾的关系更是密切，它们一起合作，维持体内水液分布的平衡状态。

外钠内钾，维持水分平衡

钠跟钾一个存在于细胞外、一个存在于细胞内。钠是人体血液与细胞外液中含量最多的阳离子，钾主要存在于细胞中，人体中约有95%的钾分布于细胞内液。钾跟钠互斥，且共同控制着细胞内的水分、渗透压和酸碱值（pH值）的平衡。

盐与血压的密切关系

盐分进入体内，会溶解在血液等体液中，细胞膜容易让水分通过并顺利进入细胞内，却不容易让盐分通过。当摄取过量的盐分时，盐分会停留在细胞外的血液中，使得血液中盐分浓度提高、水分减少，细胞内的钾基于渗透压要平衡的原理，必须释出细胞内的水分，以达到内外的平衡。但细胞脱水会产生生理上的问题，所以我们的口渴中枢会传达出需要水的讯息，人因此喝下大量水分以稀释血液，让细胞内外渗透压达到平衡。这时候，血液的量增加，血液充满血管，血压便因此升高。

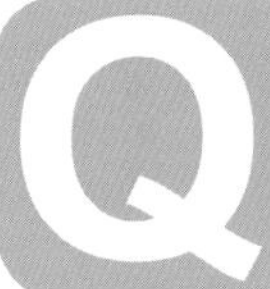

高血压控制的理想目标是什么

视情况而定，单纯高血压与合并其他疾病的患者目标不同

高血压治疗的目的，是让患者血压持续性维持在目标值之内，以减少各种并发症的发生率。理想的目标值不是固定值，应视情况而定。

单纯高血压患者

当收缩压≥140毫米汞柱或舒张压≥90毫米汞柱时，即可定义为高血压。单纯高血压患者确定患高血压后，一般建议先采取生活习惯调整疗法及改变体重、饮食习惯、运动频率等。经过一段时间后，若血压仍无法下降，则开始接受药物治疗，血压控制的理想目标在140/90毫米汞柱以下。

合并其他疾病的患者

若糖尿病患者合并高血压，控制的理想目标是130/85毫米汞柱以下；高血压合并肾脏功能异常的患者，则需要更严格地控制血压，其理想目标是125/75毫米汞柱以下。因为这类患者并发心血管疾病的风险原本就要比单纯高血压患者高，所以血压控制的标准更严格。

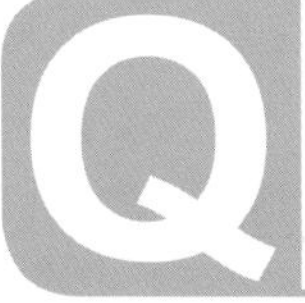

为何血脂高的人容易患高血压

高脂血症易使血管壁增厚、血管内径狭窄，导致血压升高

高脂血症是血液中脂肪含量过高，包括低密度脂蛋白（LDL）及甘油三酯过高。当动脉中的低密度脂蛋白含量低时，动脉血管壁光滑平顺，血液能顺畅流通。一旦动脉中累积过多低密度脂蛋白，脂肪在血管壁上累积，形成斑块，血管腔变小，阻碍血液的流通。当血管内径变得狭窄，血液流通时血管壁所承受的压力变大，血压就上升了。

当高血压与高脂血症合并发生时，会加重血管的损伤，患者易出现动脉粥样硬化、血管缺乏弹性、血液流通受阻等现象，增加血死、心肌梗死、脑梗死等病变发生的概率。另一方面，血管的病变又会造成血压的上升，加剧高血压症状的恶化。

正常血管与高血脂血管比较剖面图

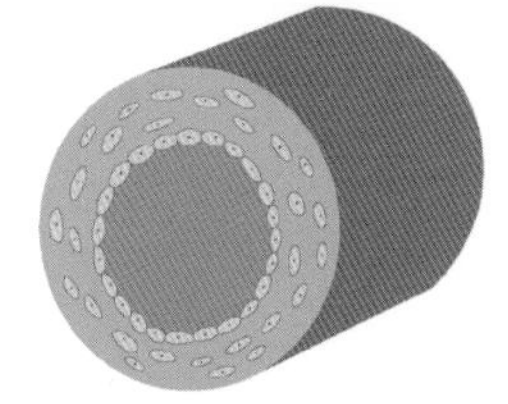

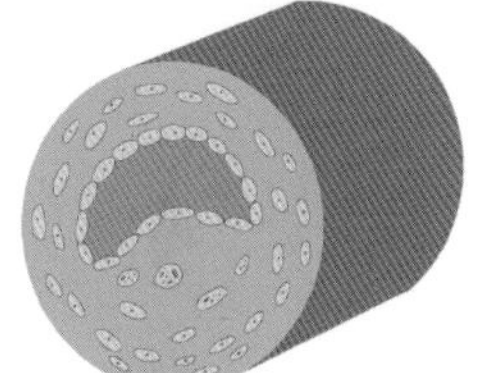

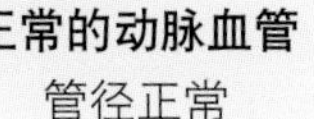

正常的动脉血管
管径正常

阻塞的动脉血管
管径狭窄

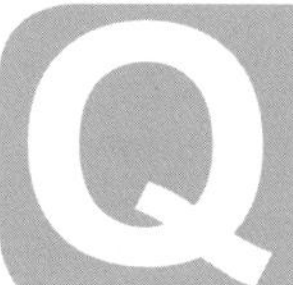

脸红代表有高血压吗

脸红是因为血管扩张，与高血压无绝对关系

脸红是因为皮肤表面微血管迅速扩张充血，血管表面积增大所致。很多人发现自己常脸红，会先怀疑是否患有高血压，实际上，高血压与脸红之间并没有绝对关系。脸红并非高血压的特有症状，我们也不能因脸红而断定是否患有高血压。

会造成脸红的原因很多，其一就是自主神经系统，它掌控身体所有非意志性的行为。当我们情绪起变化时，如害羞、紧张时，自主神经系统中的交感神经受到刺激，会引发血管扩张。此外，运动、温度上升、空气污浊等也会让脸色泛红。通常，只要脱离当时的情绪、环境，脸红的情况就会消失。若发现自己有持续性脸红的状况，则需就医。持续性的脸红可能是因为静脉阻塞所引起，不可轻视。

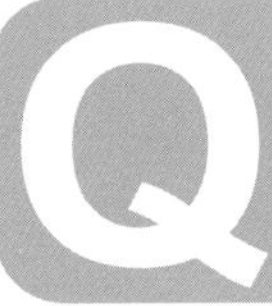

年轻就不会患高血压吗

高血压不是老年人专利，儿童或年轻人都有可能发生

虽然年纪越大，患高血压的概率越高，但随着生活模式、饮食习惯的改变，高血压与糖尿病一样，患病人群在近几年有年轻化的趋势。

高血压患者年轻化

血管会随着年龄增长而渐失弹性，弹性原本可以缓冲血管所承受的压力，当动脉硬化失去弹性后，其所承受的压力相对增加，这也是老年人患高血压概率较高的原因。但是，血管弹性只是影响血压的因素之一，血液中的脂肪含量、饮食习惯都会影响血压值。年轻人高脂、高油、重口味的饮食习惯，常熬夜、不运动的生活习惯，会促使血管发生病变，导致血压上升。

儿童高血压

高血压也会发生在儿童、青少年身上，这两个人群高血压的定义与一般成人不同，其高血压定义为，血压值在相同年龄层、性别及身高的群体中，大于或等于第95个百分等级。

不论是成人，还是儿童及青少年，高血压的诊断都不能以一次测量的血压值为准，需在不同时间、地点进行多次测量。

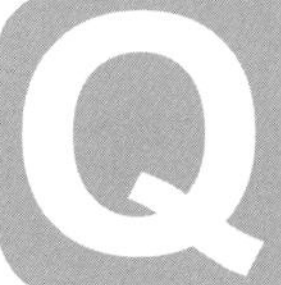

为何老年人容易患高血压

生理功能自然老化，血管壁失去弹性，使血压升高

老年人之所以容易患上高血压，是人体生理功能老化所致。

年龄渐长，心脏瓣膜及血管的弹性都会下降，主动脉弹性下降，心脏要更努力，才能将血液运送至全身，长期下来会使心肌肥大，心脏在收缩时需特别用力，收缩压就会上升。收缩压明显升高、舒张压保持正常的现象最常出现在年长者身上，又称为老人高血压。老人高血压是年长者独特的现象，但并非所有年长者所患高血压都属于这种类型。

老年人患了高血压，不管是原发性高血压，还是老人高血压，在治疗上都应配合医生，医生会根据病人状况判断最理想的血压值。因生理功能老化，年长者若刻意把血压降得太低，反而易引起体位性低血压，造成转换动作就头晕，严重者会危及性命。老年人血压控制原则、理想血压值与中壮年人不同，遵照医生指示较安全。

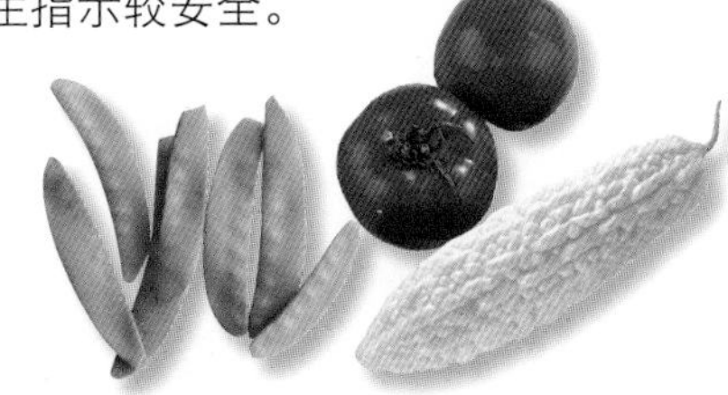

Part 2 认识高血压

高血压症状停看听

初期无明显症状，少数患者会头晕、耳鸣、心悸

初期高血压没有明显症状，大多数初期患者不会感到不适，当身体感到不舒服时，通常是患高血压多年后。少数患者在初期则会出现头晕眼花、头痛、耳鸣、颈肩部酸痛、心悸等症状。

头晕眼花

高血压头晕眼花的情况较常发生在两种状况下，一是发生在突然蹲下、起立时，一是无特定时间，出现持续性头晕、看东西一闪一闪的情况。

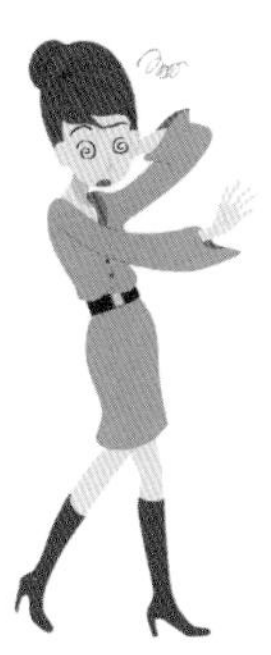

颈肩酸痛

颈肩酸痛发生在许多高血压患者身上，许多人以为这是高血压必然的症状，其实正确来说，是颈肩酸痛会导致血压升高。颈部感到酸痛时可做些伸展运动，舒缓紧绷的肌肉。

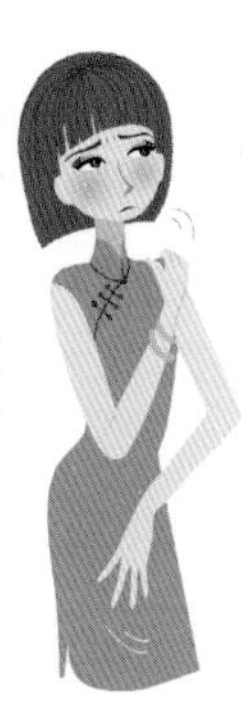

头痛

少数高血压患者会出现早晨头痛的症状，发生时间多为清晨起床时，头痛常发生在脑后或太阳穴，多为持续性、规律性的胀痛，通常在一段时间后，疼痛感会渐渐消失。

高血压分期

血压分类		血压值/毫米汞柱
正常血压		收缩压<120且舒张压<80
高血压前期		收缩压120～139或舒张压80～89
高血压	轻度	收缩压140～159或舒张压90～99
	中重度	收缩压≥160或舒张压≥100

耳鸣

高血压患者的耳鸣症状通常为外部环境非常安静时，会觉得耳朵里有蝉鸣声。若耳鸣状况非常严重，而且持续很长一段时间，可能就不是因高血压所引起的，应尽快请医生检查。

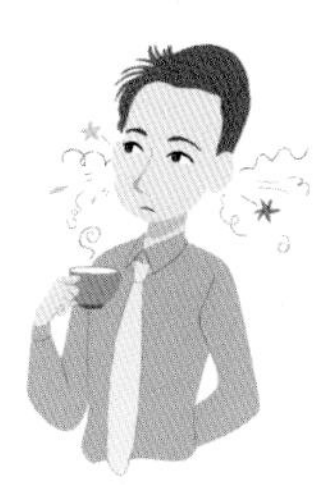

避免成为高血压一族

高血压前期是指血压值介于正常值与高血压值之间，即收缩压为120～139毫米汞柱或舒张压为80～89毫米汞柱。血压值处于高血压前期是个警讯，此时应该调整饮食习惯、生活作息，以控制血压，避免成为高血压一族。

高血压引起的并发症

血压升高会影响哪些器官？器官受到伤害时会以什么方式表现？

血压高对心脏的影响

身体的血管壁长期受到强大压力冲击时，会弹性渐失，当血管失去弹性变硬时，血液的流动更不顺畅，心脏只好更用力收缩，让血液能顺利将营养素及养分带到各个部位。长期下来，负责利用收缩压力将含氧血液送至全身的左心室会渐渐肥大，心壁的厚度便会跟着增加。

血压高对血管的影响

血压高对血管的影响通过两种方式表现，一是破裂，一是粥状硬化引发阻塞。小血管较细薄，易发生破裂；大动脉较厚粗，易发生粥样硬化 。

❶ 破裂

血压越高，血管壁的压力越大，且会慢慢变硬、变窄，弹性不再，血管因而变得脆弱。倘若血压突然升高，血管壁承受不了过大的压力，便会破裂。

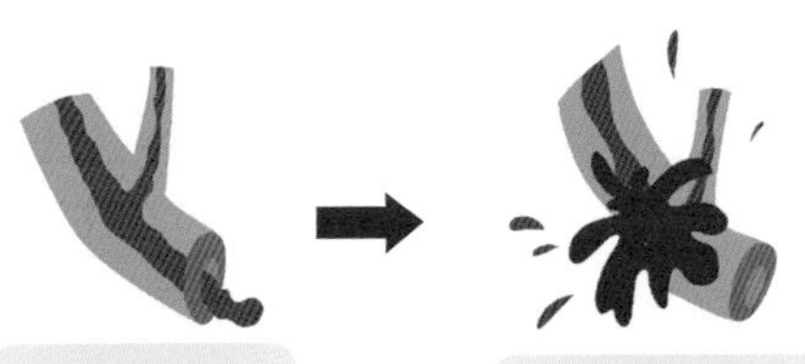

高血压造成血管硬化，阻碍血液流通

血管承受不住压力而破裂

❷ 粥样硬化引发阻塞

血管内壁长期在高血压、高脂血症、糖尿病、抽烟等危险因素影响下发生损伤，低密度脂蛋白得以渗透并局部积留于动脉内膜下，引起炎症反应，白细胞进入内膜蜕变为巨噬细胞，吞噬脂蛋白，最后发展成为动脉粥样硬化斑块。

若斑块出现裂痕或破裂，会吸引血小板聚集，形成血栓，阻塞动脉血流。

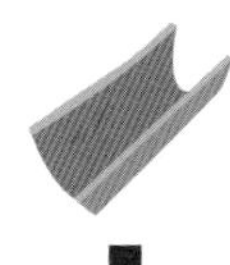

血管出现伤口

低密度脂蛋白前来填补伤口

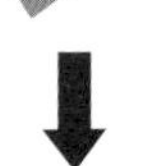

白细胞跟坏胆固醇堆积在血管壁上，形成硬化斑

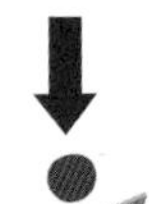

血小板企图将粗糙的血管壁变得平滑，形成血凝块

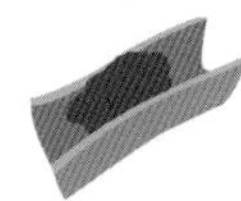

过大的血凝块造成血管阻塞

高血压的其他并发症

高血压会造成血管病变，当血管病变发生，身体各器官组织会跟着出现损伤，脑部、肾脏和眼底是受影响较大的。

脑部

高血压会造成血管阻塞，阻塞发生在脑部时，会导致阻塞性脑卒中，如脑血栓与脑栓塞。脑血栓是大脑内部动脉血管壁上出现血凝块，完全堵住血管，脑栓塞的血凝块则来自于脑部以外，随着血液循环流入脑血管，造成阻塞。二者的阻塞作用会阻挡氧气与养分通过，造成组织死亡，引发脑卒中。

血管破裂发生在脑部时，会导致出血性脑卒中，这是较少见的脑卒中。当破裂的血管在脑组织内或是接近脑部表面血管时，为脑内出血，患者会失去意识，或在1～2小时内发展成半身不遂。当破裂血管是位于蛛网膜下腔的脑血管时，血液会大量流出并累积在蛛网膜下腔，造成蛛网膜下腔出血，患者会剧烈头痛，但不会立即失去意识。

高血压常见并发症

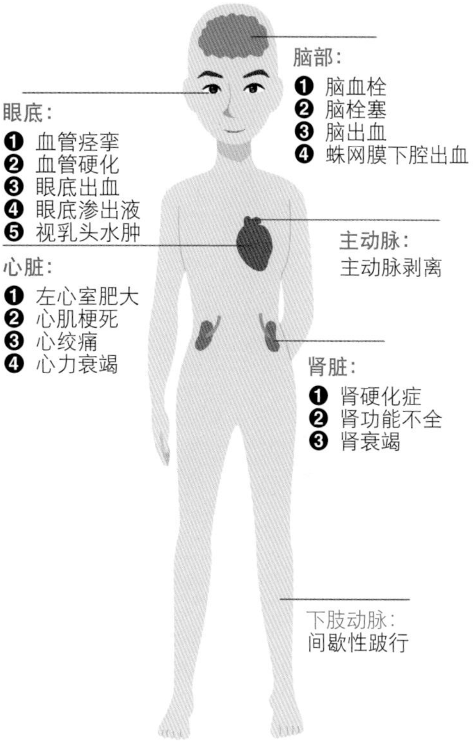

高血压并发症脑卒中

类型	阻塞性脑卒中		出血性脑卒中	
	脑血栓	脑栓塞	脑出血	蛛网膜下腔出血
原因	血凝块在脑动脉内形成 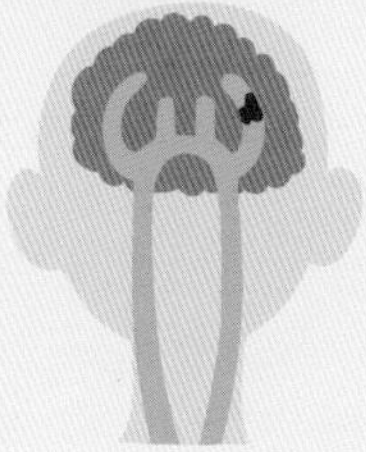	血凝块在身体其他部位形成，跟着血液循环流到脑部 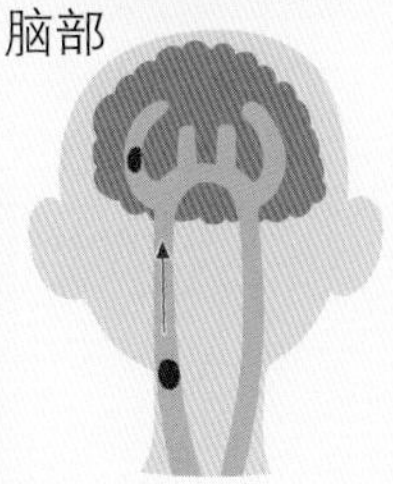	脑内血管、大脑表皮血管破裂 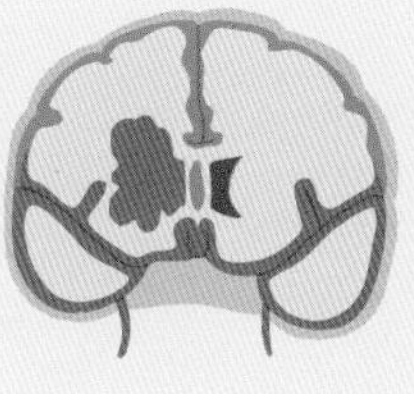	蛛网膜下腔的脑血管破裂 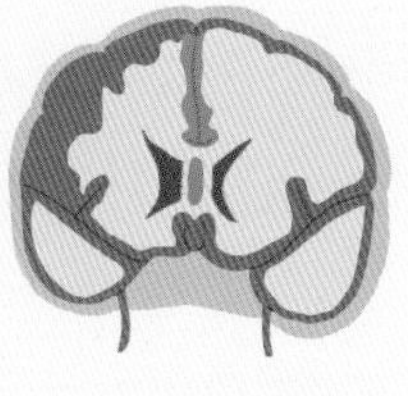

肾脏

肾脏内的微血管承受不住过高的血压，发生破裂，会影响器官组织运作，降低肾脏的功能，若不加以控制，可能会导致肾衰竭。此外，血管的病变，如硬化、阻塞等也会造成肾脏功能不全、肾硬化等。

眼底

高血压对眼睛所造成的并发症主要是血管病变。若视网膜上的血管系统发生病变，无法提供足够养分让眼睛能维持正常功能，会产生眼底并发症，如眼动脉硬化、痉挛、眼底出血或渗出液、视乳头水肿等。

高血压非药物疗法

除了药物治疗外，在确认血压过高后，一般医生会先建议患者采取生活习惯调整疗法。其重点为减重，选用低脂食物，食用大量蔬菜、水果，减少钠的摄取，运动，控制饮酒量等。

打破高血压 6 大迷思

× 血压虽然偏高但无不适就没事
○ **有可能是高血压的征兆**

× 血压恢复正常就不用吃药
○ **可能只是暂时的药效**

× 高血压降得越快越好
○ **降得太快容易对心脏造成伤害**

× 吃一种药血压没降，可自己换药
○ **药效须一段时间才会显现，随意更换易有危险**

× 高血压药有副作用，少吃为妙
○ **需依照医生指示，不可自行减药**

× 降血压药都一样，可以换着吃
○ **每种药都是针对不同高血压状况治疗的，不能换着吃**

高血压非药物疗法重点及效果

项　　目	内　　容	降低收缩压的功能
减　　重	维持正常体重	每减重10千克，收缩压降低5～20毫米汞柱
采用DASH饮食原则	食用大量水果、蔬菜，选用饱和脂肪酸及总脂肪含量少的低脂食物	收缩压降低8～14毫米汞柱
减少钠的摄取	每天钠摄取量不超过2.4克（即6克食盐）	收缩压降低2～8毫米汞柱
运　　动	进行有氧运动，至少每周3次，每次30分钟以上	收缩压降低4～9毫米汞柱
控制饮酒量	男性每天酒精摄取量不超过30毫升，女性不超过15毫升	收缩压降低2～4毫米汞柱

高血压饮食原则：二多三少

秘诀 1

好的饮食习惯让血压更稳定

饮食中的成分，如钠、钾、镁、钙等会影响血压的高低，油脂的摄取会影响血管的健康。对于高血压患者来说，维持血管的健康才能避免血管病变的发生，降低并发症发生的概率。饮食是高血压患者自我健康管理重要的一环，养成良好的饮食习惯，血压能更稳定。

高血压的饮食原则最主要是“限制钠的摄取”，全面来说则是遵守“二多三少”。所谓的二多是多蔬果、多纤维，三少则是少加工、少调味品、少油。

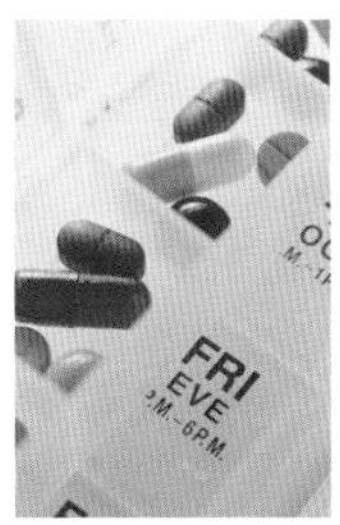

二多：多蔬果、多纤维

高血压患者可以多吃些蔬果及高纤食物，这两类食物有益于控制血压、维持身体健康。蔬果中含有丰富的维生素及矿物质，如钾、镁、钙、维生素C等，提供人体所需的营养素，强化心脏、血管功能，同时帮助钙的吸收与利用。高血压患者在蔬果挑选上没有过多限制，可以均衡摄取各种颜色的蔬果。

膳食纤维是存在于植物细胞壁、细胞间质，无法被人体消化及吸收利用的多糖类。膳食纤维可以刺激肠胃蠕动、降低血清胆固醇、延缓血糖上升速度、增加饱足感，很多富含膳食纤维的食物是低脂、低热量，对于想要控制血压、维护血管、控制体重的高血压患者来说是很好的选择。高纤食物主要来源为蔬菜、水果、谷类和豆类。

三少：少加工、少调味、少油

高血压患者要少吃加工食品、调味料以及高脂的食物。加工食品、调味食品如蜜饯、火腿、腌肉、冷冻食品、沙茶酱等，为求保存期及风味，大多含钠量高，患者常在不知不觉中摄取过量的钠，不利于血压的控制。高脂食物，尤其是高饱和脂肪酸食物，其成分易影响血中的胆固醇，造成动脉粥样硬化、血管病变，对心脏有害，也容易导致肥胖，同时提高高血压并发症发生的概率。

高血压饮食原则：二多三少

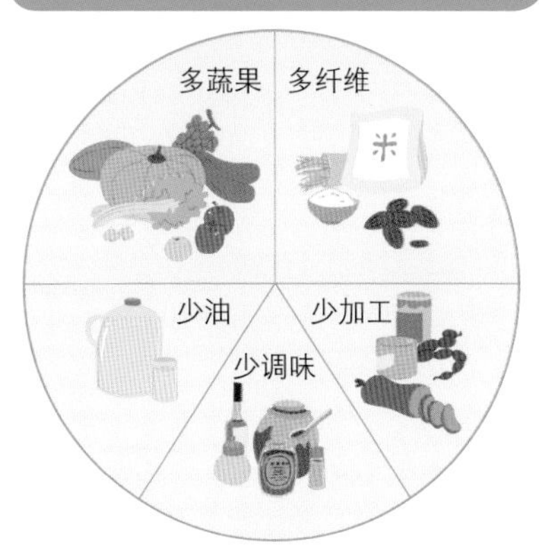

限钠是最重要的一环

秘诀 2

钠摄取过多会造成水分潴留，血容量增加，易使血压升高

在高血压饮食原则中，限制钠的摄取量是最重要的一个环节，高血压患者的饮食要“限钠”，而非“禁钠”。钠是调节生理功能不可或缺的元素，它扮演着维持身体渗透压、酸碱值及水分平衡的角色。血液中钠离子浓度太高、太低都不行。体内的钠过多，会造成水分潴留，血容量增加，不但会导致血压升高，同时还会加重心脏和动脉的负担；体内的钠过少，会出现恶心、疲倦、抽筋等症状。

天然食物含钠量

食物类别	建议每日分量	每份分量	每份含钠量（毫克）	每日含钠量（毫克）
五谷根茎类	3～6碗	1碗≈100克	20	60～120
肉鱼蛋豆类	4份	1份＝1个蛋或1块豆腐或40克鱼类或40克肉类	25	100
奶类	1～2杯	1杯＝240毫升	120	120～240
蔬菜类	3碟	1碟≈100克	9	27
水果类	2个	1个≈100克	2	4
油脂类	2～3汤匙	1汤匙＝15毫升	微量	微量
钠含量总计	310～490毫克			

＊Tips＊

❶ 1000毫克＝1克。

❷ 一天中所摄取的天然食物含钠量为0.3～0.5克。

调味料的含钠量

调味料能增添食物的风味，在烹调时几乎不可避免会使用到调味料。但调味料通常含有不少钠，高血压患者须更小心斟酌使用量。

调味料含钠量

调味料含钠量（毫克/5克）	调味料
0～50	**食材类：** 葱、姜、蒜、枸杞子 **香料类：** 肉桂、五香料、香草片、八角 **醋类：** 白醋、香醋、纯米醋、高粱醋 **酱料类：** 蘑菇酱、沙茶酱、沙拉酱 **调味粉类：** 甘草粉、白胡椒粉、黑胡椒粉、花椒粉、咖喱粉、辣椒粉、香蒜粉、山葵粉、酵母粉 **其他：** 白糖、杏仁露、油葱酥
50～100	**醋类：** 乌醋 **香料类：** 蒸肉粉（五香） **酱料类：** 芥末酱、糖醋酱、番茄酱、海苔酱、甜辣酱、甜面酱
100～150	**醋类：** 素食乌醋 **调味粉类：** 沙茶粉 **酱料类：** 烤肉酱、牛排酱 **酱油类：** 壶底油膏（低盐）
大于150毫克	**酱油类：** 酱油、低盐酱油、无盐酱油、壶底酱油、黑豆荫油、薏米酱油、酱油膏、酱油露、虾油、蚝油 **味精类：** 味精、高鲜味精、美极鲜味精、鲜鸡精 **酱料类：** 豆瓣酱、辣椒酱 **其他：** 小苏打粉、大骨汁、味噌

如何控制钠摄取量？

建议高血压患者每天摄取钠含量为2400毫克，也就是2.4克。由于天然食物、调味料、零食都含有钠，在计算每日钠摄取量时，应把来自于各类食物的钠含量加在一起才准确。

钠每日摄取量计算方式

一天的钠摄取总量＝天然食物含钠量＋调味料含钠量＋其他食物含钠量

1. **天然食物：** 六大类食物
2. **调味料：** 盐、味精、酱油、陈醋等
3. **其他食物：** 饮料、零食等

调味料的代换

食盐是钠最主要的来源，也是烹调食物过程中最常使用的调味料。因此，在调味料的代换上，我们以盐为换算基准，以方便换算。

盐与其他调味料的换算

1茶匙食盐＝5茶匙味精
5茶匙陈醋
6茶匙酱油
10茶匙无盐酱油
12.5茶匙番茄酱

高血压患者一日可摄取的钠量

高血压患者一天钠摄取量建议为2400毫克，1克食盐中含有400毫克钠，换算成食盐量，则为6克。如果要更严格控制，也可以将钠摄取量设定在2000毫克，食盐5克。

高血压患者烹调小秘诀

❶ **食物调味料：** 鱼贝类、藻类、香菇、香菜等是最天然的食物调味料。
❷ **酸味调味料：** 可利用新鲜柠檬汁、菠萝、番茄、橙子、苹果等来提味。
❸ **糖醋的利用：** 若不习惯口味太淡，可以利用糖醋来调味。
❹ **鲜味的利用：** 烤、蒸、炖等烹调方式不但能维持食物的新鲜原味，还可以减少盐及味精的用量。
❺ **中药材与香辛料的利用：** 可多用人参、当归、枸杞子、川芎、红枣、黑枣等材料来提味，以减少盐的使用量。
❻ **焦味的利用：** 偶尔采用烤、熏的烹调方式，佐以新鲜柠檬汁，享受特殊的焦味。
❼ **低盐佐料使用：** 酒、蒜、姜、洋葱、胡椒、八角、花椒、香草片、肉桂、月桂叶等为低盐佐料，可安心使用。

饮食中如何减少钠含量

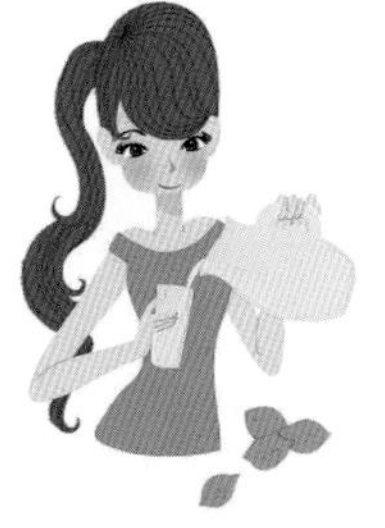

勤劳点，选用新鲜食物，自行动手制作调味料

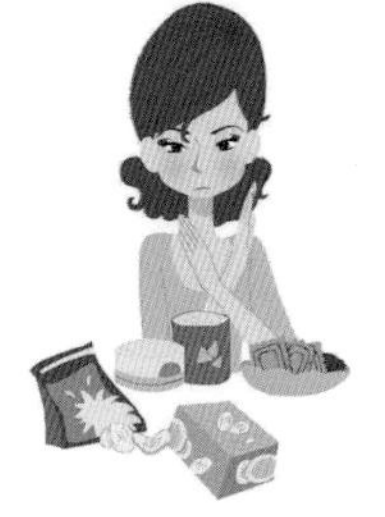

尽量少吃加工食品

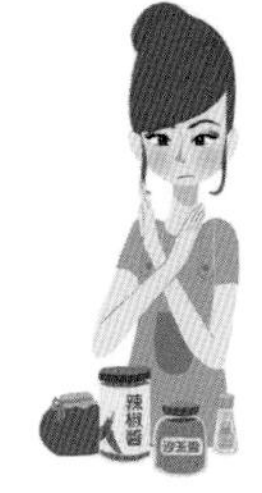

避免食用含钠量高的调味料

习惯低钠饮食

循序渐进，先从口味淡的食物开始尝试

低钠饮食是高血压患者最理想的饮食，但由于低钠饮食口味偏淡，对于习惯高油、重口味的人来说，接受上有困难。高血压患者在进行低钠饮食时，可采用渐进的方式，一天一天减少盐的摄取即可，不需要一开始就设下高规格标准，从此拒绝吃下任何盐分。例如，一道菜不加盐，用蒜、姜、稀释酱油等。用餐的顺序则先选择口味淡的，趁热吃风味较佳，也不需要蘸其他酱料。

天生就爱重口味

重口味不是天生的，咸味并不是与生俱来的味觉，只要能够多点耐性，味蕾会渐渐习惯低钠的饮食方式。

检查一下您的饮食习惯

❶ 爱用猪油烹调食物	□	❾ 水果吃得少，一天总量的体积不到2个橙子	□
❷ 平常习惯吃到撑	□	❿ 三餐几乎都在外面解决	□
❸ 喜欢吃油炸的食物	□	⓫ 喜欢吃蜜饯、火腿、罐头等加工食品	□
❹ 喜欢吃肥肉，不喜欢吃瘦肉	□	⓬ 常把方便面当正餐	□
❺ 喜欢吃蛋黄胜过蛋白	□	⓭ 是蛋糕西点的爱好者，一个星期起码吃3份	□
❻ 口味重咸、重辣	□	⓮ 常常借由酒精来放松心情	□
❼ 很喜欢使用各种调味料	□	⓯ 很喜欢西式饮食，一个星期会吃1次以上	□
❽ 蔬菜吃得很少，一天不到100克	□		

饮食习惯自我诊断

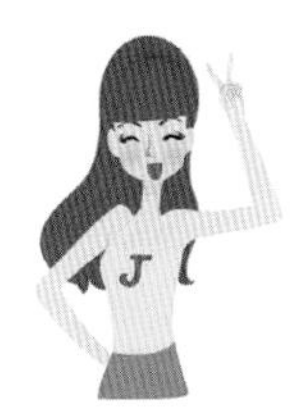

0个√ 良好

您的饮食习惯相当良好，一定要继续坚持!

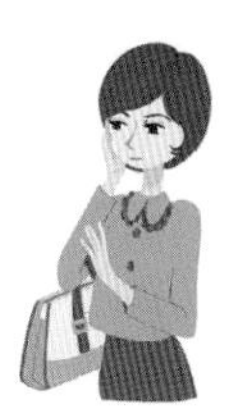

1～3个√ 还好

大致来说，您的饮食习惯不算差，若能有些微调整会更好!

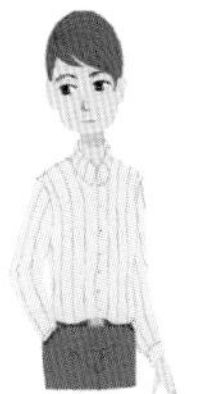

4～7个√ 警告

您的饮食习惯有待加强，应尽快改善，别让不良的饮食习惯吞噬掉健康!

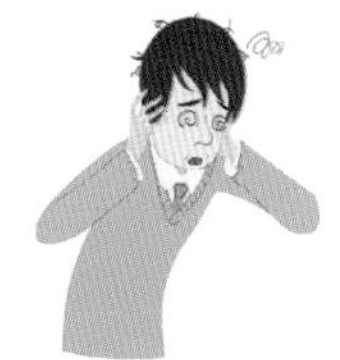

8～15个√ 危险

您平日的饮食习惯很差，不即刻改掉，小心出现健康问题!

控制脂肪、胆固醇的摄取

秘诀 4

维持理想体重，减少血管病变并发症发生的概率

饱和脂肪酸与胆固醇会影响血液中的胆固醇水平，造成动脉粥样硬化，加剧血管病变。高血压患者患脑卒中、冠心病等发生的概率比一般人高，故除了限制钠的摄取量外，脂肪、胆固醇的摄取也要多注意，以降低血管病变的发生率、延缓并发症的发生。建议高血压患者在肉类方面多食用白肉（鸡、鱼），避免摄取过多的红肉（猪、牛、羊），食用油方面多选用植物油，以减少脂肪的摄取。

高血压患者学会控制脂肪、胆固醇的摄取，还可以有效控制体重，有助于血压的控制。超重是引发高血压的重要因素，超重的患者若能减重，血压的控制能更理想，药物治疗的疗效会更好。

拒绝酒精大作战

秘诀 5

每天酒精摄取量须少于30毫升，以避免血压升高

据研究，少量饮酒可以降低患冠状动脉心脏病的风险，但经常过度性饮酒，却会使血压升高，同时还会对高血压的治疗产生阻抗作用，消抵治疗的效果。建议高血压患者每天酒精摄取量少于30毫升，体重较轻者或女性则建议少于15毫升。

高血压患者应避免大量饮用咖啡、茶、可可等含有咖啡因的饮料。若一次喝下大量含咖啡因的饮料，血压会陡然上升，对稳定血压不利。建议高血压患者一天喝咖啡不要超过300毫升、茶不要超过500毫升、可乐不要超过2罐。减量可采取循序渐进方式，不要骤然停止饮用，但是也别将时间拖得太久，建议在数周内逐渐递减，以达到目标。

各种酒类每日限量

项　目	酒量（毫升）
白酒	60
威士忌	60
米酒	150
陈年绍兴酒	180
绍兴酒	200
清酒	200
玫瑰红葡萄酒	290
红葡萄酒	300
啤酒	720

DASH 饮食

秘诀 6

高纤、低脂、低胆固醇、增加矿物质量的饮食

DASH为Dietary Approaches to Stop Hypertension的缩写，意为“可降血压的饮食”。DASH饮食对高血压的防治效果相当不错。实验结果显示，采用DASH饮食者，经2个月饮食调理，收缩压下降5.5毫米汞柱，舒张压则下降了3毫米汞柱。采用DASH饮食，可以使高血压引起的心血管疾病发病率减少15%、脑卒中可减少27%。

DASH 饮食的原则

DASH饮食强调“增加新鲜蔬果的摄取量，增加低脂乳制品的摄取量，避免食用高脂、高饱和脂肪酸和高胆固醇的食物，增加钾、镁、钙等矿物质的摄取量”。DASH饮食采用一般食物来进行，因此不管是高血压患者还是一般人，实行起来都很容易。

DASH 饮食应注意配合的事项

高血压患者若想要采用DASH饮食，要遵守以下原则：

1. 维持理想体重；
2. 控制钠的摄取量（每日3克以内）；
3. 增加钾的摄取量；
4. 酒精摄取量控制在每日30毫升以内。

坚果该怎么吃

坚果是镁的主要来源，多吃坚果类食物，如腰果、核桃仁、开心果等，有益心血管，但坚果类食物热量不低，要注意摄取的分量。

一周建议摄取量（单选）：腰果20～25粒、核桃仁2粒、开心果10颗。

DASH 饮食的食物选择

DASH饮食的食物选择，原则上以增加蔬菜、水果、低脂食物、坚果类及全谷类为主，避免高脂、甜食、零食。肉类方面建议舍弃牛肉、羊肉等红肉，以鱼类、鸡肉等白肉取代。

DASH饮食各类食品的分量

项目		DASH饮食(份)
五谷根茎类		7.5
奶类	低脂乳制品	2.0
	一般乳制品	0.7
肉鱼蛋豆类	鱼类	0.5
	牛羊猪肉类	0.5
	家禽类	0.6
	种子及干豆类	4.4
水果类		5.2
油脂类		2.5
蔬菜类		0.7
糖		0.7

注：根据2100千卡热量（成人每天平均所摄取热量）设计。

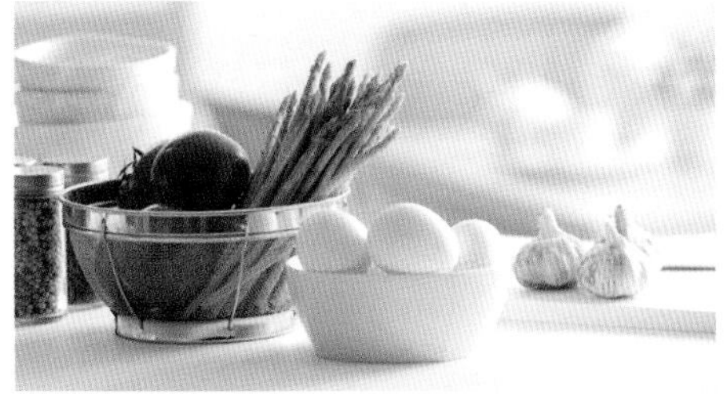

高血压患者在外就餐秘诀

秘诀 7

掌握小秘诀，享受美食且控制钠摄入量

现代人很难避免在外就餐。以下有几大原则，可作为高血压患者在外就餐时挑选食物的依据。

❶ 烹饪方式

避免油炸、烟熏、烧烤等烹饪方式，尽量选择清蒸、水煮、汆烫等烹调方式。油炸类的食物少吃，若无法避免，则先去皮再食用。

❷ 食材选择

选择新鲜食材，加工食品多半含钠量高，对高血压患者不利。

❸ 少吃小菜

开胃菜、小菜有不少采用腌渍的方式制成，不利于血压控制。吃日本料理时别吃腌渍的菜，同时注意酱油的食用量。

❹ 面食选择

一般说来，面汤里所含的食盐、味精不少，高血压患者在外用餐时，尽量不要喝汤，或者选择干面。

❺ 水果挑选

高血压患者可多食用水果，但应挑选新鲜水果，若水果为腌渍过的，则应避免食用。

❻ 请店家少放调味料

可以要求老板少加点盐、味精等，不要不好意思。

若无法请老板另外制作一份调味料少的菜肴，则多点白饭，勿以炒饭、炒面、烩饭当主食，炒饭、烩饭、炒面的油、调味料含量较高。

❼ 用餐不加调味料

改掉添加调味料的习惯，同时养成酱包只使用一半、甚至更少量的习惯。

❽ 不喝菜肴中的汤汁

无论是哪种菜肴，所有汤汁请尽量都不要喝。

❾ 以瘦肉为主

挑选瘦肉，避免食用过多肥肉。

❿ 不吃高胆固醇食物

避开高胆固醇食物，如动物内脏等。

⓫ 减少油脂和食盐摄取量

用餐时可以试着将餐盘倾斜，让肉汁、油等流向低处，这样不论是油脂还是食盐的摄取量都会减少些。

⓬ 只吃盘中最上面的菜

吃自助餐的时候，尽量夹上面的菜，避免夹到底层的菜肴，沉在底下的菜肴较油。

⓭ 不吃浓汤和奶油食物

吃西餐时，避免浓汤、奶油类食物，生菜沙拉以生菜为主，佐酱用量要控制。火腿、培根等加工食品应限量。

⓮ 不吃西式快餐

西式快餐中的汉堡、薯条、炸鸡等含钠量一般都很高，宜少吃。

⓯ 多喝开水和茶

养成喝开水、喝茶的习惯，市售果汁含钠量不低，少喝为妙。

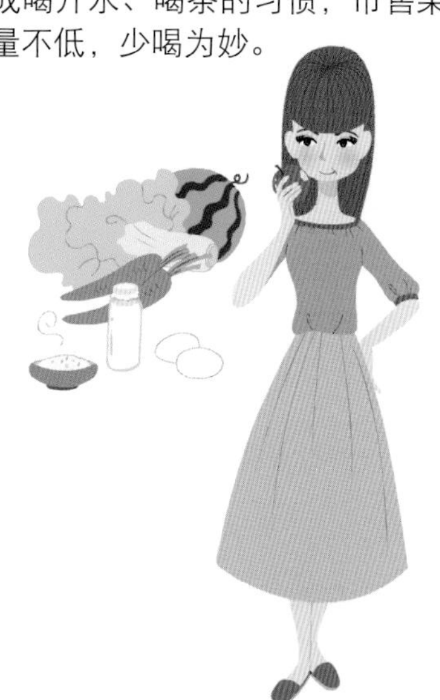

Part 4 12种有效降压的营养素

钾

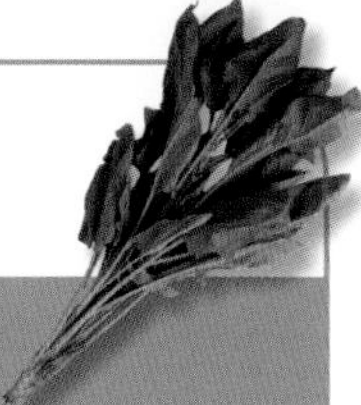

有助于钠的代谢与排出，调节血压

功　　能	● 利尿消水肿　● 稳固细胞结构　● 维持神经健康 ● 协助肌肉收缩　● 刺激肠道蠕动　● 协助钠代谢，控制血压 ● 维持细胞内正常含水量　● 调节体液酸碱平衡
作　　用	过多的钠会造成水分滞留，进而产生水肿、血液量上升、血压升高等症状，钾有助于钠的代谢与排出，因此具有调节血压的功能
来　　源	**五谷类：** 胚芽米、糙米 **菇蕈类：** 香菇、金针菇 **坚果类：** 杏仁 **水果类：** 杨桃、香蕉、桃子、橙子、柑橘、柚子、龙眼、猕猴桃 **蔬菜类：** 南瓜、茼蒿、菠菜、空心菜、圆白菜、韭菜、胡萝卜 **豆　类：** 黄豆 **饮品类：** 咖啡、茶
每日建议摄取量	成人：2000毫克（4～5根香蕉）

镁

辅助心脏功能，降低患动脉粥样硬化概率

功　　能	● 降低胆固醇　● 活化体内多种酶 ● 预防酒精中毒　● 细胞新陈代谢的必需元素 ● 保护心脏功能　● 辅助钙与钾的吸收，调控血压 ● 协助蛋白质合成　● 调节神经细胞，有松弛神经的作用 ● 调节细胞渗透压　● 构成骨骼的主要成分之一 ● 维持人体酸碱平衡　● 调节血糖 ● 维持肌肉正常功能
作　　用	镁是维持心脏正常运作的重要元素，体内镁的含量不足会造成血管收缩，进而导致血压上升
来　　源	**五谷类：** 小麦胚芽、燕麦、糙米　**海菜类：** 紫菜、海带 **坚果类：** 花生、核桃、杏仁 **奶蛋豆鱼类：** 牛奶、黄豆、鲤鱼、鳕鱼 **蔬果类：** 绿色蔬菜、大蒜、无花果、柠檬、苹果、香蕉、葡萄柚 **其他：** 巧克力
每日建议摄取量	成年男性：360毫克（约150克花生） 成年女性：315毫克（约140克花生）

硒

协助制造前列腺素，以控制血压，预防动脉硬化

功　　能	●防癌抗癌　●延缓老化　●增加抗体 ●活化淋巴系统　●预防动脉硬化　●缓解关节炎症状 ●扩张血管，降低血压　●降低血糖
作　　用	硒是人体制造前列腺素不可或缺的元素，前列腺素有控制血压的功能，能使血管扩张，预防动脉粥样硬化
来　　源	**五谷类：**小麦胚芽、糙米、燕麦 **蔬菜类：**大蒜、洋葱、南瓜 **肉与海鲜类：**动物肝、肾，瘦肉，海鲜
每日建议摄取量	成年男性：70毫克 成年女性：50毫克

营养小叮咛

✿ 维生素C会阻碍硒的吸收，应错开两者的服用时间，至少应间隔30分钟。

钙

降低血脂、防止血栓，还可强化动脉以降低血压

功　　能	●帮助睡眠　●预防直肠癌　●控制肌肉收缩 ●帮助血液凝集　●维持心律规则　●强化骨骼与牙齿 ●协助体内铁的代谢　●促进神经系统的功能 ●协助维生素B_{12}吸收
作　　用	人体中的钙99%储存于牙齿与骨骼中，其余的1%则分布于各器官组织与体液里，例如血液。血液中的钙具有降低血脂、防止血栓的功能，同时可以强化、扩张动脉血管，有利于降低血压
来　　源	**蔬菜类：**芹菜、花椰菜、甘蓝菜、芥蓝菜　**海菜类：**紫菜 **豆奶类：**黄豆、豆腐、牛奶、酸奶 **海鲜类：**小鱼干、虾米
每日建议摄取量	成人：800毫克（约800克牛奶）

营养小叮咛

✿ 蛋白质与维生素D有利于钙质的吸收，可同时补充。

✿ 钙质摄取适量即可，过多会影响铁、锌等矿物质的吸收。

膳食纤维

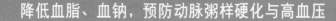

降低血脂、血钠，预防动脉粥样硬化与高血压

功　　能	•增加饱足感 •预防动脉粥样硬化 •促进肠道蠕动 •调整糖类代谢 •调整脂肪代谢 •调整肠道菌群 •降低血中胆固醇含量 •增加牙齿的咀嚼运动 •刺激肠黏液分泌
作　　用	水溶性膳食纤维能结合胆酸，强化胆酸的代谢，促使胆固醇转化为胆酸，进而达成降低血脂的功效，可预防动脉粥样硬化与高血压。非水溶性的膳食纤维则能抑制脂肪与钠的吸收，有降低血压的作用
来　　源	豆类、蔬菜类、海藻类、水果类、全谷类
每日建议摄取量	成人：25～35克（约5份蔬果的量）

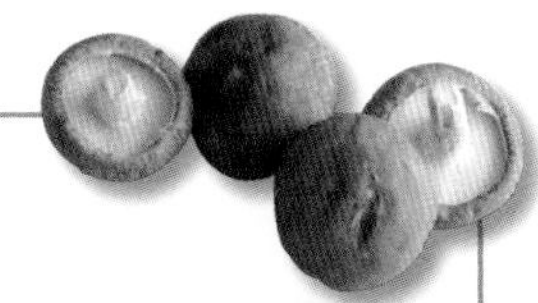

烟酸

降低胆固醇与甘油三酯，促进血液循环

功　　能	•预防口臭 •促进消化 •降低血压 •促进血液循环 •缓解腹泻症状 •维持皮肤健康 •稳定精神状态 •维持神经系统健康 •预防及治疗偏头痛 •治疗口腔嘴唇发炎 •协助性激素合成 •降低低密度脂蛋白 •增加高密度脂蛋白 •分解碳水化合物、脂肪与蛋白质
作　　用	烟酸就是维生素B_3，具有降低胆固醇与甘油三酯的功能，同时可以扩张血管、促进血液循环，对降低血压也很有帮助
来　　源	**五谷类：**糙米、小麦胚芽 **菇蕈类：**香菇 **坚果类：**芝麻、花生 **益菌类：**酵母 **肉类：**动物内脏、牛肉、猪肉、鸡肉 **奶蛋豆鱼类：**乳制品、绿豆、鱼类 **海菜类：**紫菜
每日建议摄取量	成人：15毫克（约120克猪肝）

胆碱

代谢脂肪，预防动脉粥样硬化，降低血压

功　能	●胆囊调节 ●神经传导 ●镇定安神 ●降低血压 ●改善心绞痛 ●改善血液栓塞 ●形成卵磷脂 ●维护脑部健康 ●维护肾脏健康 ●改善肝脏功能 ●防止记忆力衰退 ●协助激素制造 ●消除肝脏脂肪 ●代谢脂肪与胆固醇
作　用	胆碱就是维生素B_4，可以代谢脂肪、分解血液中的同型半胱氨酸，保护血管健康，预防动脉粥样硬化，降低血压
来　源	**五谷类：**以全谷类为主 **蔬菜类：**圆白菜、花椰菜 **肉类：**动物内脏、牛肉 **奶蛋豆鱼类：**蛋黄、豆类、乳制品 **坚果类：**各种坚果 **益菌类：**酵母菌
每日建议摄取量	成人：550毫克

＊营养小叮咛＊

✿ 胆碱应与叶酸、维生素B_{12}、氨基酸相互配合，才能发挥最大效用。

维生素C

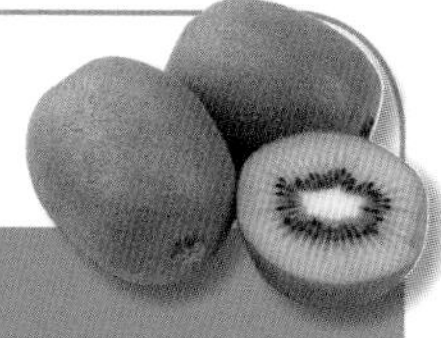

降血脂，畅通血流，平稳血压

功　能	●抗癌 ●抗氧化 ●保护血管 ●强化免疫力 ●预防坏血病 ●促进伤口愈合 ●促进胶原的形成 ●增强白细胞活性 ●保护维生素A、维生素E ●维持骨骼健康 ●降低血脂 ●提供肠胃道酸性环境 ●促进小肠吸收铁、钙
作　用	维生素C能将胆固醇氧化，变成胆酸排出，血液中的胆固醇减少，就能降低患动脉粥样硬化的概率，使血流畅通、血管健康，血压自然能获得良好的控制
来　源	**蔬菜类：**绿色蔬菜、圆白菜、芥蓝菜、青椒 **水果类：**番茄、橘子、柠檬、橙子、草莓、樱桃、猕猴桃、葡萄柚
每日建议摄取量	成人：60毫克（约1个葡萄柚）

抗氧化、降血脂也能稳定血压

维生素A、维生素E、番茄红素、胡萝卜素、大蒜素、叶绿素、槲皮酮等有抗氧化功能，可预防动脉硬化。而EPA（二十碳五烯酸）、DHA（二十二碳六烯酸）、维生素E、多酚、油酸、皂素等则能降低血胆固醇、抗血栓。它们都能保护心血管、稳定血压，高血压患者可适量摄取。

亚油酸

促进前列腺素合成，降低血压

功　　能	●抗凝血　●调节血压 ●稳定血糖　●预防动脉粥样硬化 ●强化胰岛素作用　●促进前列腺素分泌 ●缓解关节炎症　●强化脑细胞及神经细胞
作　　用	亚油酸可与其他成分合成前列腺素，参与人体多项重要代谢与循环工作；前列腺素有抗血栓、抗凝血与扩张血管等作用，能维持血液流通顺畅，降低动脉压
来　　源	**五谷类：**燕麦 **豆类：**黄豆、黄豆制品 **油脂类：**黄豆油、月见草油、葵花子油、橄榄油

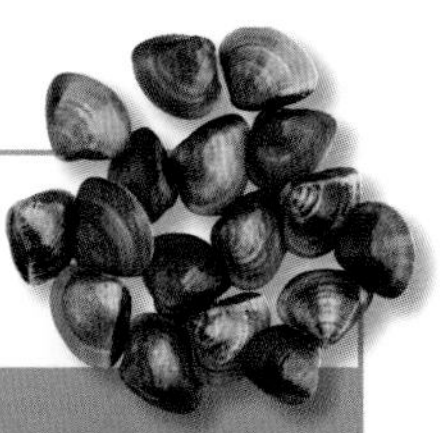

牛磺酸

缓和紧张情绪，稳定血压

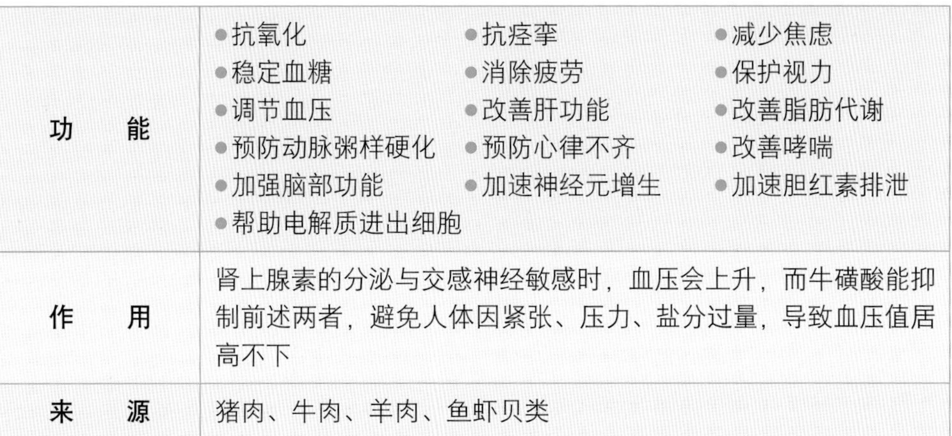

功　　能	●抗氧化　●抗痉挛　●减少焦虑 ●稳定血糖　●消除疲劳　●保护视力 ●调节血压　●改善肝功能　●改善脂肪代谢 ●预防动脉粥样硬化　●预防心律不齐　●改善哮喘 ●加强脑部功能　●加速神经元增生　●加速胆红素排泄 ●帮助电解质进出细胞
作　　用	肾上腺素的分泌与交感神经敏感时，血压会上升，而牛磺酸能抑制前述两者，避免人体因紧张、压力、盐分过量，导致血压值居高不下
来　　源	猪肉、牛肉、羊肉、鱼虾贝类

＊营养小叮咛＊

✿ 将含牛磺酸的食材烹调为汤品，连同汤汁一同食用，才能真正摄取到溶于水的牛磺酸。

肽

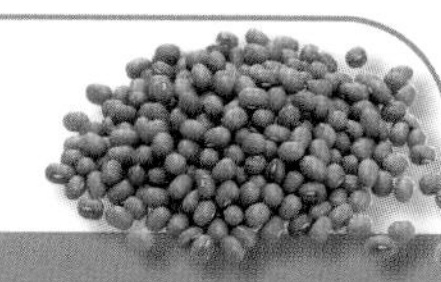

松弛血管平滑肌，调节血压

功　　能	●降低血压　●抑制食欲　●调节免疫力 ●降低血胆固醇　●促进新陈代谢　●促进钙质吸收 ●改善睡眠质量　●提升细胞功能　●调节激素分泌
作　　用	肽就是蛋白质经酶作用、水解之后所得产物，依照来源的不同可分为动物性与植物性两大类；常与养颜美容划上等号的肽，在降低血压方面也有显著成效，能抑制体内的血管紧张素转化酶与血管紧张素I相互作用，避免血管内平滑肌收缩导致血压上升
来　　源	**五谷类：**小麦、玉米、稻米、荞麦　**蛋类：**鸡蛋、鸭蛋 **豆类：**黄豆、绿豆　**鱼类：**沙丁鱼、鲔鱼 **海菜类：**紫菜

黄酮

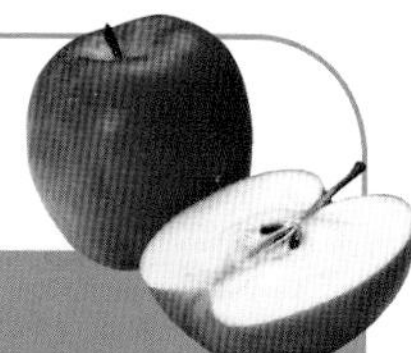

抗血栓，有效调节血压

功　　能	●抗氧化　●抗老化　●抗凝血　●调节血糖 ●调节免疫力　●抑制癌细胞　●清除自由基　●增加血管弹性 ●预防动脉粥样硬化　●预防老年性痴呆 ●降低低密度脂蛋白(坏胆固醇)
作　　用	黄酮有抗氧化力，能避免胆固醇氧化，预防动脉粥样硬化，同时具备抗血栓、扩张血管、加强血管壁弹性等功能，可使血液流动顺畅，达到调节血压的作用
来　　源	**蔬菜类：**胡萝卜、花椰菜、洋葱　**豆类：**黄豆 **水果类：**柳丁、番茄、橘子、柠檬、草莓、苹果、葡萄 **饮品类：**红酒、红茶　**其他：**银杏、黑巧克力

降低血压营养素：活性乳酸菌、儿茶素

活性乳酸菌与儿茶素都能抑制使血压上升的酶活性、降低血压。活性乳酸菌能预防动脉粥样硬化，儿茶素能降低血脂，均有助于心血管健康。

黑巧克力

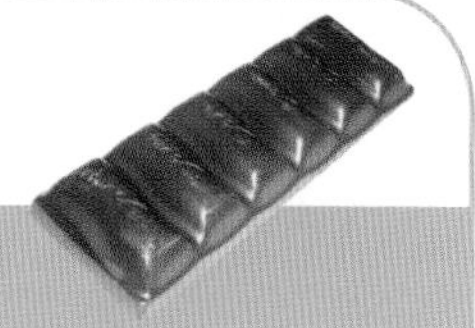

舒张并保护血管，降低血压

控制血压有效成分

⊙钙 ⊙磷 ⊙镁 ⊙铜 ⊙铁 ⊙黄烷醇 ⊙可可碱 ⊙蛋白质 ⊙维生素E

控制血压的原因

可可碱能舒张血管，黄烷醇可以改善血管内皮细胞功能、保护血管、降低血压。

黑巧克力中的黄烷醇有强大的抗氧化作用，可以保护血管与降低血压。黑巧克力除了可以稳定血压外，也是预防心血管疾病的好食物。

黑巧克力中的可可碱能利尿、分解脂肪、安定自主神经、帮助血液循环、改善心肌功能、舒张血管，进而稳定血压。巧克力中的可可碱含量会随着加工程序增多而减少。

黑巧克力保健功效

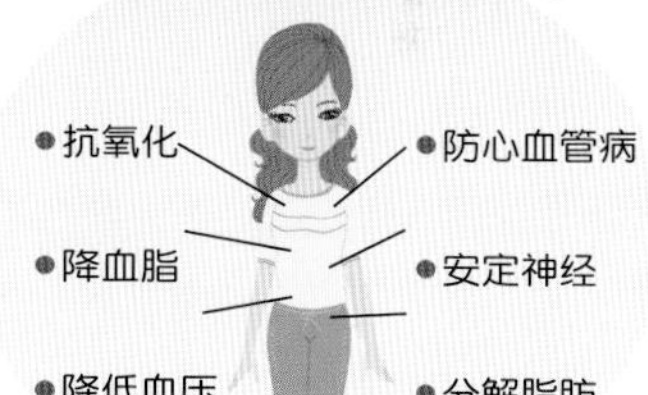
抗氧化
防心血管病
降血脂
安定神经
降低血压
分解脂肪

＊营养师小叮咛＊

黑巧克力对保护血管有一定的功效，但要注意热量的摄取。适量食用黑巧克力有益身体健康，过量食用则会带来过多的热量，给身体造成负担。

黑芝麻

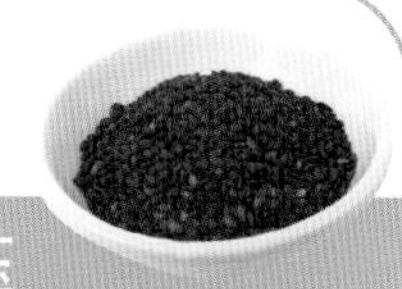

均衡人体所需营养，安定神经，稳定血压

控制血压有效成分

⊙钾 ⊙钙 ⊙镁 ⊙单宁 ⊙烟酸 ⊙精氨酸
⊙色氨酸 ⊙芝麻素 ⊙维生素C ⊙维生素E ⊙亚麻酸 ⊙多酚

控制血压的原因

芝麻素能抑制血管收缩，维生素C可维持血管壁的弹性、调节血压。

黑芝麻中有许多对血管有益的营养素：维生素E能维持血管壁的弹性；亚麻酸能防止血栓形成、预防动脉粥样硬化、降血压；芝麻素能抗氧化、降血脂、抑制血管收缩、调节血压。

黑芝麻也拥有优质蛋白质，其中的色氨酸能安定神经、稳定血压，精氨酸能抑制使血压上升的酶的活性，进而降压。

黑芝麻保健功效

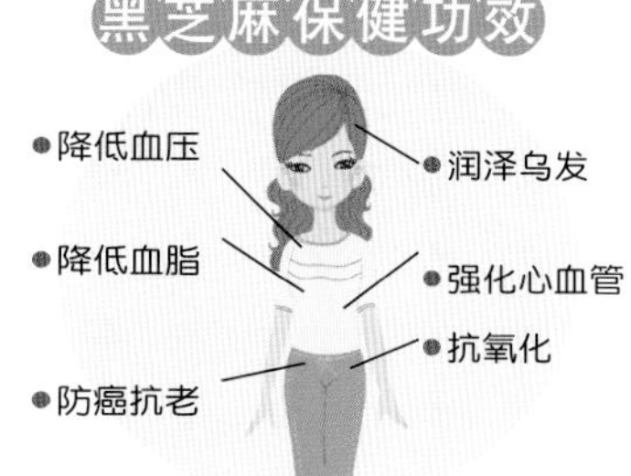

绿茶

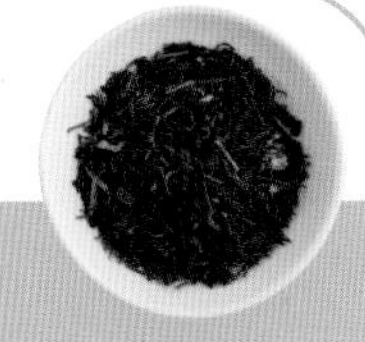

减少体内中性脂肪，净化血液

控制血压有效成分

⊙儿茶素 ⊙维生素A ⊙维生素C ⊙维生素E ⊙膳食纤维 ⊙γ-氨基丁酸 ⊙β-胡萝卜素

控制血压的原因

儿茶素能减少体内的中性脂肪，使血液变清，同时可以抑制使血管紧张的酶的活动，有扩张血管作用。

绿茶有消脂、瘦身、促进消化、抗氧化等功效，是相当热门的保健饮品，其丰富的儿茶素就是幕后功臣。儿茶素是茶水涩味的主要来源，不仅具备超强的抗氧化能力，可以降低血中胆固醇与中性脂肪，还能间接抑制血管紧张素发挥作用，达到降血压的目的。

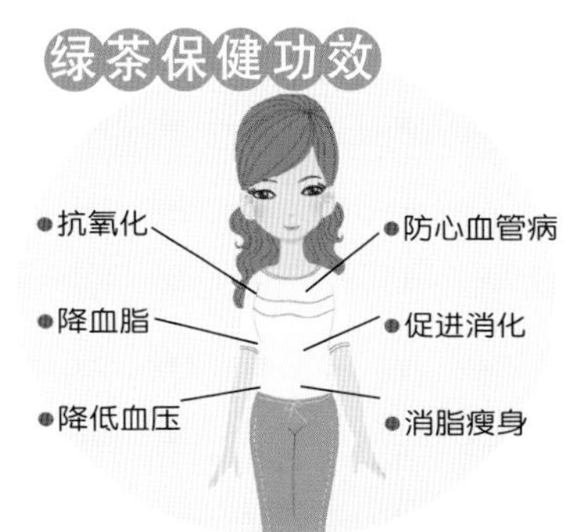

核桃

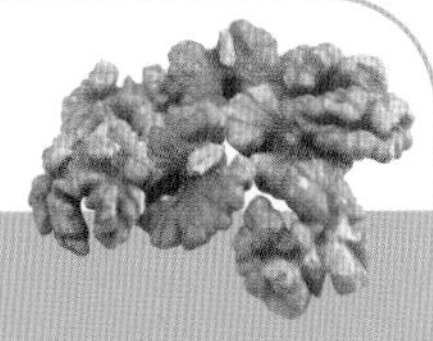

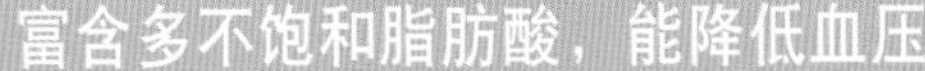

控制血压有效成分

⊙镁 ⊙钙 ⊙烟酸 ⊙多不饱和脂肪酸 ⊙维生素C ⊙膳食纤维

控制血压的原因

多不饱和脂肪酸能维持血液流通顺畅，膳食纤维可降低胆固醇、稳定血压。

核桃富含多不饱和脂肪酸，可降低血脂，改善血液循环，合成前列腺素，适量摄取能维持血管弹性、降低血压。

核桃也富含膳食纤维、镁、钾及维生素C，膳食纤维能促进肠道蠕动、预防动脉粥样硬化；维生素C能降胆固醇、稳定血压。

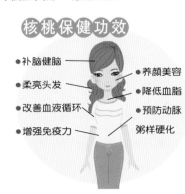

核桃保健功效
补脑健脑
养颜美容
柔亮头发
降低血脂
改善血液循环
预防动脉粥样硬化
增强免疫力

＊营养师小叮咛＊

核桃热量不低，高血压患者不要吃太多。

花生

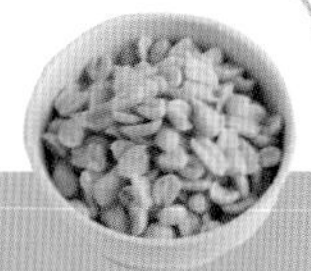

油酸和维生素E强化血管，白藜芦醇顺畅血液

控制血压有效成分

⊙镁 ⊙钙 ⊙油酸 ⊙精氨酸 ⊙维生素E ⊙白藜芦醇 ⊙膳食纤维

控制血压的原因

油酸与维生素E可强化血管；白藜芦醇能使血流顺畅，预防动脉粥样硬化，进而降低血压。

花生含22%～30%的蛋白质、44%～50%的脂肪。精氨酸是花生蛋白质中含量最丰富的成分，它可以舒张血管，给心脏提供更多氧气与营养。不饱和脂肪酸则是脂肪含量中成分最高者，不饱和脂肪酸不但能调节胰岛素分泌，同时可减少血中坏胆固醇、增加好胆固醇。

白藜芦醇存在于花生仁表面的褐色薄膜中，因此连皮一起吃，才能摄取到这项养分。一般市售花生可能已加盐调味，若要降低盐分摄取，可在产季选择新鲜花生，水煮后剥壳带皮食用。

＊营养师小叮咛＊

坚果类均不易消化，食用时应多咀嚼，每日摄取量勿超过30克。

杏仁

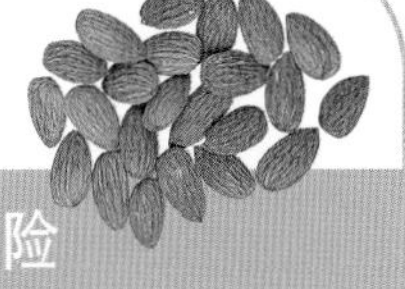

防止血液凝结，降低动脉粥样硬化、心脏病风险

控制血压有效成分

⊙钾 ⊙钙 ⊙镁 ⊙维生素C ⊙维生素E ⊙烟酸 ⊙精氨酸 ⊙单不饱和脂肪酸

控制血压的原因

精氨酸、维生素E能防止血液凝结，单不饱和脂肪酸可降低胆固醇。

杏仁富含有益身体健康的单不饱和脂肪酸，能够降低坏胆固醇的含量，以减少血管病变的概率，保持血管健康。杏仁中的维生素E和精氨酸能防止血小板凝聚，降低血栓、血管阻塞的危险。此外，镁、钾、钙等营养素也为高血压患者所需，有稳定血压的作用。

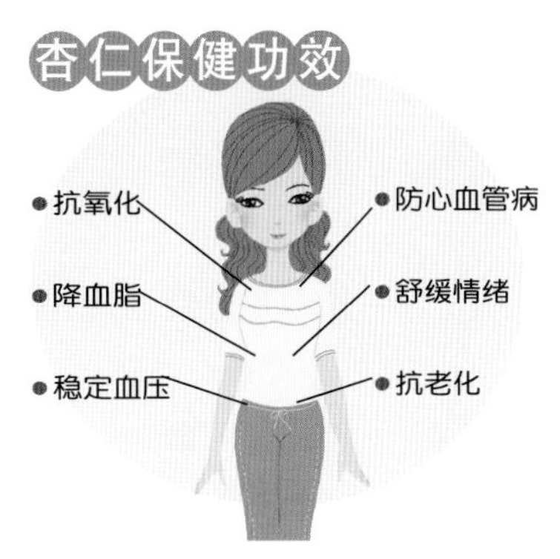
杏仁保健功效
抗氧化
防心血管病
降血脂
舒缓情绪
稳定血压
抗老化

燕麦

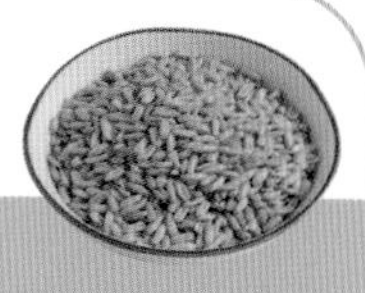

不饱和脂肪酸＋高纤维＝降血脂＋降胆固醇

控制血压有效成分

⊙镁　⊙硒　⊙膳食纤维　⊙亚麻酸

控制血压的原因

亚麻酸能降低血脂，膳食纤维可带走多余胆固醇，维持血管健康。

燕麦含丰富的不饱和脂肪酸。燕麦中的亚麻酸含量高，能抗凝血、减少血液中的甘油三酯及胆固醇，除了可以保护血管、维持血压的稳定外，还能减少血管病变发病率，降低并发症的发生。

每100克燕麦约含10克膳食纤维，其中的水溶性膳食纤维可以影响脂肪吸收、降低血脂，且热量低、容易被人体吸收。

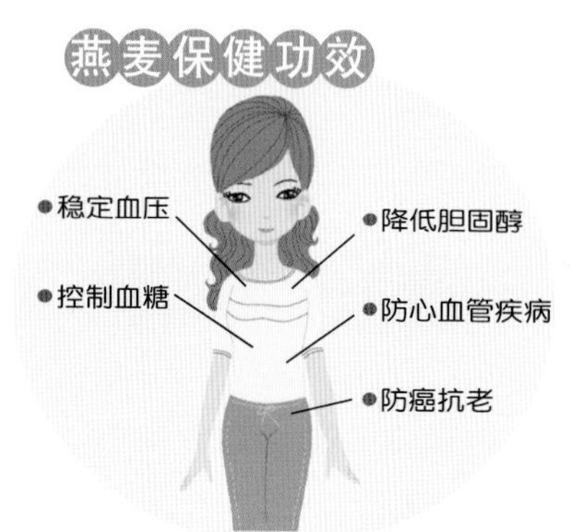
燕麦保健功效
稳定血压
降低胆固醇
控制血糖
防心血管疾病
防癌抗老

荞麦

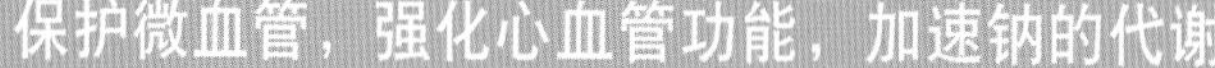

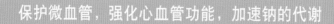

保护微血管，强化心血管功能，加速钠的代谢

控制血压有效成分

⊙钾　⊙钙　⊙镁　⊙芦丁　⊙色氨酸　⊙膳食纤维

控制血压的原因

芦丁能保护微血管，同时抑制使血压上升的酶的作用。

荞麦含大量的芦丁，能保护微血管，抑制使血压上升的酶，降低血压。荞麦还有丰富的镁与钾，能强化心脏功能、避免血管收缩、加速钠的代谢。钙与膳食纤维具有降低血脂、净化血液的作用，可促使血液流通顺畅，而色氨酸能稳定神经，避免情绪紧张导致血压上升。

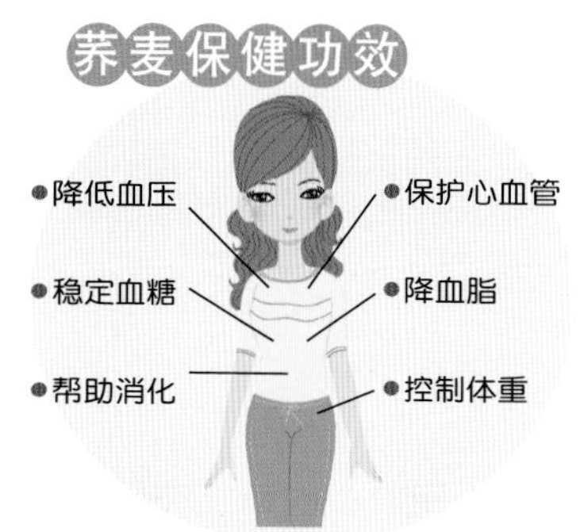

糙米、胚芽米、发芽米

降血脂和抗凝血，使血流更顺畅

控制血压有效成分

⊙镁 ⊙维生素E ⊙亚麻酸 ⊙膳食纤维 ⊙γ-氨基丁酸

控制血压的原因

γ-氨基丁酸可抑制交感神经活动，促进肾脏功能，加速钠的代谢，膳食纤维与亚麻酸能抑制脂肪吸收、降血脂及抗凝血，有助于血液流动顺畅。

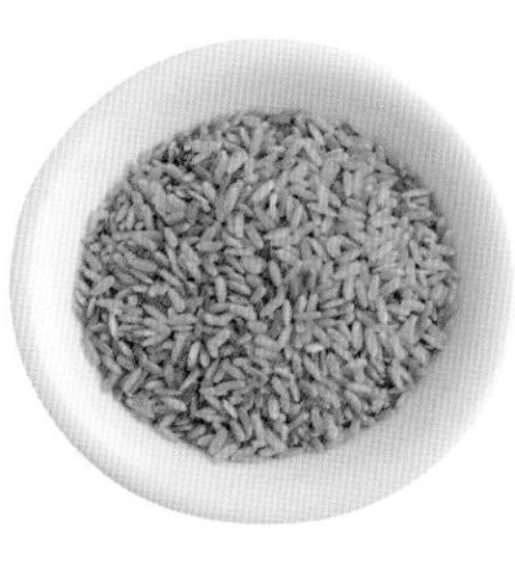

稻谷除去外层谷壳，即为糙米。糙米除去米糠，保留胚芽，称为胚芽米，再经过一道精制过程，将胚芽去除，就是我们最熟悉的白米。

糙米有促进肠胃蠕动、改善便秘、预防肥胖、加速新陈代谢与控制血糖等食疗功效，但是口感硬、纤维多，如果是牙口不佳的老年人或肠胃较脆弱者，可能较不适合。此时可利用胚芽米来替代，或者以3：1的比例混煮，在白米中加入部分糙米一起煮，保健功效仍然胜过全白米饭。

发芽米又称“发芽玄米”，一般人对其比较陌生，其实就是将品质较好的糙米浸泡于40℃的干净温水中，使其发芽0.5～1毫米。发芽米口感类似白米，比一般糙米更香软好入口，而营养成分则更胜糙米。为了供给新芽生长所需，此时糙米内含的酶活动最强，养分也最丰富，含有大量的γ-氨基丁酸，可以调节血糖、预防老年性痴呆。

在调节血压方面，γ-氨基丁酸能通过刺激副交感神经的方式来抑制交感神经的活动，避免血管过度收缩，稳定血压。同时能促进肾脏功能，使钠的代谢更顺畅，还可减少体内中性脂肪，保护心血管，对高血压患者也很有帮助。

好米怎么吃

糙米洗净后应浸泡1～2小时，再加入1.2～1.5倍的水一同煮。

糙米的表层含有植酸，有碍人体吸收钙、镁、蛋白质等养分，因此浸泡这道手续万万不可省，因为水可以分解植酸。通过浸泡，才能真正吃到糙米的营养!

而胚芽米则恰恰相反，水洗会造成胚芽的流失，因此煮胚芽米前不需水洗，直接入锅即可。

健康米保健功效

●控制血糖
●调整血压
●蠕动肠胃
●改善便秘
●防老年性痴呆
●促进代谢
●预防肥胖

黑糯米

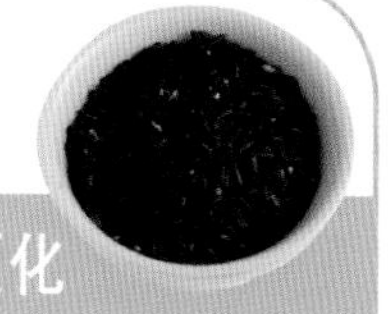

帮助代谢钠，抑制血脂上升，预防动脉粥样硬化

控制血压有效成分

⊙镁 ⊙钾 ⊙烟酸 ⊙蛋白质 ⊙花青素 ⊙维生素C ⊙膳食纤维

控制血压的原因

钾能帮助钠的排泄，花青素可抑制血脂上升，预防动脉粥样硬化。

黑糯米的种皮含有花青素，可以提高血清中的高密度脂蛋白，对于抑制血液中脂质的过氧化也有很好的效果。当脂质过氧化物附着于血管壁上时，会阻碍血液流通，不但影响血压，时间长了还会造成动脉硬化。

除了花青素，黑糯米中含有的镁、钾、烟酸、维生素C等营养素皆有助于血压的控制与血管的保健，高血压患者可适量摄取。

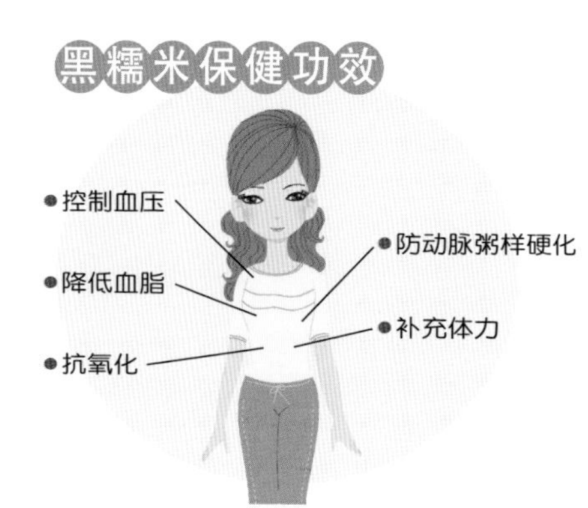

玉米

富含钾、镁与钙，强化心血管且抗血栓

控制血压有效成分

⊙镁 ⊙硒 ⊙钙 ⊙钾 ⊙维生素E ⊙膳食纤维 ⊙胡萝卜素

控制血压的原因

钙与镁可扩张血管，钾促进钠代谢，膳食纤维能降低血脂、保健血管。

玉米含有高血压患者应多摄取的钾、镁与钙。钾能促进钠的代谢，镁能扩张血管、参与心肌的收缩，而钙具有降低血脂、抗血栓与扩张血管的功效。

玉米的膳食纤维能降胆固醇，预防动脉粥样硬化，维生素E能抑制脂肪成分转为有害的脂质过氧化物，维持血液的畅通，减少血管病变发生概率。

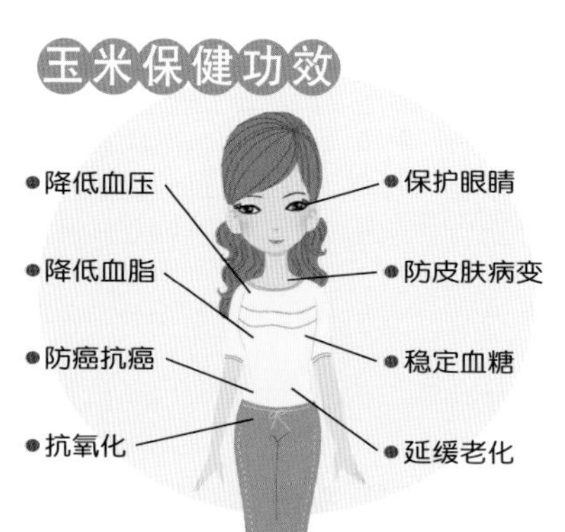
玉米保健功效
降低血压
降低血脂
防癌抗癌
抗氧化
保护眼睛
防皮肤病变
稳定血糖
延缓老化

豌豆

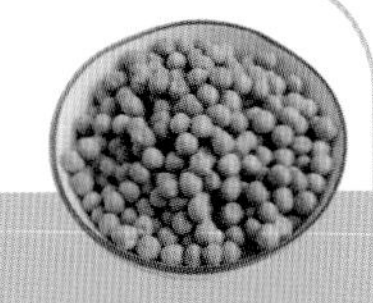

稳定血压，维持血管健康

控制血压有效成分

⊙钾 ⊙叶酸 ⊙维生素C ⊙膳食纤维 ⊙β-胡萝卜素

控制血压的原因

钾能帮助调节血压，叶酸可降低血中脂肪，维持血管健康。

豌豆含有众多营养素，其中维生素C、β-胡萝卜素含量甚高，此两种营养素皆具有抗氧化的功效。活性氧会伤害细胞膜、造成动脉粥样硬化，适量补充抗氧化物质，可以降低血液中胆固醇浓度，维持血管的健康状态。

豌豆中含有的叶酸，可以降低血中甘油三酯含量，减少心血管病变的发生，有助于高血压患者强化血管弹性，以稳定血压。

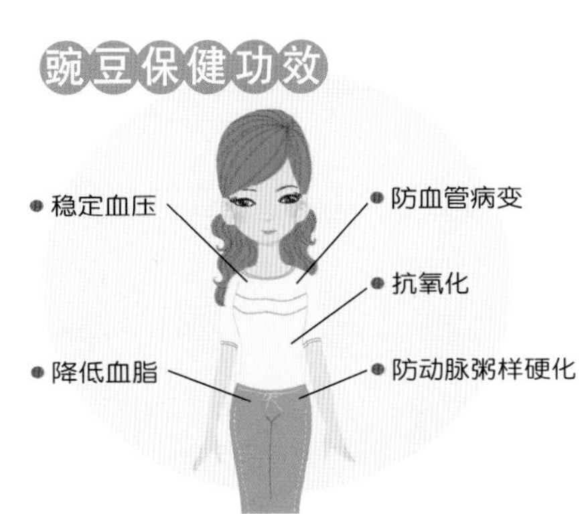

黄豆

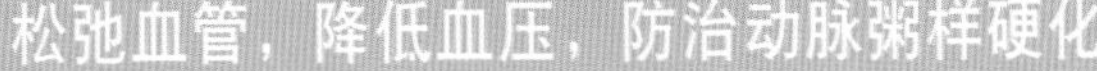

松弛血管，降低血压，防治动脉粥样硬化

控制血压有效成分

⊙钙 ⊙硒 ⊙黄豆蛋白 ⊙甘氨酸 ⊙精氨酸 ⊙镁 ⊙大豆皂素 ⊙膳食纤维 ⊙卵磷脂 ⊙大豆固醇 ⊙异黄酮素 ⊙多不饱和脂肪酸

控制血压的原因

黄豆中含膳食纤维、镁、硒、多不饱和脂肪酸、异黄酮素等营养素，能维持血管健康、降低血压。

黄豆富含降血压的营养素。钾可以促进钠的代谢，能帮助调节血压。黄豆蛋白能抑制血管紧缩素转化酶的活动，达到降血压的作用。

黄豆中含量颇高的两种氨基酸——甘氨酸与精氨酸，可降低血液中胰岛素水平，使肝脏制造较少的胆固醇，改善血管弹性。异黄酮素、镁能扩张血管，促使血液流通顺畅，达到防治动脉粥样硬化的效果。

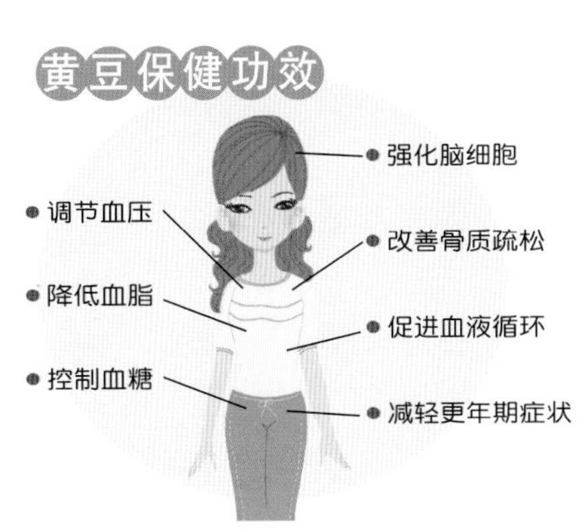
黄豆保健功效
强化脑细胞
调节血压
改善骨质疏松
降低血脂
促进血液循环
控制血糖
减轻更年期症状

黑豆

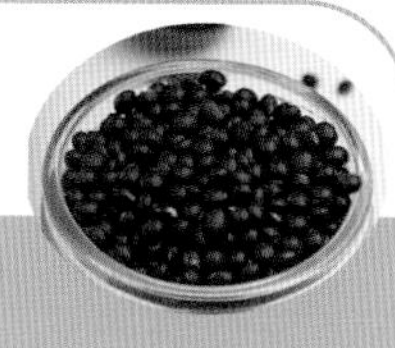

花青素抗氧化，抑制动脉粥样硬化

控制血压有效成分

⊙镁 ⊙钙 ⊙硒 ⊙甘氨酸 ⊙精氨酸 ⊙卵磷脂 ⊙大豆皂素 ⊙大豆固醇 ⊙异黄酮素 ⊙黄豆蛋白 ⊙膳食纤维 ⊙花青素 ⊙类胡萝卜素 ⊙多不饱和脂肪酸

控制血压的原因

黑豆中所含不饱和脂肪酸、膳食纤维、矿物质、微量元素等营养素能降低血脂、预防血管病变；丰富的抗氧化成分可维持血管健康，预防动脉粥样硬化。

黑豆与黄豆营养成分几乎相同，有丰富的亚麻酸、膳食纤维及矿物质，可以抑制血液中的低密度脂蛋白氧化，有效降低甘油三酯，减少心血管疾病的发生。

黑豆与黄豆在营养成分上最大的差异在于黑豆的种皮含有花青素与类胡萝卜素，这使黑豆在抗氧化的作用上更胜一筹，抑制动脉粥样硬化的功效更显著。

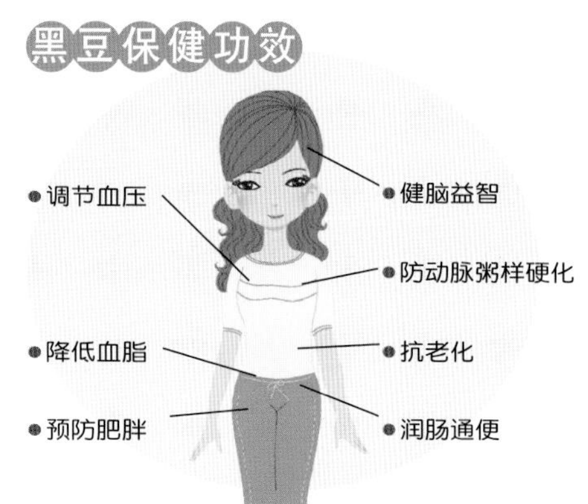

绿豆

排除多余的钠，帮助降血压

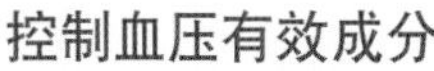

控制血压有效成分

⊙钾 ⊙镁 ⊙钙 ⊙维生素C ⊙膳食纤维

控制血压的原因

钾可帮助钠排泄，有助于降血压。

绿豆所含的钾、镁、钙为高血压患者最需要补充的三种营养素，钾可帮助身体排泄多余的钠，同时与镁一起维持心脏功能，钙则能有效松弛血管平滑肌、安定神经，进而稳定血压。绿豆中的膳食纤维与维生素C可以保护血管、降低血压。

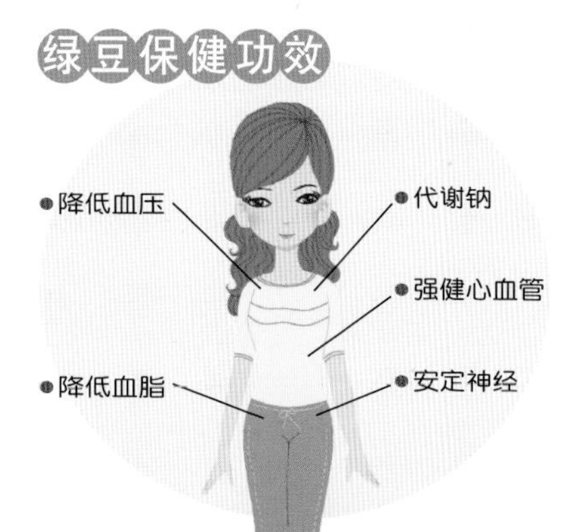

甘薯

排出多余胆固醇，预防动脉粥样硬化

控制血压有效成分

⊙钾　⊙黏蛋白　⊙维生素C　⊙膳食纤维　⊙类胡萝卜素

控制血压的原因

膳食纤维能帮助排出体内多余胆固醇，保持血管弹性，黏蛋白可预防动脉血管硬化。

甘薯虽然属于淀粉类食物，但它具有高纤、低热量的特性。和白米饭相比，甘薯的纤维含量高出10倍之多。甘薯中的膳食纤维可以帮助排出血液中多余的胆固醇，维持血管的弹性，稳定血压。和山药一样，甘薯也含大量黏蛋白，能够有效维持血管的健康状态。

由于甘薯中所含的维生素C为淀粉所包裹，加热后较其他蔬菜能留住较多的维生素C，抗氧化、保护血管功效更好。此外，甘薯中含钾，这也是稳定血压的重要营养成分。

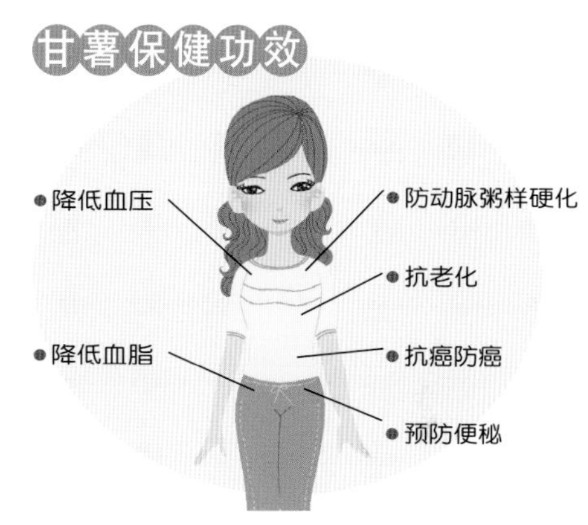

土豆

富含维生素C，能降低胆固醇，维持血管弹性

控制血压有效成分

⊙钾　⊙镁　⊙维生素C　⊙膳食纤维

控制血压的原因

钾能帮助排出体内多余的钠，膳食纤维则可维持心血管健康。

土豆含有丰富的钾，可以将体内多余的钠排除，达到降血压的效果。镁也是维持血压稳定的重要营养素，当身体缺镁的时候，血管会收缩，血压就会上升。适量补充镁，可以稳定血压，同时对心脏的舒缩有辅助作用。

土豆还含有丰富的维生素C，有抗氧化功效，可以降低血液中的胆固醇，维持血管的弹性。

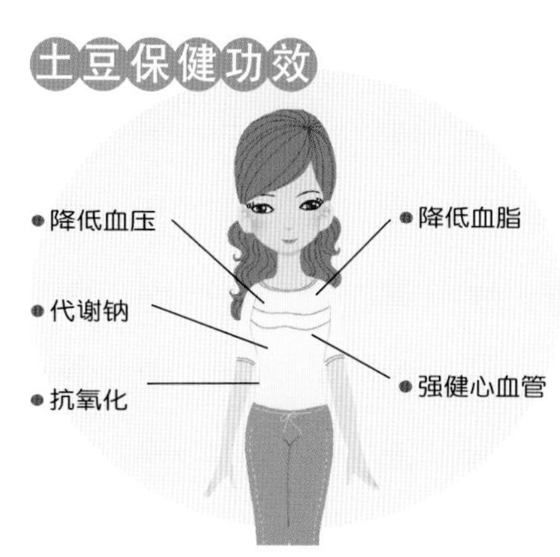

山药

减少皮下脂肪堆积，帮助控制体重

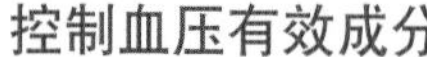

控制血压有效成分

⊙镁　⊙胆碱　⊙多巴胺　⊙黏蛋白　⊙膳食纤维

控制血压的原因

膳食纤维可保持血管健康，胆碱能代谢脂肪，多巴胺能扩张血管。

山药含有大量的黏蛋白。可以防止脂肪沉积在血管上，保持血管弹性，还能减少皮下脂肪堆积，避免肥胖，对于需要控制体重的高血压患者来说，是不错的选择。

山药中的多巴胺、镁都有扩张血管的功效，可以改善血液循环，维持血压的稳定，而丰富的膳食纤维则能保健血管。进而达到保持血管弹性、防止动脉粥样硬化的目的。

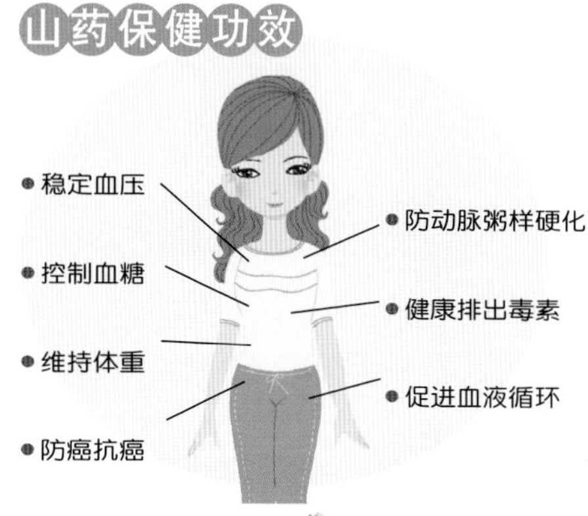

胡萝卜

预防血栓，促进循环，帮助钠代谢

控制血压有效成分

⊙钾　⊙烟酸　⊙膳食纤维　⊙β-胡萝卜素

控制血压的原因

β-胡萝卜素能预防血栓，烟酸促进血液循环，钾可帮助钠的代谢。

β-胡萝卜素是强力的抗氧化剂，可以防止细胞氧化，减少伤害血管健康的胆固醇沉积在血管上，维持血流顺畅以及血管的弹性。胡萝卜也富含大量的烟酸，它可以降低血脂、帮助血管扩张、稳定血压。

＊营养师小叮咛＊

煮熟后的胡萝卜所含的抗氧化物更易被吸收，故熟食较佳。

胡萝卜保健功效

稳定血压
抗氧化
抑制血栓
防动脉粥样硬化
促进血液循环
降血脂

洋葱

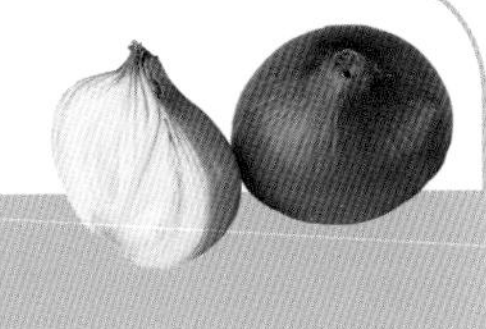

杀菌，降血脂，降低血压

控制血压有效成分

⊙钾 ⊙槲皮酮 ⊙硫氨基酸 ⊙异蒜氨酸 ⊙环蒜氨酸 ⊙前列腺素A

控制血压的原因

前列腺素A可扩张血管，有机硫化物能降低血脂。

洋葱含蔬菜中少见的前列腺素A，这是很强的血管扩张剂，能刺激血溶纤维蛋白的活动，对抗使血管收缩的儿茶酚胺，降低血液黏稠度，使血压下降。

洋葱刺鼻的强烈气味，来自于含硫氨基酸、异蒜氨酸、环蒜氨酸等有机硫化物，能杀菌、降血脂、溶解血栓、改善动脉粥样硬化。

洋葱特有的槲皮酮抗氧化力强，可促进血液循环。此外，槲皮酮还有利尿功能，可促进体内钠的排泄。

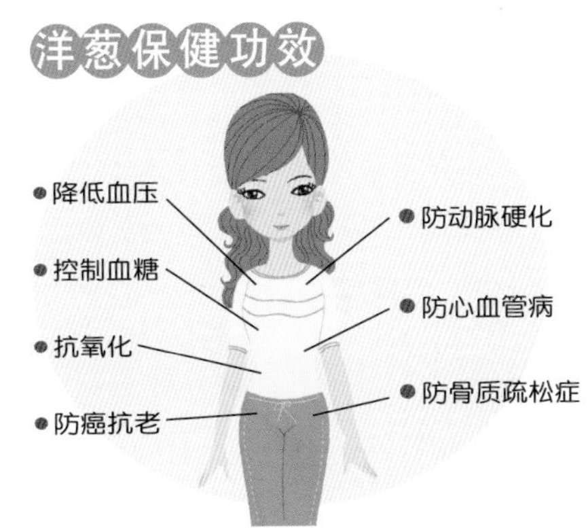

菠菜

富含叶酸，维持血管结构完整与健康

控制血压有效成分

⊙钾 ⊙钙 ⊙镁 ⊙维生素C ⊙膳食纤维

控制血压的原因

钾能促进钠的代谢，镁维持心脏功能，钙可扩张血管。

菠菜含丰富的钾、镁、钙。钾可以帮助排出身体多余的盐分；镁能降低胆固醇、保护心脏功能、辅助心脏收缩；钙能松弛血管平滑肌、安定神经，使血压稳定。此外，菠菜中富含膳食纤维、维生素C，能降低血脂，有助于血管的保健。

菠菜中与血管有关的营养素还有叶酸，有研究指出，血液中叶酸浓度低者，患心血管疾病的概率较大。对于高血压患者来说，摄取充足的叶酸来维持血管结构的完整与健康是必要的。

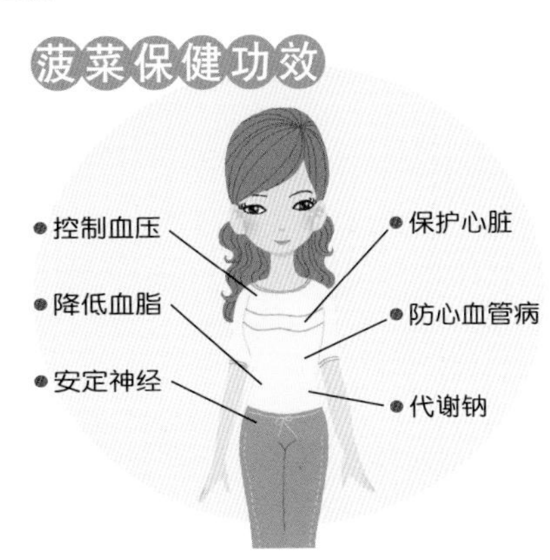

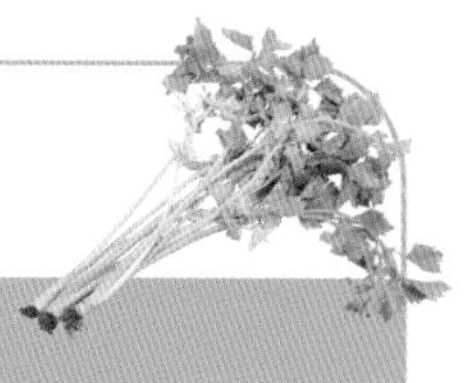

芹菜

芹菜碱保护血管，预防病变发生

控制血压有效成分

⊙钾　⊙钙　⊙芹菜碱　⊙胡萝卜素

控制血压的原因

芹菜碱能保护心血管，钾可帮助体内钠的排出。

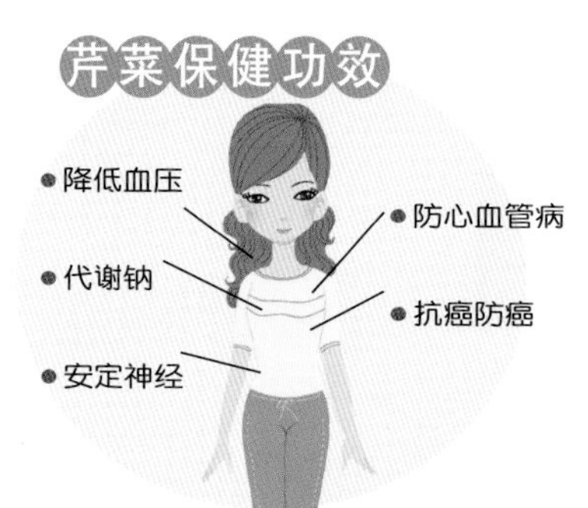

芹菜富含降血压化合物，动物实验证明，芹菜可使血压、血胆固醇下降。虽然芹菜含钠，但其含钾量也高，能帮助体内的钠排出。芹菜中的芹菜碱具有保护血管的功效，适量摄取可预防血管病变及高血压并发症。

＊营养师小叮咛＊

芹菜叶营养价值极高，其中胡萝卜素、维生素C、维生素B_1、蛋白质、钙含量均比茎高得多。若可接受食用叶片，不妨尝试。但正在服用降血压药的病患，最好先询问医生是否适合食用芹菜。

韭菜

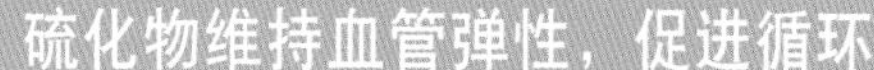

硫化物维持血管弹性，促进循环

控制血压有效成分

⊙钾　⊙钙　⊙镁　⊙膳食纤维　⊙维生素C　⊙胡萝卜素　⊙硒　⊙白藜芦醇　⊙蒜氨酸　⊙大蒜素

控制血压的原因

钾可帮助体内的钠排出，硫化物维持血管弹性、预防动脉粥样硬化，大蒜素能扩张血管。

韭菜特殊气味的来源和大蒜相似，也是有机硫化物，而这些成分也同样能维持血管弹性，预防动脉粥样硬化，有助于血压的调节。

韭菜还含有钾、钙、镁以及膳食纤维，均是能降低血压的营养素，其中钾的含量丰富，每100克韭菜约含380毫克钾，而钠的含量不到40毫克，十分适合高血压患者食用。

韭菜保健功效

调节血压　帮助消化　消毒杀菌　预防便秘　降胆固醇　防大肠癌　保护肾脏

葱

减少血中脂肪，防止血管硬化

控制血压有效成分

⊙维生素P ⊙维生素A ⊙葱素 ⊙硒 ⊙膳食纤维 ⊙胡萝卜素 ⊙有机硫化物

控制血压的原因

葱素可防止血管硬化，硒能辅助制造有降压功能的前列腺素。

葱含有许多对稳定血压有助益的成分。其中，葱素能降低血液中脂肪的含量，避免血管硬化，同时维持血管弹性，稳定血压。葱含有丰富的硒，硒为人体制造前列腺素必要的元素，前列腺素有控制血压功能，当人体缺乏硒的时候，血压自然受到影响。

葱所含的膳食纤维能降低血液中的胆固醇，预防动脉粥样硬化，降低高血压患者血管发生病变的概率。

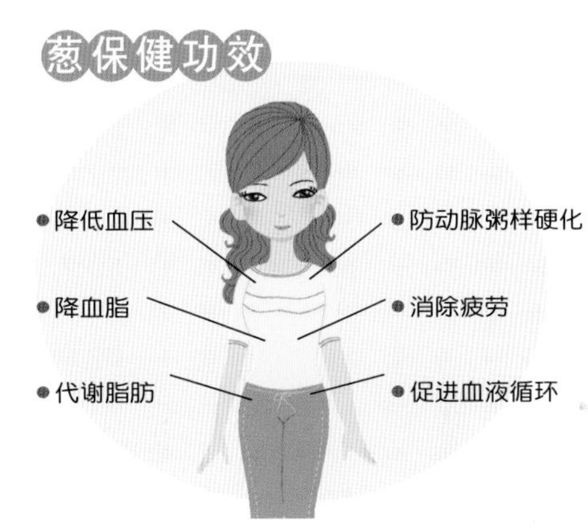

大蒜

预防血块形成，改善心肌收缩功能

控制血压有效成分

⊙镁 ⊙硒 ⊙大蒜素 ⊙维生素C ⊙蒜氨酸

控制血压的原因

硫化合物、大蒜素能预防血块形成，镁可辅助心脏顺利收缩。

大蒜能够降低血脂，对心血管疾病具有预防的效果。大蒜含有多种含硫化合物，是超强的抗氧化剂，能够预防血液在血管中凝集，维持血液流通的顺畅，稳定控制血压。此外，也能预防血块形成，避免栓塞的发生。

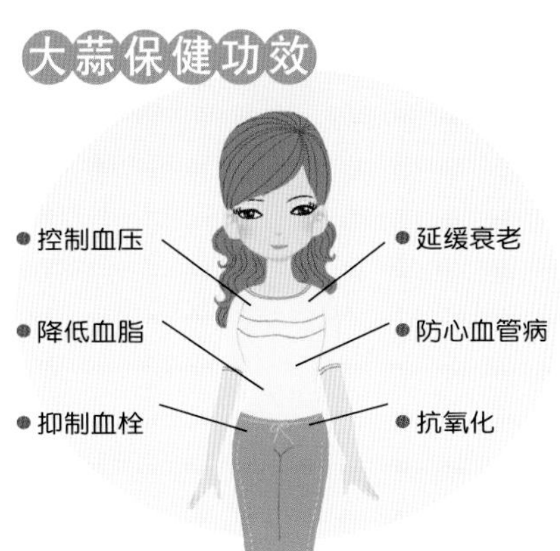
大蒜保健功效
控制血压
延缓衰老
降低血脂
防心血管病
抑制血栓
抗氧化

山楂

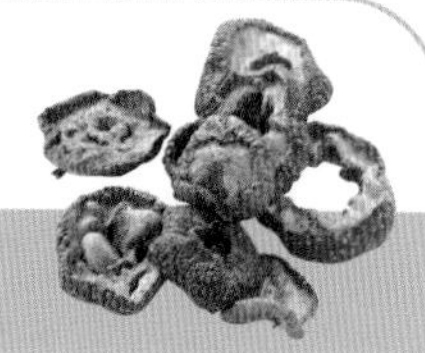

减少低密度脂蛋白，强化血管弹性

控制血压有效成分

⊙三萜类 ⊙山楂黄酮类

控制血压的原因

山楂黄酮类与三萜类物质能降低血液中低密度脂蛋白浓度，加强血管壁的弹性。

山楂可以减少胆固醇的生成，同时增加胃中消化液分泌，加速分解脂肪。在降血压作用上，山楂黄酮类与三萜类为最主要的降压功臣。其中，熊果酸为山楂所含三萜类物质的主要成分，金丝桃苷则是山楂黄酮类的重要成分。这两大类营养素可以避免血管弹性纤维的断裂及损伤、减少脂肪沉积在动脉壁上、扩张血管、防止血栓形成，避免血管发生阻塞现象。

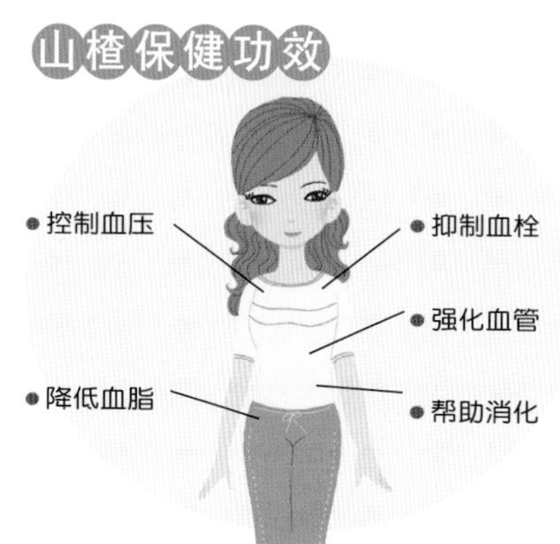

菊花

抗氧化，稳定情绪，稳定血压

控制血压有效成分

⊙黄酮类

控制血压的原因

黄酮类能预防动脉粥样硬化，有扩张血管功效。

菊花含有黄酮类，黄酮类有强抗氧化功能，能避免胆固醇氧化，维持血管壁的弹性，同时还能扩张血管，使血液的流通较顺畅，当血液流通不受阻碍时，血压便不会逐渐升高。

菊花茶向来被中医认定有安神、降血压的功效。情绪的波动对血压会造成影响，维持稳定的情绪是高血压患者自我保健的原则之一。高血压患者不妨多饮用菊花茶，可以稳定情绪、控制血压。

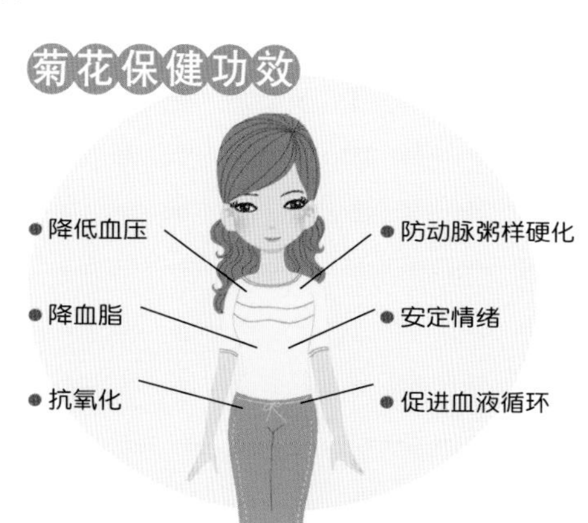

枸杞子

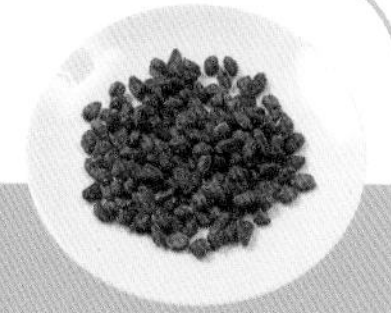

富含降压营养素，净化血液

控制血压有效成分

⊙钾 ⊙镁 ⊙钙 ⊙黄酮 ⊙牛磺酸 ⊙烟酸 ⊙维生素C ⊙胡萝卜素

控制血压的原因

黄酮、牛磺酸与烟酸可扩张血管，维生素C、胡萝卜素则能降低胆固醇、预防动脉粥样硬化。

枸杞子不仅是常见的中药材，也是非常适合入菜的食材，含多种不饱和脂肪酸、维生素、矿物质，保健作用相当广泛，可以消除疲劳、恢复体力、保护肝脏、保护视力、增强免疫力、抗衰老、降血糖等。

高血压患者食用枸杞子，可以摄取到许多降压营养素，如能抗血栓、扩张血管、促进血液循环的钙、镁、烟酸与黄酮；有降低胆固醇、净化血液、保护心脏血管健康等作用的维生素C与胡萝卜素，还有能代谢钠的钾。

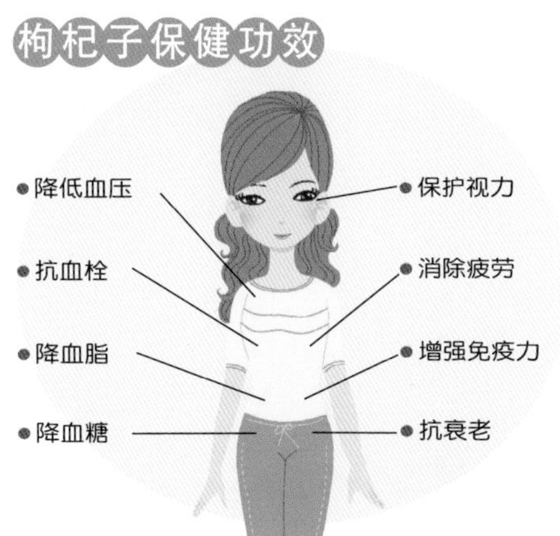

香菇

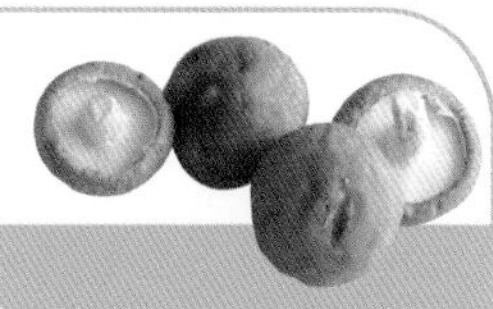

提高身体免疫力，降低血中胆固醇

控制血压有效成分

⊙维生素A ⊙核酸 ⊙烟酸 ⊙钙 ⊙香菇多糖 ⊙香菇多肽 ⊙膳食纤维

控制血压的原因

核酸可抑制血液中胆固醇浓度的上升，预防动脉粥样硬化，达到降血压效果。

香菇中的核酸可抑制血清和肝脏中胆固醇浓度的上升、预防动脉粥样硬化、维持血管弹性、稳定血压。香菇孢子内的干扰素能提高免疫力，也可降胆固醇。

许多氨基酸及麦角固醇是维生素D的前驱物，只有经阳光暴晒过的香菇才含有。维生素D可以帮助钙的吸收，稳定血压。

黑木耳

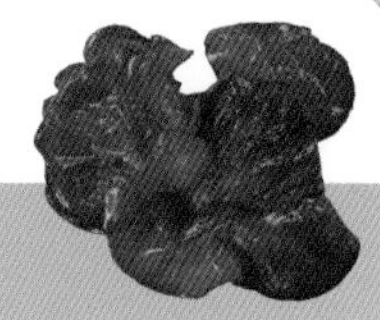

抑制血小板聚集，溶解血栓

控制血压有效成分

⊙钙　⊙烟酸　⊙维生素C　⊙胡萝卜素　⊙硒　⊙膳食纤维　⊙腺嘌呤核苷　⊙黑木耳多糖

控制血压的原因

腺嘌呤核苷能抑制血小板聚集、保健血管。

黑木耳食用营养价值和药用价值都相当高。黑木耳具有多种人体所需营养素，包括蛋白质、脂肪、糖类、钙、磷、铁、胡萝卜素、维生素B_1、维生素B_2、维生素C、烟酸、纤维素和胶质等。黑木耳含有大量的腺嘌呤核苷，可抑制血小板聚集、溶解血栓，除了有效稳定血压外，还能预防心血管疾病。

黑木耳中的膳食纤维、多糖体、纤维素、半纤维素、果胶等可以促进胃肠蠕动、降低血脂、加速胆固醇排出体外、预防血管硬化，保护高血压患者的血管。

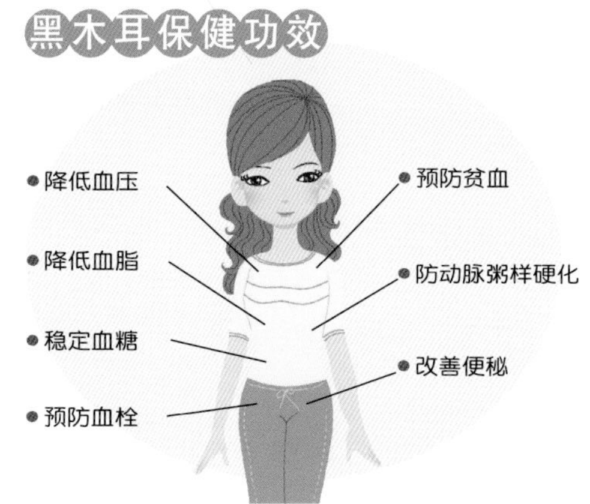

银耳

银耳多糖能降血脂、抗血栓

控制血压有效成分

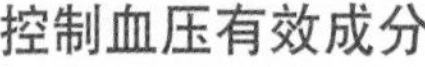

⊙钙　⊙钾　⊙镁　⊙烟酸　⊙银耳多糖　⊙类胡萝卜素

控制血压的原因

钙可扩张血管，银耳多糖能降血脂、抗血栓。

银耳即白木耳，主要成分为10%植物性蛋白质、70%的矿物质。其植物性蛋白质中含有17种氨基酸，其中7种为人体必需氨基酸，而矿物质中则以钙含量最高。钙能降低血液中的脂肪，同时强化、扩张动脉血管，以稳定血压。

银耳另一个能稳定血压的重要成分为银耳多糖，主要有酸性多糖、中性杂多糖、酸性低聚糖等。银耳多糖具显著的抗氧化作用，能降低血管的外周阻力、改善动脉血液循环、减少血液黏稠度，避免血栓形成。

海藻

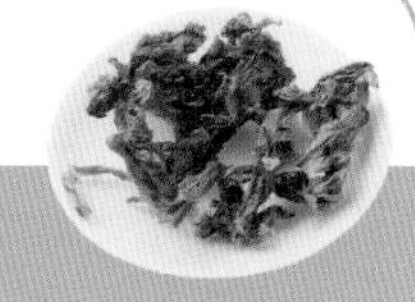

藻酸加速钠的代谢，纤维净化血液

控制血压有效成分

⊙钾 ⊙藻酸 ⊙牛磺酸 ⊙维生素E ⊙维生素C ⊙水溶性膳食纤维
⊙钙 ⊙烟酸 ⊙亚油酸 ⊙丙氨酸 ⊙镁

控制血压的原因

藻酸与钾分别可以抑制钠的吸收与加速钠的代谢，钙、镁、烟酸、牛磺酸可扩张血管，维生素C、维生素E能预防动脉粥样硬化，膳食纤维可降血脂。

海藻含20余种氨基酸，可扩张血管、降血脂，有效降血压。海藻富含多不饱和脂肪酸，其中亚油酸可辅助前列腺素的制造，能够降低血压。

海藻也富含镁、钙、钾及水溶性膳食纤维，能降低血脂，使血液清澈、循环顺畅，十分适合高血压病患者食用。

海藻保健功效

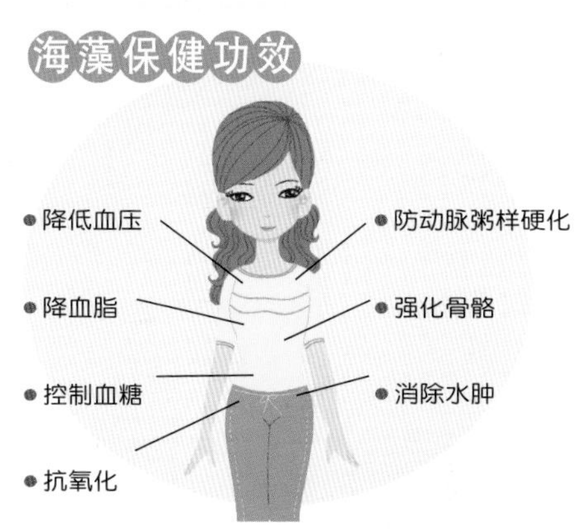

苹果

果胶使血管健康，维生素C防动脉粥样硬化

控制血压有效成分

⊙钾 ⊙果胶 ⊙维生素C ⊙膳食纤维

控制血压的原因

果胶可降低血中胆固醇，钾能帮助排出身体多余的钠。

苹果富含钾，钾可以促进钠的代谢，因此具有调节血压的功能。苹果的果胶能在肠道中与胆酸结合，强化胆酸的代谢，故身体需要消耗胆固醇来合成新的胆酸，当体内胆固醇减少、血管的健康状态较佳时，血压便能更稳定。此外，苹果中的维生素C也能预防动脉粥样硬化，当血流畅通时，血压就能获得良好控制。

苹果保健功效

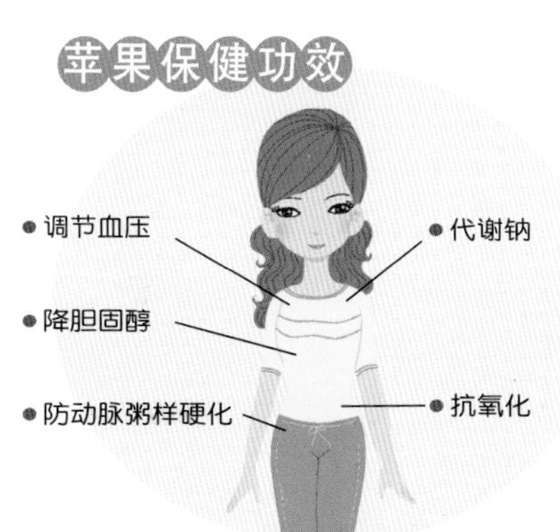

香蕉

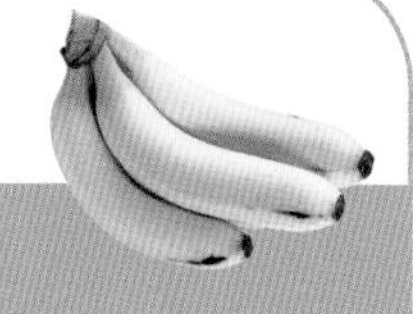

抑制血压上升，维持胃肠道健康

控制血压有效成分

⊙钾　⊙镁　⊙膳食纤维

控制血压的原因

钾可以促进钠的代谢，膳食纤维能降低有害胆固醇。

香蕉中含有血管紧张素转化酶抑制物质，可以抑制血压的上升，也有大量的钾，可以将体内多余的钠排泄出去。平均每100克的香蕉约含有290毫克钾，钾含量在水果类食物中名列前茅。

香蕉也含有大量的膳食纤维，可以降低血脂、维持肠胃道的细菌生态，不但能稳定血压，同时也有利于排便的顺畅，避免便秘发生。

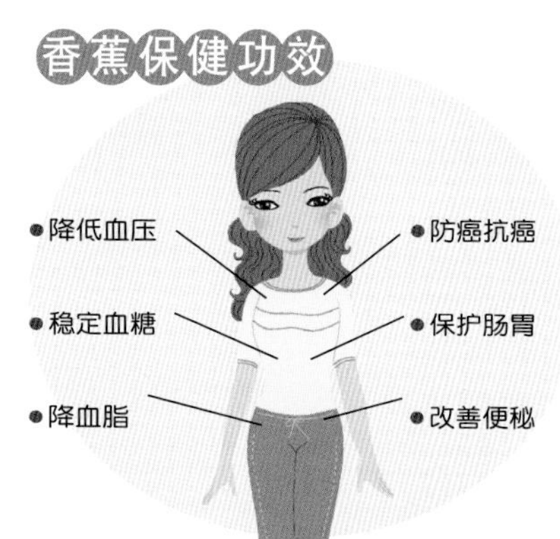

猕猴桃

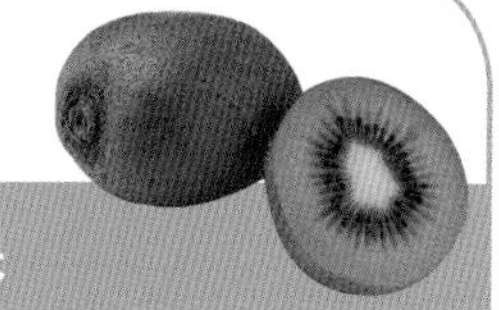

代谢钠，稳定血压，促进体内环保

控制血压有效成分

⊙钾　⊙钙　⊙精氨酸　⊙镁　⊙维生素C　⊙维生素E　⊙膳食纤维

控制血压的原因

钾可促进钠的代谢，膳食纤维能降低血脂，精氨酸可松弛血管。

猕猴桃因高含量的维生素C而被视为养颜美容圣品，但其实猕猴桃的营养成分非常多元，有多种食疗效果，不仅能帮助睡眠、缓和情绪，还可以调整血压。

猕猴桃的钾含量颇高，钠含量又低，适合高血压患者食用，丰富的膳食纤维（果胶）可以降低血脂、维持肠胃道细菌生态，具有稳定血压与促进体内环保等作用。另外还有精氨酸成分，可以抑制特定酶的作用，预防血管过度收缩，避免血压上升。

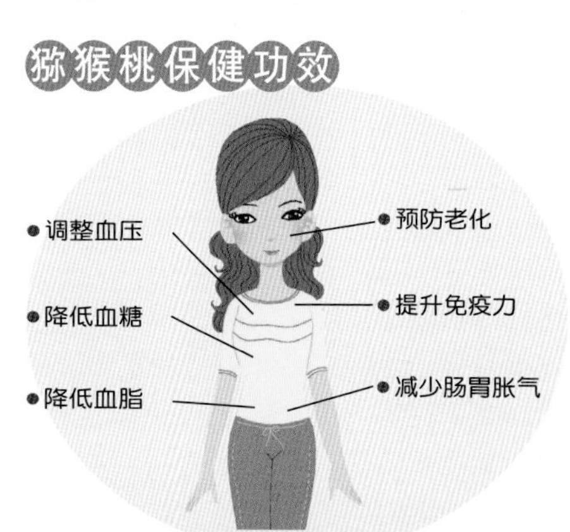

Part 6 8周控制血压特效食谱

低热量、低钠、高纤
8周健康佳肴新选择！

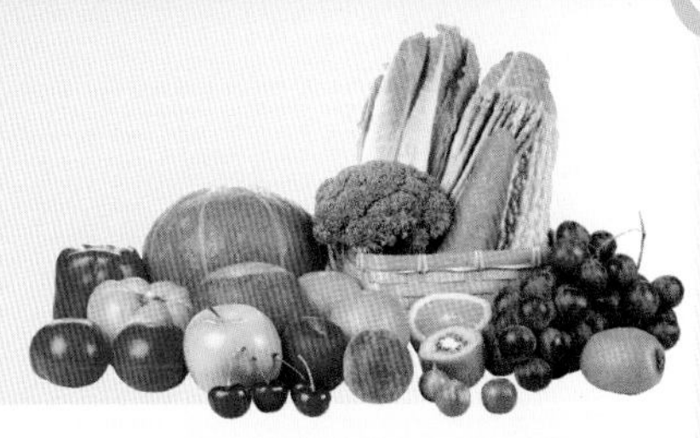

项目	星期	星期一	星期二	星期三	星期四	星期五	星期六	星期日
第一周	热量（千卡）	2841.7	3998.6	1451.8	2101	3334.1	2098.4	1889.9
	膳食纤维（克）	42.6	76.8	42.8	32	39	45.2	56.2
	胆固醇（毫克）	315	435.3	181	338.2	287.6	389.5	391
	钠（毫克）	2162.73	2878.5	3651.8	2387.6	2105.6	2304.8	2605.3
第二周	热量（千卡）	1812.3	2354.7	2764.1	2641.2	2891.7	2689.4	2762.8
	膳食纤维（克）	28.7	50.9	39.8	77.5	30.7	50.9	47.9
	胆固醇（毫克）	196	71	164	91.5	578	478	204
	钠（毫克）	2499.2	3403.2	2623.2	1972.1	2878.8	2413.5	2825
第三周	热量（千卡）	3149.1	2399.6	1698.3	2731	2607.6	3140	1827
	膳食纤维（克）	133.6	42.7	30.8	56.7	30.3	44.4	39.8
	胆固醇（毫克）	377.5	226.5	239.5	280.3	385	323.8	85
	钠（毫克）	2708.2	2845.6	2829.5	2644.6	1683.1	2392.1	2655.5
第四周	热量（千卡）	1818.6	2970.8	1702.6	2537.9	3604.4	2730.3	2583.8
	膳食纤维（克）	32.5	61.6	30.4	39.3	36.5	41.3	51.8
	胆固醇（毫克）	620	222.5	329	295.2	648.5	191.3	136.5
	钠（毫克）	2354.4	2920.3	2023	3521.8	2608.8	1560.2	1683.8
第五周	热量（千卡）	2650.1	3995.1	2709.2	2495.3	2848.6	1788.4	2645.6
	膳食纤维（克）	66.8	44.5	28.9	27.2	42.4	29.1	34.1
	胆固醇（毫克）	107.5	391.4	268	267.5	844.7	202.8	397.2
	钠（毫克）	2269.4	2742.9	2633.5	2152.1	2624.8	2486.8	2244
第六周	热量（千卡）	3414.1	1372.9	2522.8	2895.9	1939	2022.9	2685.5
	膳食纤维（克）	76.1	17.1	37.3	32.4	32.8	46.1	40.6
	胆固醇（毫克）	188.8	138	127.4	436.5	283	172.1	217.8
	钠（毫克）	2303.6	2590.8	2500.4	1942.5	3740.9	3156.1	2566.4
第七周	热量（千卡）	4099.4	4577	2664	1755.5	2876.4	1429.5	2069.7
	膳食纤维（克）	38.7	55.1	41.6	24.3	40.7	28.9	23.4
	胆固醇（毫克）	432.8	209	305.3	153	216	470	529.5
	钠（毫克）	1797.43	2234.1	2869.2	2549.1	1393.3	2180.4	2779.7
第八周	热量（千卡）	2992.2	1328.9	2869.8	2340	2974.9	1980.5	2316.2
	膳食纤维（克）	32	28.7	21.6	38.2	43.1	23.9	1254.4
	胆固醇（毫克）	550	232.1	668	238.5	281.8	224	90
	钠（毫克）	2556	1558.7	2654.9	2508	2950.6	2381.8	2450.7

星期一 活力早餐

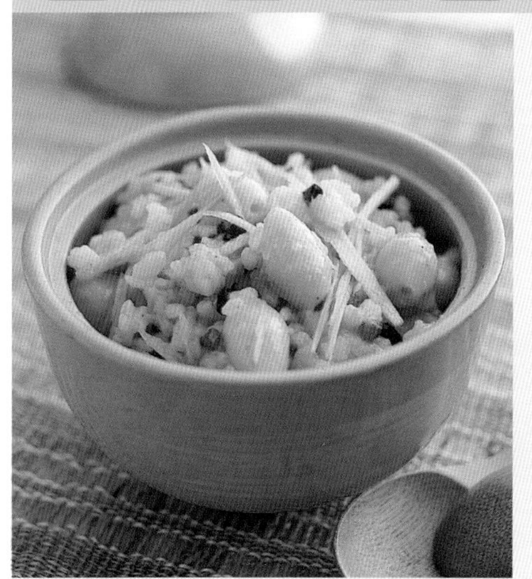

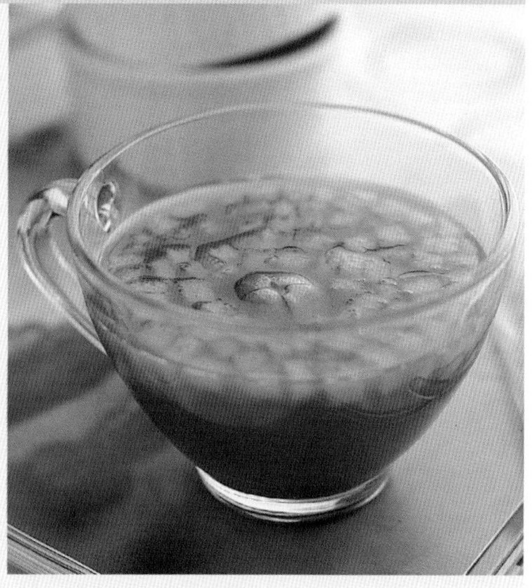

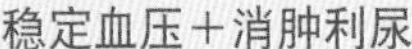

稳定血压+消肿利尿

菱角白果粥

3人份

- 热量：158千卡
- 膳食纤维：5.5克
- 胆固醇：0毫克
- 钠：301.5毫克

材料

菱角肉50克，白果10克，竹笋丝50克，白米50克

调味料

低钠盐1/4小匙，苦茶油1/2小匙

做法

1. 将适量的水煮沸后加入白米，小火熬煮。
2. 将菱角肉、白果、竹笋丝加入做法1的白米中略煮。
3. 加入调味料略煮即可。

降低血压功效

白果又名银杏，被视为预防老年性痴呆及促进血液循环的最佳食材，也能松弛平滑肌，搭配不含油脂且能消肿利尿的菱角，对平静情绪、稳定血压有益。

强化心脏+分解脂肪

桂花山楂茶

3人份

- 热量：19.8千卡
- 膳食纤维：0克
- 胆固醇：0毫克
- 钠：398.4毫克

材料

桂花7克，山楂15克，水300毫升

做法

1. 汤锅加入水煮沸。
2. 将桂花、山楂加入略煮，放凉后即可饮用。

降低血压功效

山楂富含三萜酸类、黄酮类与酚类化合物，能扩张外周血管及强心，也含脂肪分解酶，对因肥胖所引起的高血压患者可说是一道良品。

营养午餐

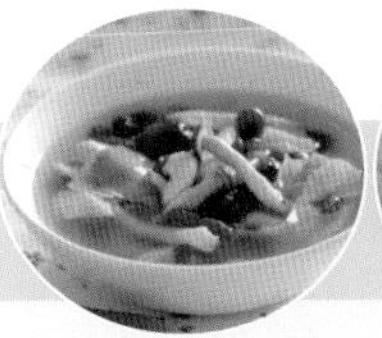
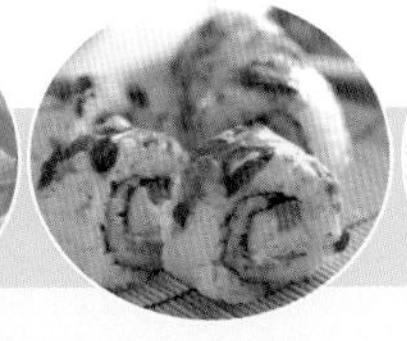
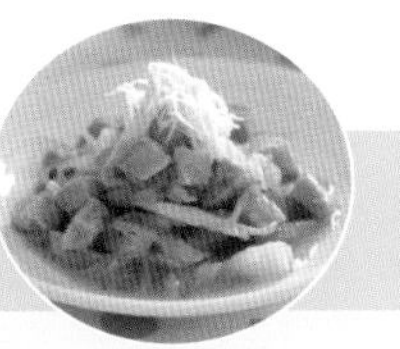

调整血压＋养血安神

腰果鲜菇汤

- 热量：463.1千卡
- 膳食纤维：9.4克
- 胆固醇：0毫克
- 钠：581.33毫克

材料

生腰果50克，巴西蘑菇（姬松茸）30克，姬菇50克，圆白菜200克，红枣20克，枸杞子10克，水3碗

调味料

纯米酒2大匙，低钠盐1/2小匙

做法

1. 将生腰果、红枣、枸杞子放入汤锅中熬煮。
2. 再将其余材料都加入做法1的汤锅中一起煮滚。
3. 起锅前加入调味料和3碗水略煮即可。

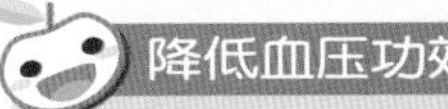

巴西蘑菇与姬菇皆富含多糖体及膳食纤维，除了抗癌，也能缓解血管收缩、调整血压，搭配可养血安神的红枣，适合更年期期间心烦气躁、血压偏高的妇女食用。

稳定血压＋松弛肌肉

核果寿司

- 热量：370.5千卡
- 膳食纤维：4.3克
- 胆固醇：12毫克
- 钠：233.3毫克

材料

南瓜子仁10克，生腰果碎5克，枸杞子10克，小黄瓜条30克，胡萝卜条30克，鲑鱼条20克，白饭100克，紫菜1张

调味料

纯米醋1大匙

做法

1. 将纯米醋拌入白饭作为寿司饭备用。
2. 将生腰果碎、鲑鱼条烤熟，胡萝卜条汆烫后搓散，备用。
3. 将寿司饭平铺紫菜上，铺一层保鲜膜后翻面，再铺上少许饭，将其余材料排列在饭上，连保鲜膜卷起。

降低血压功效

鲑鱼含多不饱和脂肪酸，能松弛平滑肌，稳定血压；枸杞子萃取物有明显降低血压的作用。

降低血压＋抗老防癌

泡菜鱼丁

- 热量：202.4千卡
- 膳食纤维：2.8克
- 胆固醇：90毫克
- 钠：1.9毫克

材料

鲔鱼（金枪鱼）块150克，葱段20克，姜丝20克，自制低盐酸辣泡菜100克

调味料

胡椒粉1/2小匙，粗辣椒粉1/2小匙，味淋1/2小匙，低钠盐2小匙

做法

1. 将自制低盐酸辣泡菜切丝备用。
2. 将葱段、姜丝和泡菜爆香，加入所有调味料一起熬煮。
3. 最后将鲔鱼块放入做法1的泡菜中焖煮至熟。

降低血压功效

医学研究发现，降低饮食中盐的摄取量，可使高血压患者收缩压明显降低，故制作这道菜时建议使用自制的低盐泡菜。

元气晚餐

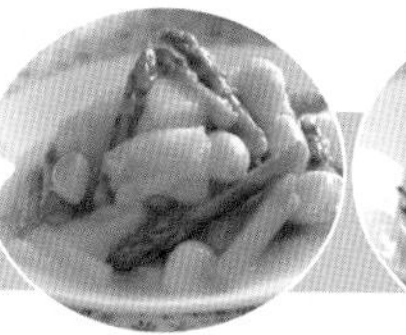
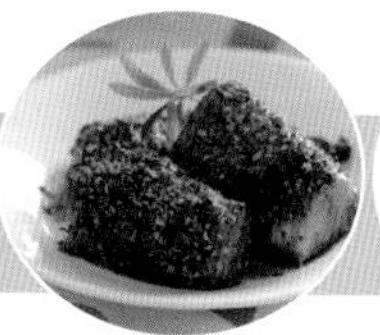
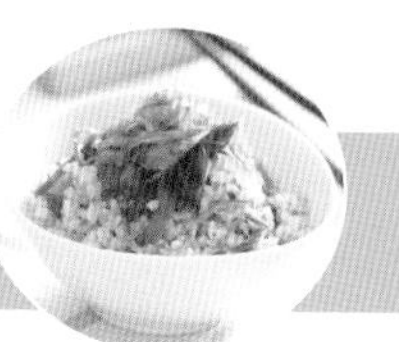

利尿防癌＋高纤降压

竹荪蘑菇芦笋

- 热量：145千卡
- 膳食纤维：13.3克
- 胆固醇：0毫克
- 钠：317.4毫克

材料

切碎的泡水竹荪50克，蘑菇30克，枸杞子10克，芦笋切段200克

调味料

低钠盐1/4小匙，香油1/2小匙，胡椒粉1/4小匙，水淀粉1小匙

做法

1. 先将所有材料爆香，再加入盐、胡椒粉和少许水焖煮。
2. 将水淀粉加入做法1中勾芡。
3. 起锅前淋上香油即可。

降低血压功效

芦笋富含膳食纤维、叶酸及多种氨基酸，具有降低血压、利尿及抗癌的多重效果，因此对于预防或控制高血压等慢性疾病非常有益。

控制血压＋美味低钠

香料猪肉

- 热量：387.4千卡
- 膳食纤维：0克
- 胆固醇：213毫克
- 钠：319.4毫克

材料

猪腰肉300克

调味料

蜂蜜2小匙，辣椒粉1小匙，意大利香料1小匙，低盐酱油1小匙，米酒1小匙

做法

1. 将调味料混合备用。
2. 猪腰肉涂上做法1的调味料，腌20分钟左右。
3. 最后以烤箱上下火180℃烤熟即可。

降低血压功效

饮食中的钠（盐）量过高会引起血压上升。故烹调时建议使用低钠调味品，其钠含量较一般调味品减少30%～50%。

镇静降压＋高纤消脂

木耳饭

- 热量：1095.5千卡
- 膳食纤维：7.3克
- 胆固醇：0毫克
- 钠：9.5毫克

材料

泡软木耳丝50克，胚芽米1.5杯，水2杯

做法

1. 将所有食材洗净备用。
2. 将做法1的备料放入电锅内。
3. 再加水至锅中，煮熟即可。

降低血压功效

木耳富含多糖及水溶性膳食纤维，有镇静及预防高血压的作用，还能降低胆固醇和血脂。

水果两份

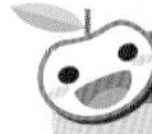

星期二 活力早餐

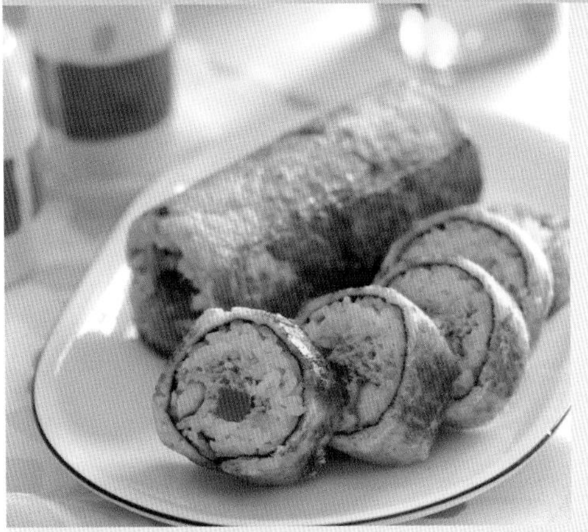

稳定血压＋高纤营养

法式寿司

- 热量：825千卡
- 膳食纤维：7.8克
- 胆固醇：235毫克
- 钠：788.5毫克

材料

全麦吐司2片，海苔1张，白饭100克，黄瓜条30克，胡萝卜条40克，鲔鱼30克，熟白芝麻5克，蛋液50克

调味料

橄榄油1小匙

做法

1. 将吐司压扁，依序铺上海苔、白饭、黄瓜条、胡萝卜条及鲔鱼、白芝麻再卷起，最后以少许白米粒封口。
2. 将做法1外层蘸上蛋液。
3. 热锅后加入橄榄油，以中小火将做法2煎熟，最后切片即可。

降低血压功效

深海鱼类富含的多不饱和脂肪酸能松弛平滑肌，故可稳定血压。鲔鱼的脂肪酸含量可称得上鱼类之冠，搭配高纤食材，使这道菜更具降血压效果。

降低血压＋利尿＋助消化

菠萝杨桃汁

- 热量：144.7千卡
- 膳食纤维：3.6克
- 胆固醇：0毫克
- 钠：625.4毫克

材料

菠萝100克，杨桃200克，水200毫升

做法

1. 将菠萝和杨桃切成小块备用。
2. 将所有食材加入果汁机里搅动。
3. 搅动一下先停止，然后略拌后再搅动，如此反复，打成汁即可。

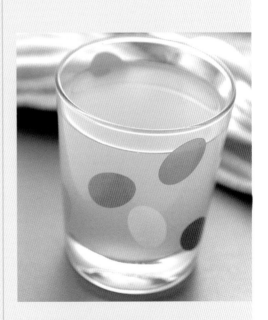

降低血压功效

菠萝富含消化酶，有助于舒缓积食、消化肉类蛋白质；杨桃性凉，能利尿，并降低血压。两种水果相互搭配，适合喜食肉类又血压高的患者食用。

营养午餐

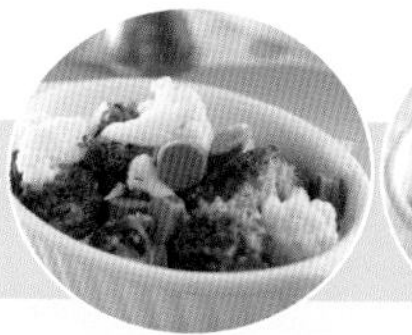
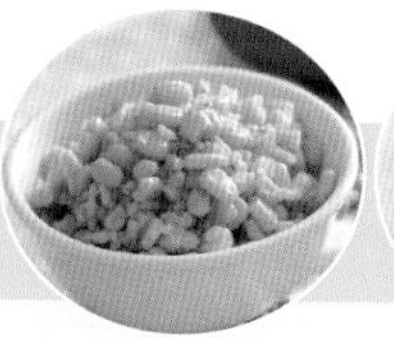
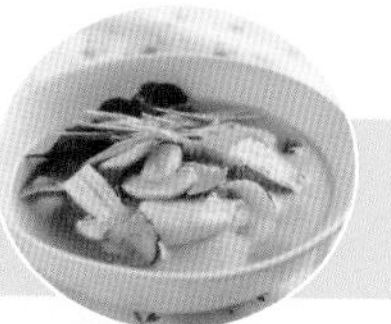

降压防癌＋高钙抗氧化

凉拌双花菜

3人份

- 热量：65.2千卡
- 膳食纤维：4.9克
- 胆固醇：0毫克
- 钠：267.3毫克

材料

西蓝花100克，菜花100克，香肠20克

调味料

低钠盐1/4小匙，香油1/4小匙，胡椒粉1/4小匙

做法

1. 将西蓝花、菜花分别汆烫备用。
2. 将盐、胡椒粉加入所有材料中拌炒。
3. 起锅前淋上香油即可。

降低血压功效

菜花富含钙，钙除了能预防骨质疏松，还能松弛肌肉及稳定血压，再加上西蓝花有强力抗氧化效果，相辅相成，使这道菜具有降压、防癌的辅助食疗效果。

降低血压＋降低血脂

黄豆玉米饭

4人份

- 热量：1092千卡
- 膳食纤维：40.3克
- 胆固醇：10毫克
- 钠：18毫克

材料

黄豆1/2杯，发芽米1/2杯，玉米粒1/2杯，水2.5杯

做法

1. 将所有食材洗净，黄豆泡水2小时备用。
2. 之后将所有食材都放入电锅。
3. 再加适量水至锅中，煮熟即可。

降低血压功效

黄豆中的异黄酮能降低血压，尤其对舒张压更明显，且有降低血中低密度脂蛋白（坏胆固醇）的效果，对预防心血管疾病有益。

稳定血压＋降低血脂

海鲜汤

3人份

- 热量：431.3千卡
- 膳食纤维：0.4克
- 胆固醇：93.8毫克
- 钠：414.1毫克

材料

沙丁鱼块100克，虾仁20克，香菇片10克

调味料

白胡椒粉1小匙、低钠盐1/2小匙

做法

1. 将香菇片放入加水的汤锅中微煮。
2. 然后将虾仁和沙丁鱼块加入做法1的香菇汤中。
3. 煮滚后加入调味料即可。

降低血压功效

沙丁鱼中的沙丁鱼多肽是短链蛋白质分子，对降低血压（效果与抗血压药物ACE抑制剂相似）有益。

元气晚餐

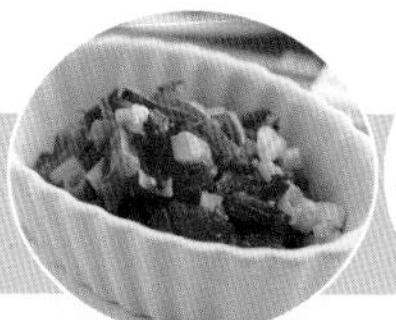
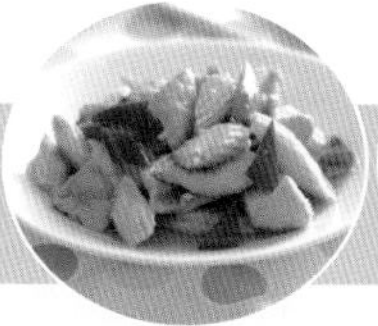
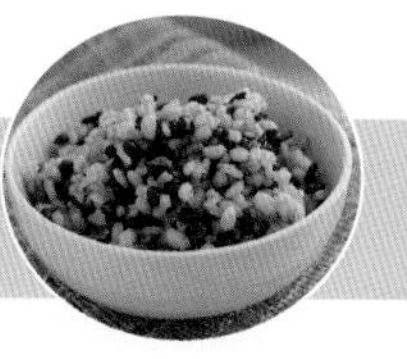

高纤通肠+降低血压

酸辣炒金丝

3人份

- 热量：97.3千卡
- 膳食纤维：8.1克
- 胆固醇：0毫克
- 钠：320.8毫克

材料

黑木耳丝30克，笋丁100克，红甜椒丁100克，姜丝30克，葱丝30克

调味料

低钠盐1/6小匙，绍兴酒1/2小匙，低盐酱油1/2小匙，胡椒粉1/2小匙，纯米醋1小匙，香油1/4小匙

做法

1. 将姜丝和葱丝爆香。
2. 将其他材料加入做法1中一起拌炒。
3. 将除香油外的调味料加入做法2中焖炒，起锅前淋上香油。

降低血压功效

黑木耳能凉血、润肠，含抑制血小板凝集的特殊成分，因此可降血压、通肠软便，搭配高纤维的笋丝，适合活动量少、常便秘、血压高的上班族食用。

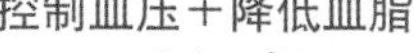

稳定血压+高纤低钠

三色炒肉片

3人份

- 热量：227.1千卡
- 膳食纤维：2.5克
- 胆固醇：106.5毫克
- 钠：438.4毫克

材料

切片的新鲜玉米笋50克，红甜椒片30克，青椒片30克，瘦猪肉片150克

调味料

低盐酱油1小匙，胡椒粉1/2小匙，橄榄油1/2小匙

做法

1. 将瘦猪肉片用橄榄油爆炒。
2. 将其他材料加入做法1中拌炒。
3. 起锅前加入其他调味料即可。

降低血压功效

玉米笋、红甜椒和青椒皆富含钾。增加钾的摄取量，可稳定血压，故这道菜非常适合血压偏高或想预防高血压的人食用。

控制血压+降低血脂

五谷饭

4人份

- 热量：1116千卡
- 膳食纤维：9.2克
- 胆固醇：0毫克
- 钠：6.0毫克

材料

薏米1/4杯，荞麦1/4杯，小米1/6杯，燕麦1/4杯，紫米1/6杯，发芽米1/2杯，水2杯

做法

1. 所有食材洗净后，将薏米和荞麦浸泡2小时备用。
2. 将所有材料放入电锅。
3. 再加适量水至锅中，煮熟即可。

降低血压功效

薏米萃取物能预防高血压和高脂血症；燕麦含β-葡聚糖，能抑制肠道胆固醇吸收。这些谷类可取代每天吃的大米饭，对降低血压与血脂有益。

水果两份

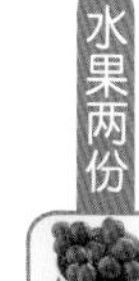
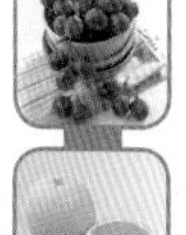
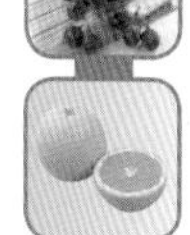

星期三 活力早餐

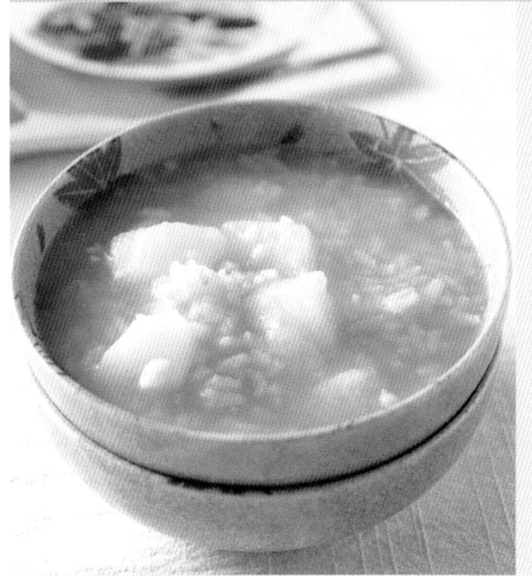

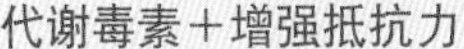

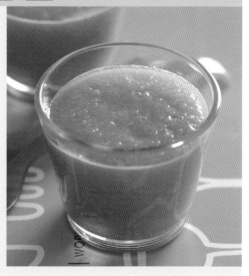

代谢毒素＋增强抵抗力

苦瓜粥

- 热量：208.3千卡
- 膳食纤维：3.9克
- 胆固醇：0毫克
- 钠：123.9毫克

材料

白萝卜30克，苦瓜片100克，糙米50克

调味料

低盐酱油1/2小匙

做法

1. 将白萝卜切碎备用。
2. 将糙米、苦瓜片和白萝卜碎一起熬煮。
3. 起锅前加入低盐酱油拌煮即可。

降低血压功效

苦瓜是天然的苦口良药，热量极低，富含维生素C、叶酸及钾，可帮助身体代谢毒素，也能降低血压、增强抵抗力，适合常熬夜又血压高的人食用。

控制血压＋低钠高钾

哈密瓜胡萝卜糊

- 热量：109.5千卡
- 膳食纤维：3.8克
- 胆固醇：0毫克
- 钠：124.5毫克

材料

哈密瓜150克，胡萝卜100克，鲜榨橙汁50毫升

做法

1. 将哈密瓜和胡萝卜磨成泥状备用。
2. 将橙汁加入做法1中拌匀即可。

降低血压功效

哈密瓜富含钾，而胡萝卜和橙汁也是高钾食物，这三种高钾蔬果可帮助排钠，对稳定血压有益。

营养午餐

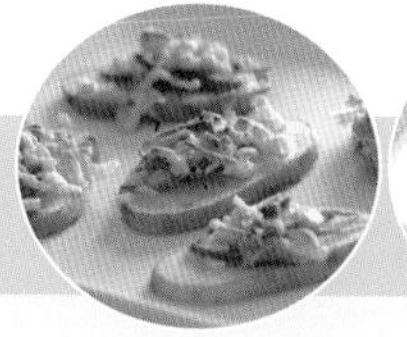
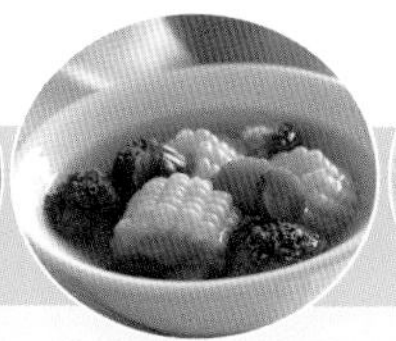
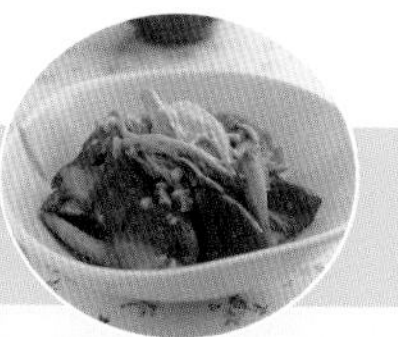

高钾低钠＋消炎解毒

土豆比萨

- 热量：303.2千卡
- 膳食纤维：5.3克
- 胆固醇：12毫克
- 钠：512毫克

材料

土豆（带皮）200克，低脂奶酪片30克，新鲜玉米粒30克，胡萝卜20克

调味料

黑胡椒粗粒1/4粒，橄榄油少许

做法

1. 土豆（带皮）切成片，胡萝卜切成丝，奶酪片切成丝备用。
2. 以土豆为底，再撒上其他食材及调味料。
3. 入烤箱以上下火180℃烤熟即可。

降低血压功效

每100克的土豆可提供300毫克的钾及5毫克的钠，高钾低钠，最适合高血压患者食用。但奶酪片的含钠量较高，因此不要食用过多。

防癌保健＋放松降压

蒜味蔬菜汤

- 热量：318.7千卡
- 膳食纤维：16.7克
- 胆固醇：0毫克
- 钠：544.4毫克

材料

脆瓜（沥去汤汁切碎）30克，葱段10克，蒜20克，西蓝花300克，玉米段200克

调味料

蘑菇粉2小匙

做法

1. 将脆瓜碎汆烫。
2. 葱段和蒜爆香，加入适量水煮5分钟后，再加入脆瓜碎。
3. 最后加入其他材料熬煮，起锅前加入调味料即可。

降低血压功效

蒜富含大蒜素，能防癌及放松血管，可降低血压；西蓝花富含钙，能松弛肌肉与稳定血压。两者相辅相成，对降血压、防癌有益。

稳定血压＋高纤低热量

咖喱海带段

- 热量：94.4千卡
- 膳食纤维：5.4克
- 胆固醇：0毫克
- 钠：750毫克

材料

海带结100克，番茄丁20克，洋葱20克

调味料

咖喱粉1小匙，低钠盐1/8小匙，橄榄油1小匙

做法

1. 将海带结洗净备用。
2. 用橄榄油爆香洋葱后，加入咖喱粉炒香，再加入海带结和番茄丁拌炒。
3. 起锅前加入低钠盐调味即可。

降低血压功效

海带富含膳食纤维，可帮助排出体内废物及代谢脂肪，搭配富含钾的番茄，可预防血压上升。这道菜热量低，还有瘦身作用。

元气晚餐

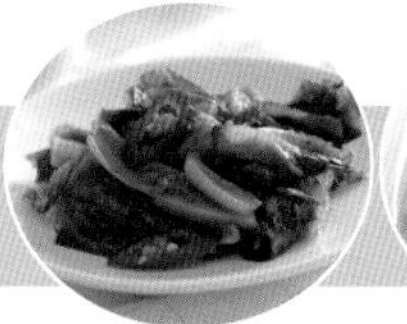
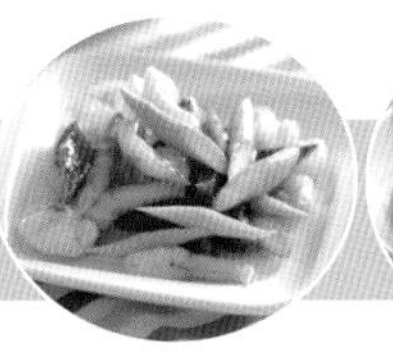
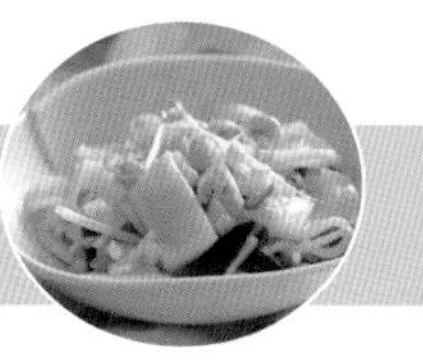

调节血压＋高纤消脂

凉拌茼蒿

- 热量：129.4千卡
- 膳食纤维：4.6克
- 胆固醇：0毫克
- 钠：343.6毫克

材料

茼蒿200克，辣椒片20克

调味料

低钠盐1/4小匙，糖2小匙，纯米醋2小匙，香油1小匙

做法

1. 将调味料拌匀备用。
2. 将茼蒿汆烫备用。
3. 将做法1加入做法2中，最后再拌入辣椒片即可。

降低血压功效

每100克茼蒿含超过300毫克钾及近2克膳食纤维。钾可帮助调节血压，膳食纤维则促进体内废物排出及消脂，故适合超重且血压偏高的人食用。

低盐少油＋降低血压

虾仁炒芦笋

- 热量：93.2千卡
- 膳食纤维：1.4克
- 胆固醇：169毫克
- 钠：883.1毫克

材料

虾仁100克，芦笋段50克，红甜椒片30克

调味料

低钠盐1/4小匙，胡椒粉1/4小匙，香油1/2小匙

做法

1. 虾仁汆烫备用。
2. 将所有材料加入香油外的调味料拌炒。
3. 起锅前淋上香油即可。

降低血压功效

芦笋富含膳食纤维及钾，能稳定血压，以它作为佐菜，利用虾仁原有的鲜味，可降低盐分及油脂摄取量，对降低血压与控制体重有益。

高纤低热量＋控制血压

豆芽年糕

- 热量：195.1千卡
- 膳食纤维：1.7克
- 胆固醇：0毫克
- 钠：370.3毫克

材料

黄豆芽30克，海带芽10克，葱花10克，年糕片100克

调味料

低钠盐1/4小匙，胡椒粉1/4小匙，香油1/2小匙

做法

1. 将年糕片略煮备用。
2. 将锅烧热，加适量油，爆香葱花。
3. 加入调味料和做法1一起拌炒。
4. 加入黄豆芽炒熟，最后加海带芽拌匀。

降低血压功效

年糕加上有天然鲜甜味的黄豆芽及海带芽，可减少高钠调味料的用量，再加上富含纤维，使这道菜热量及盐分都低，有利于控制血压。

水果两份

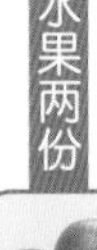
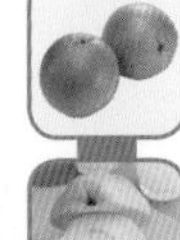

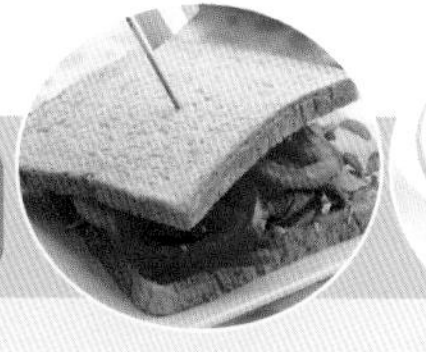
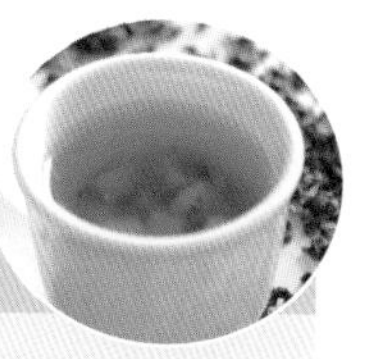

星期四 活力早餐

稳定血压＋预防动脉粥样硬化

玉米鲔鱼三明治

- 热量：604.3千卡
- 膳食纤维：6.9克
- 胆固醇：18毫克
- 钠：519.4毫克

材料

新鲜玉米粒50克，番茄丁20克，洋葱丁20克，鲔鱼30克，全麦吐司2片

调味料

无脂沙拉酱2大匙，橄榄油1/2小匙

做法

1. 先在鲔鱼上撒些橄榄油并烤熟，再与其余三种蔬菜材料拌匀备用。
2. 将无脂沙拉酱涂抹在吐司上。
3. 最后将做法1一起铺在做法2上即可。

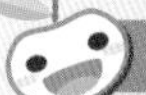

降低血压功效

鲔鱼富含多不饱和脂肪酸，能松弛平滑肌，因此有稳定血压作用。而洋葱、番茄和玉米则富含钾及钙，相互搭配对控制血压有益。

调节血压＋高纤通便

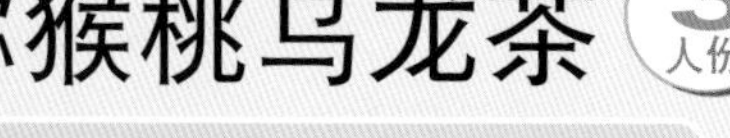

猕猴桃乌龙茶

3 人份

- 热量：53千卡
- 膳食纤维：2.4克
- 胆固醇：0毫克
- 钠：27毫克

材料

猕猴桃100克，无糖乌龙茶300毫升

做法

1. 猕猴桃切成小丁备用。
2. 将做法1加入乌龙茶中即可。

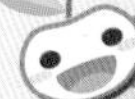

降低血压功效

乌龙茶含脂肪分解酶，可帮助排出体内多余脂肪。猕猴桃富含膳食纤维及钾。故饮此茶有调节血压、帮助排便及预防肥胖的效果。

营养午餐

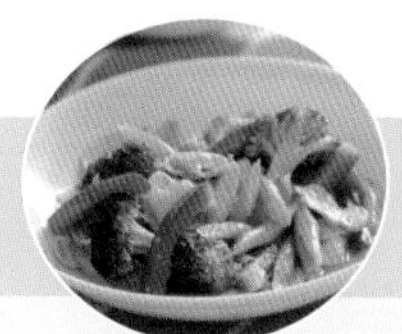

高纤排毒＋降低血压

红椒炒豆菜

- 热量：138.2千卡
- 膳食纤维：8.1克
- 胆固醇：0毫克
- 钠：74.2毫克

材料

红甜椒条70克，四季豆段50克，口蘑片50克，西蓝花200克

调味料

蒜末1小匙，胡椒粉1小匙，玉米粉1小匙，橄榄油1小匙

做法

1. 炒锅加热后倒入橄榄油，爆香蒜末，再加入四季豆段。
2. 加入其他食材及调味料略炒。
3. 最后再加入1/4杯水煮熟即可。

降低血压功效

西蓝花、红甜椒和口蘑富含钙及钾，四季豆则富含膳食纤维。这道菜可增加饮食中钾及钙的量，对稳定血压、促进废物排出有益。

营养午餐

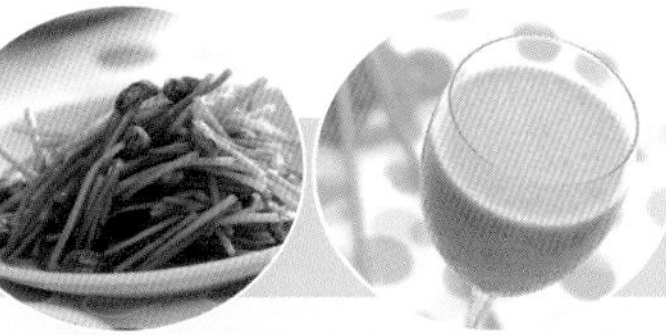
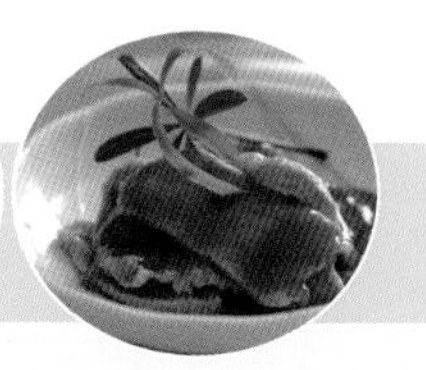

稳定情绪＋调节血压

开心水莲

- 热量：193.8千卡
- 膳食纤维：3.7克
- 胆固醇：0毫克
- 钠：280.4毫克

材料

无盐开心果10克，水莲梗（切段）200克

调味料

低钠盐1/4 小匙，蘑菇粉1/2小匙，胡椒粉1/2小匙，橄榄油1/2小匙

做法

1. 炒锅加热倒入橄榄油，再加入水莲梗段略炒。
2. 加入其余调味料及水炒熟。
3. 起锅前加入开心果炒匀即可。

降低血压功效

中医典籍记载，水莲梗有顺气、解闷、宽心的效果，也富含膳食纤维；开心果富含矿物质，能帮助维持血压稳定。二者搭配能稳定情绪、调节血压。

稳定血压＋保护心血管

胚芽草莓汁

- 热量：165.5千卡
- 膳食纤维：1.1克
- 胆固醇：12毫克
- 钠：157.3毫克

材料

小麦胚芽粉15克，草莓50克，脱脂牛奶300毫升，白芝麻少许

做法

1. 先将草莓切小块备用。
2. 将除白芝麻外的材料放入果汁机中打散。
3. 装杯后撒上白芝麻即可。

降低血压功效

草莓富含钾，小麦胚芽则富含抗氧化的维生素E，两者搭配，具有稳定血压、保护心血管的作用。

控制血压＋降低血脂

红曲烤肉片

- 热量：203.7千卡
- 膳食纤维：0.5克
- 胆固醇：106.5毫克
- 钠：304.3毫克

材料

猪肉片150克，黄瓜片50克

调味料

自制红曲酱1.5小匙，糖1/4小匙，低钠盐少许，纯米酒少许，香油1/4小匙

做法

1. 先将调味料拌匀备用。
2. 将猪肉片与做法1混合，腌20分钟。
3. 入烤箱以上下火180℃将做法2烤熟，再放上黄瓜即可。

降低血压功效

研究发现，红曲可使先天性高血压实验动物的血压降低，且其含可降低胆固醇的红曲菌素K，故这道菜是调节血压与血脂的优质菜肴。

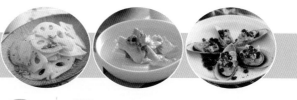

元气晚餐

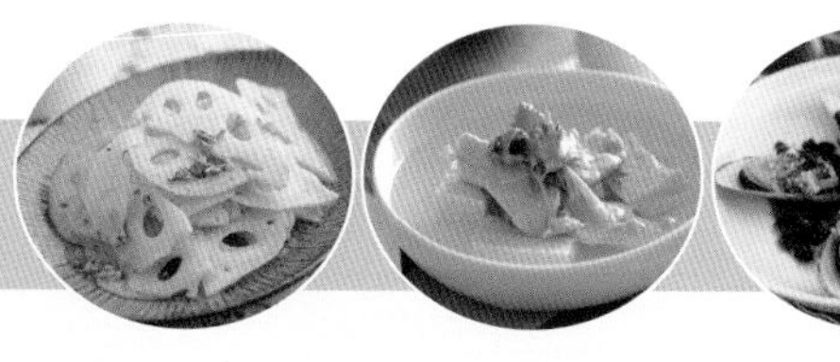

滋阴清热＋稳定血压

芝麻莲藕片

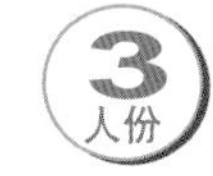

- 热量：198.9千卡
- 膳食纤维：6.7克 ●胆固醇：0毫克
- 钠：501.6毫克

材料

熟芝麻20克，莲藕片150克，葱花10克

调味料

低钠盐1/4小匙，蘑菇粉1/8小匙，香油1/4小匙

做法

1. 将莲藕片汆烫后备用。
2. 将莲藕片与调味料拌匀。
3. 最后撒上熟芝麻及葱花即可。

降低血压功效

莲藕味甘、性寒，富含维生素C、B族维生素与多种氨基酸，在夏季食用可清热及降低血压。另外，芝麻所含脂肪酸可促进平滑肌收缩、稳定血压。

松弛肌肉＋稳定血压

冻豆腐瘦肉汤

- 热量：384.2千卡
- 膳食纤维：2.2克 ●胆固醇：49.7毫克
- 钠：270.9毫克

材料

冻豆腐150克，瘦肉片70克，香菜段20克

调味料

低钠盐1/4小匙

做法

1. 汤锅加入适量的水煮沸。
2. 加入冻豆腐和瘦肉煮熟。
3. 起锅前加入低钠盐和香菜段即可。

降低血压功效

传统豆腐冷冻后即成冻豆腐，冻豆腐富含大豆异黄酮及钙。异黄酮能降低舒张压，钙可调节肌肉收缩，故这道菜有帮助稳定血压的效果。

高钙降压＋养颜美容

柠檬淡菜

- 热量：159.4千卡
- 膳食纤维：0.4克 ●胆固醇：152毫克
- 钠：252.5毫克

材料

淡菜200克，番茄丁30克，罗勒碎10克，香菜碎5克

调味料

柠檬汁10克，低盐酱油1小匙

做法

1. 将调味料与番茄丁、罗勒碎和香菜碎混合拌匀备用。
2. 淡菜汆烫后以冰块水泡凉，沥干备用。
3. 在淡菜上淋上做法1即可。

降低血压功效

淡菜是一种蚌类，因富含鲜味氨基酸，烹调上无需太多调味，故名为淡菜。淡菜富含钙，对稳定血压非常有帮助，适合喜食海鲜又怕血压高的人。

水果两份

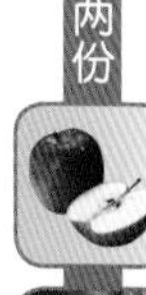

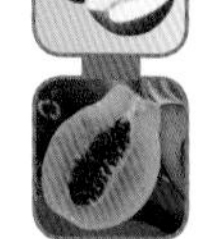

星期五 活力早餐

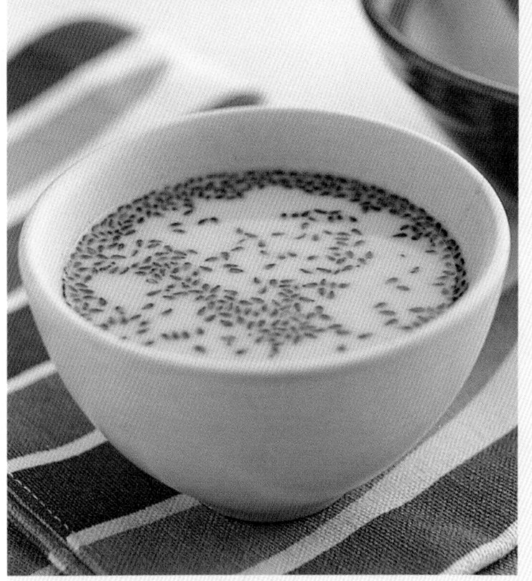

高钙营养＋调节血压

牛奶莲藕浆

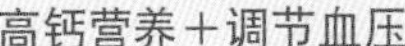

- 热量：333.8千卡
- 膳食纤维：0.4克
- 胆固醇：7.2毫克
- 钠：92.8毫克

材料

莲藕粉70克，热脱脂牛奶180毫升，熟芝麻2克

做法

1. 将热牛奶冲入莲藕粉拌匀。
2. 在做法1撒上熟芝麻即可。

降低血压功效

牛奶富含钙，每1毫升牛奶约含1毫克的钙。钙在调节血管收缩上扮演重要角色，日常生活中适当补充，可预防高血压，很适合常熬夜、血压高的人食用。

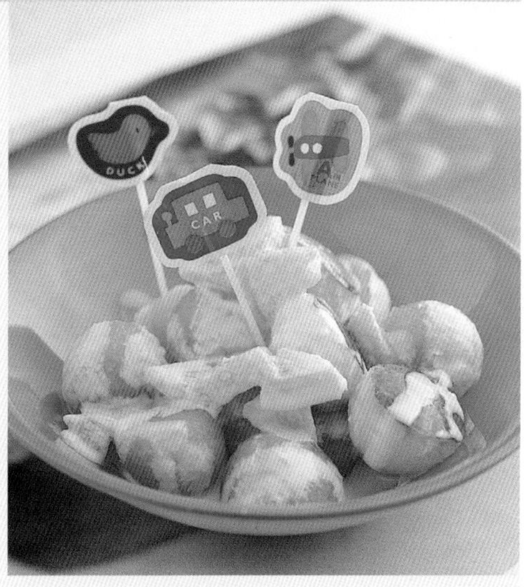

稳定血压＋促进排便

水果沙拉

- 热量：123.6千卡
- 膳食纤维：3.3克
- 胆固醇：1.8毫克
- 钠：50毫克

材料

哈密瓜100克，梨50克，西瓜100克，桃50克

调味料

脱脂酸奶2大匙

做法

1. 将哈密瓜、梨和西瓜切块，桃切成小丁状备用。
2. 将所有材料摆盘后，淋上酸奶即可。

降低血压功效

哈密瓜、西瓜和桃都含钾，可帮助降低血压，而梨富含膳食纤维，搭配在一起，对稳定血压及促进排便有好处。

营养午餐

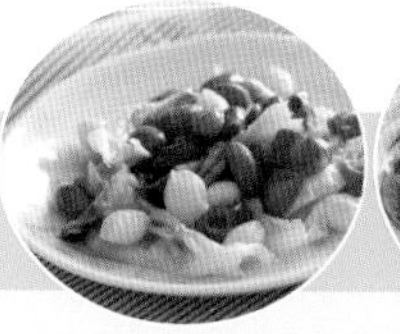
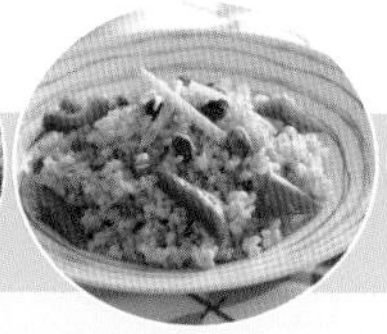
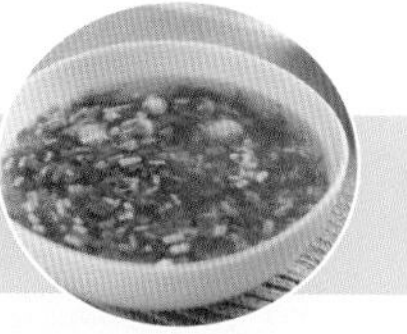

利尿消肿＋稳定神经

大红豆炒生菜

- 热量：**139.4千卡**
- 膳食纤维：6.4克
- 胆固醇：0毫克
- 钠：468.3毫克

材料

大红豆30克，生菜片200克，白果30克

调味料

低钠盐1/4小匙，蘑菇粉1/4小匙，香油1/2小匙

做法

1. 大红豆蒸熟备用。
2. 炒锅加热后，再加入所有食材略炒。
3. 最后加入调味料拌炒熟即可。

降低血压功效

大红豆能利尿消肿，具有排水效果，也可降低血压；白果能松弛平滑肌，再搭配高钾的生菜，使这道菜对稳定神经、平衡血钠及降低血压有益。

调节血压＋帮助排毒

开心果炒饭

- 热量：**307.2千卡**
- 膳食纤维：3.3克
- 胆固醇：0毫克
- 钠：482.2毫克

材料

无盐开心果10克，红甜椒片30克，葱段20克，发芽米饭150克

调味料

低钠盐1/4小匙，蘑菇粉1/2小匙，胡椒粉1/2小匙，橄榄油1/2小匙

做法

1. 先用橄榄油将葱段爆香，加入红甜椒片拌炒。
2. 将发芽米饭加入做法1中一起翻炒。
3. 将开心果和其他调味料加入做法2中翻炒。

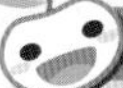

降低血压功效

开心果富含钾及钙，有助于稳定血压；红甜椒和发芽米含钾及丰富膳食纤维。故这道炒饭可增加钾、钙及纤维素的摄取量，有调节血压与排毒的食疗功效。

抗血栓＋预防便秘

芙蓉鱼羹

- 热量：**692.2千卡**
- 膳食纤维：1.6克
- 胆固醇：176.6毫克
- 钠：339.1毫克

材料

沙丁鱼条150克，海带碎20克，黑木耳丝10克，笋丝20克，鸡蛋清20克

调味料

低钠盐1/4小匙，淀粉2小匙，水2小匙

做法

1. 先将海带碎、黑木耳丝和笋丝放入水中熬煮。
2. 将沙丁鱼条放入做法1，煮滚后加入蛋清。
3. 再加入调味料调味勾芡即可。

降低血压功效

沙丁鱼含沙丁鱼多肽，具有极佳的降血压效果，搭配能抗血栓的黑木耳及高纤维的笋丝，很适合便秘、血压高的上班族食用。

元气晚餐

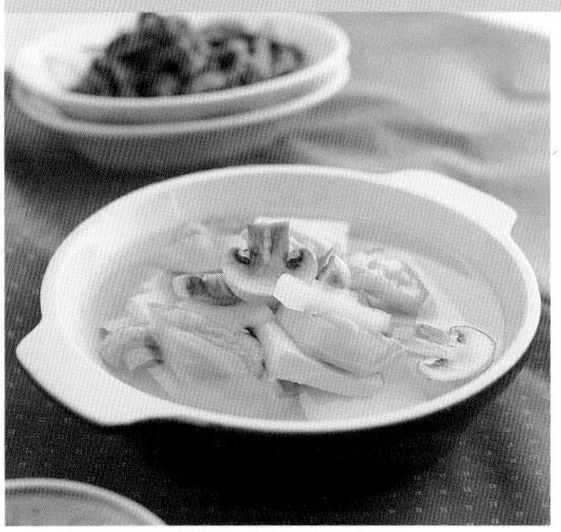

祛湿利尿＋稳定血压

腐竹黄瓜汤

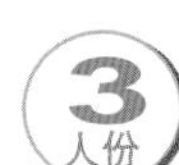

●热量：151.6千卡
●膳食纤维：2.1克 ●胆固醇：0毫克
●钠：24.5毫克

材料

腐竹50克，大黄瓜片200克，口蘑1朵，姜片10克，蒜片10克

调味料

低钠盐1/4小匙，香油1/2小匙

做法

1. 先将姜片和蒜片爆香，口蘑切片。
2. 加入适量的水至做法1中，再加入腐竹、口蘑和大黄瓜片熬煮。
3. 起锅前加入调味料即可。

降低血压功效

腐竹是制作豆浆过程中最精华的产物，富含蛋白质及异黄酮。大黄瓜能祛湿、利尿，可促使体内血钠平衡，故这道菜适合常吃素的高血压患者，对稳定血压及补充蛋白质有益。

调节血压＋预防心血管疾病

菠萝蒸鱼片

●热量：252千卡
●膳食纤维：1克 ●胆固醇：102毫克
●钠：205.7毫克

材料

洋葱丝30克，新鲜菠萝片40克，鱼片150克，辣椒末2小匙

调味料

糖1/2小匙，低盐酱油1小匙

做法

1. 先将辣椒末和调味料拌匀备用。
2. 将洋葱丝和菠萝片铺盘底，再放鱼片。
3. 最后将做法1淋在做法2上，蒸15分钟即可。

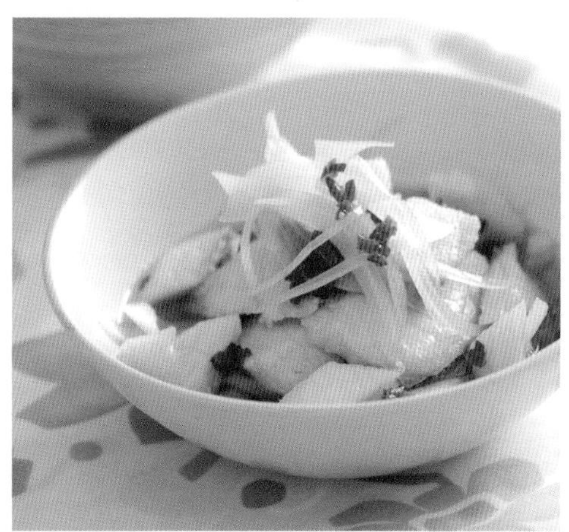

降低血压功效

洋葱含类似前列腺素的化合物，可舒张血管且抗血栓，再搭配富含消化酶的菠萝及含多不饱和脂肪酸的鱼肉，使这道菜对调节血压和预防心血管疾病有益。

元气晚餐

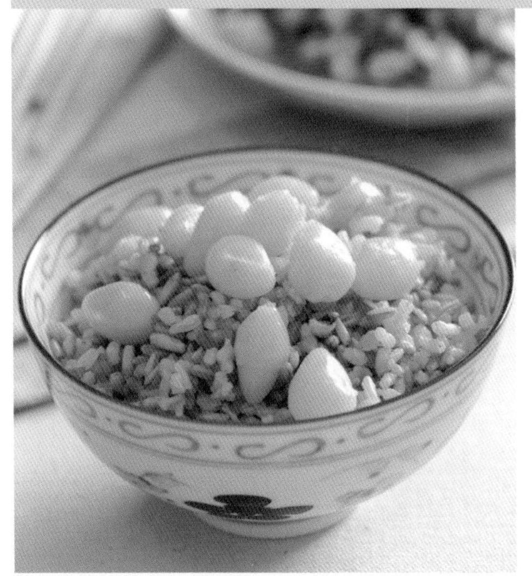

调节血压+排毒清肠

养生高纤饭

- 热量：1107千卡
- 膳食纤维：16.9克
- 胆固醇：0毫克
- 钠：146.5毫克

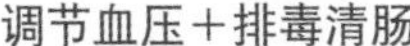

材料

白果1/2杯，燕麦2/3杯，发芽米1杯，水2杯

做法

1. 先将所有食材洗净备用。
2. 将所有材料加入电锅。
3. 加适量水至锅中，煮熟。

降低血压功效

燕麦含β-葡聚糖，能抑制肠道中胆固醇的吸收；发芽米富含非水溶性纤维素，可帮助排出体内废物；加上可松弛平滑肌的白果，使这道饭对调节血压与排毒有益。

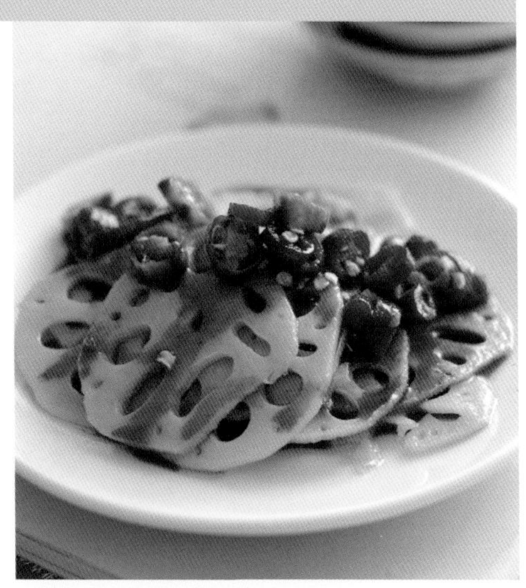

低盐美味+清热排毒

苹果醋拌莲藕

- 热量：227.3千卡
- 膳食纤维：4克
- 胆固醇：0毫克
- 钠：296.5毫克

材料

莲藕片100克，辣椒段30克，芹菜段30克

调味料

苹果醋2大匙，糖2小匙，低钠盐1/4小匙，香油1/4小匙

做法

1. 将莲藕片氽烫、冲凉备用。
2. 将苹果醋、糖和盐拌匀之后，再加入藕片中。
3. 加入其余材料，最后拌入香油即可。

降低血压功效

芹菜富含钾及膳食纤维，搭配含维生素C的莲藕，在夏季食用可清热、降血压及排毒，最适合高血压患者食用。

水果两份

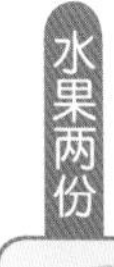

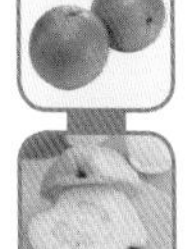

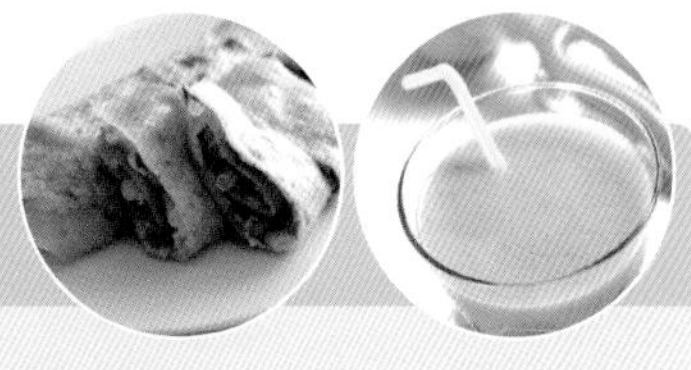

星期六 活力早餐

天然低钠+稳定血压

芦荟玉米蛋饼

- 热量：288.2千卡
- 膳食纤维：2.7克
- 胆固醇：216.5毫克
- 钠：79.5毫克

材料

芦荟50克，新鲜玉米粒20克，鸡蛋50克，自制蛋饼皮1张（高筋面粉30克、淀粉10克、全麦面粉10克、水100毫升）

做法

1. 先将芦荟切成丁备用。
2. 将芦荟丁和玉米粒拌入鸡蛋里备用。
3. 起油锅煎蛋饼皮后，将做法2倒入锅中，最后将蛋饼皮卷起即可。

降低血压功效

市售蛋饼皮钠含量是自制品的数倍，罐头玉米粒钠含量是新鲜玉米的40倍以上。饮食中钠含量过高，血压易上升，故建议使用新鲜、自制食材，以稳定血压。

高纤消食+调节血压

苹果猕猴桃汁

3人份

- 热量：166.8千卡
- 膳食纤维：6克
- 胆固醇：0毫克
- 钠：14.3毫克

材料

苹果100克，猕猴桃200克，新鲜菠萝30克，矿泉水250毫升

做法

1. 将苹果、猕猴桃和菠萝都切成小块备用。
2. 将做法1和矿泉水加入果汁机中搅打成汁即可。

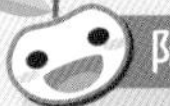

降低血压功效

菠萝和苹果分别有帮助消化及促进肠道蠕动的效果，猕猴桃则富含膳食纤维及钾，能调节血压。这道蔬果汁适合饭后饮用。

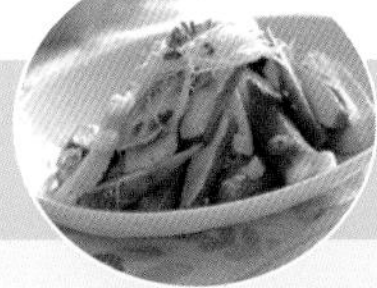

营养午餐

稳定血压+降低血脂

秋葵炒双白

3人份

- 热量：227.8千卡
- 膳食纤维：4.3克
- 胆固醇：0毫克
- 钠：191.4毫克

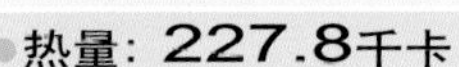

材料

臭豆腐100克，豆干80克，秋葵20克，葱花20克，姜丝10克，辣椒碎20克

调味料

蘑菇粉2小匙

做法

1. 先将臭豆腐和豆干切成片备用。
2. 将葱花、姜丝、辣椒碎和做法1的备料一起爆香。
3. 最后加入秋葵，和蘑菇粉一起翻炒即可。

降低血压功效

这道菜中的膳食纤维可帮助肠胃蠕动、降低血脂，而钾、钙和异黄酮能调节肌肉收缩、降低血压，对稳定血压与降低血脂有益。

营养午餐

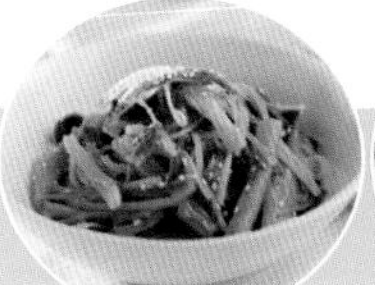
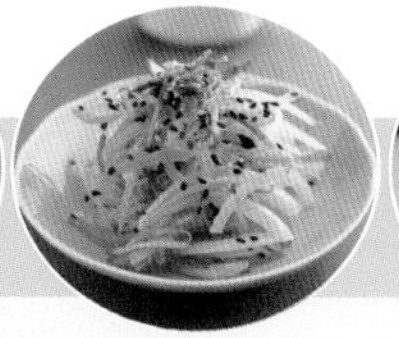
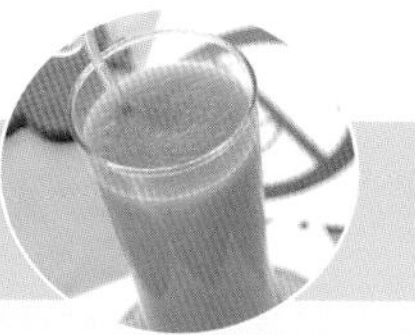

高钾高纤＋控制血压

肉丝炒菠菜

- 热量：181.3千卡
- 膳食纤维：2.4克
- 胆固醇：71毫克
- 钠：331.3毫克

材料

瘦肉100克，菠菜100克，蒜头碎10克

调味料

低钠盐1/4小匙，橄榄油1小匙

做法

1. 先将瘦肉切成丝，菠菜切成段备用。
2. 用橄榄油将蒜头碎爆香，加入瘦肉、菠菜翻炒。
3. 起锅前加盐略炒即可。

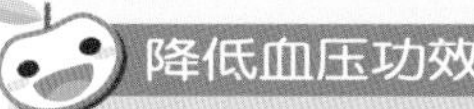

每100克菠菜就含460毫克的钾。在人体中，钠、钾随时保持动态平衡，会彼此牵制，对想控制血压的人来说，常食用菠菜是明智的选择。

抑制血栓＋护心降压

凉拌粉丝

- 热量：292.2千卡
- 膳食纤维：1.8克
- 胆固醇：0毫克
- 钠：252.4毫克

材料

洋葱丝30克，冬粉50克，洋葱头碎5克，芹菜段30克，熟松子5克

调味料

粗辣椒粉1/2小匙，糖1小匙，低钠盐1/4小匙，纯米醋2小匙

做法

1. 将调味料调匀后备用。
2. 冬粉汆烫后冲凉备用。
3. 在冬粉上淋调味料，再撒上其他材料。

降低血压功效

芹菜富含钾及纤维，洋葱能舒张血管，可抑制血栓形成，再加上有护心效果的松子，即得一道有降血压与保护心血管均有益的优质菜肴。

调节血压＋高纤多钾

猕猴桃橘子汁

- 热量：173千卡
- 膳食纤维：7.5克
- 胆固醇：0毫克
- 钠：18毫克

材料

猕猴桃300克，橘子100克

做法

1. 将猕猴桃和橘子切成小块备用。
2. 将猕猴桃块和橘子块放入果汁机中，打成果汁即可。

降低血压功效

橘子富含维生素C、膳食纤维与果酸，有助于消化；猕猴桃除丰富膳食纤维外，也有丰富的钾。故这道果汁有调节血压、帮助排便与预防肥胖的食疗效果。

元气晚餐

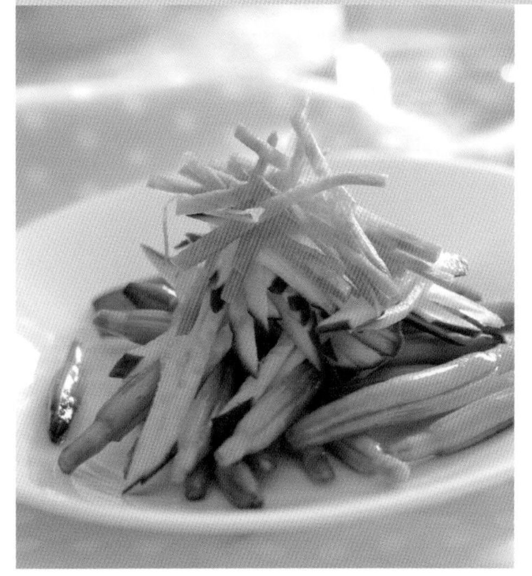

利尿排水＋预防心血管疾病

凉拌金针黄瓜

●热量：105.2千卡
●膳食纤维：7.7克 ●胆固醇：0毫克
●钠：335.6毫克

材料

新鲜金针菜150克，黄瓜100克，胡萝卜50克

调味料

低钠盐1/4小匙，蘑菇粉1/2小匙，香油1/2小匙

做法

1. 先将黄瓜和胡萝卜切成丝备用。
2. 将金针菜汆烫熟，再用清水浸泡2小时，备用。
3. 将所有材料和调味料一起拌匀即可。

降低血压功效

金针菜富含钙，能松弛血管平滑肌，搭配可祛湿利尿的黄瓜，可帮助排出体内多余水分，并能帮助稳定血压、预防心血管疾病的发生。

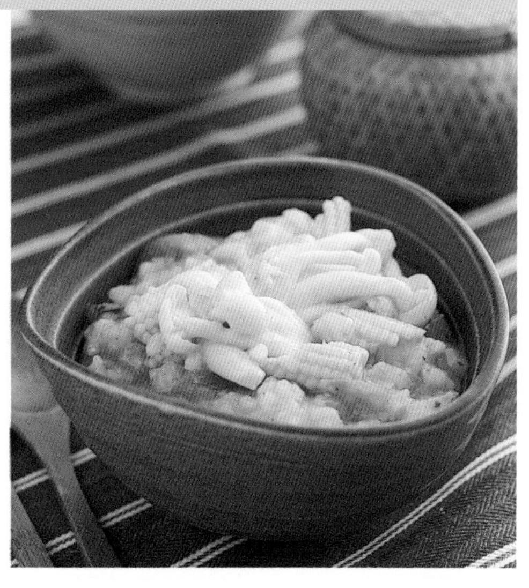

增强免疫力＋降低血压

双菇泡饭

●热量：385.2千卡
●膳食纤维：4.5克 ●胆固醇：0毫克
●钠：60.6毫克

材料

珊瑚菇30克，滑子蘑30克，自制蔬菜高汤100毫升（圆白菜200克、洋葱200克、萝卜200克、水1000毫升），十谷饭1碗

做法

1. 先将珊瑚菇和滑子蘑洗净备用。
2. 用蔬菜高汤将珊瑚菇和滑子蘑煮熟。
3. 将做法2倒入十谷饭里即可。

降低血压功效

珊瑚菇、滑子蘑都属于菇蕈类，菇蕈类最大特色是高纤零脂肪且富含多糖。多糖能提升免疫力、降低血压及保护心血管。

元气晚餐

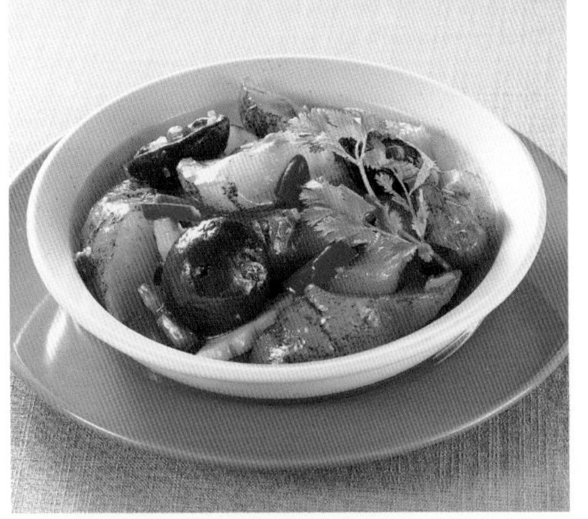

降低血压＋控制体重

山药煮海参

- 热量：133.8千卡
- 膳食纤维：1.3克　● 胆固醇：102毫克
- 钠：434.5毫克

材料

海参200克，芹菜碎20克，蒜酥5克，山药块100克

调味料

低钠盐1/4小匙

做法

1. 先将海参和山药块一起翻炒。
2. 在做法1中加入低钠盐一起略炒。
3. 起锅前再撒上芹菜碎和蒜酥即可。

降低血压功效

山药能降低血压及血脂，搭配蛋白质量高达70%、脂肪含量却低于1%的海参，使这道菜对降低血压和控制体重均有益。

高钾美味＋稳定血压

土豆菠菜汤

- 热量：144.9千卡
- 膳食纤维：7克　● 胆固醇：0毫克
- 钠：587.2毫克

材料

土豆丁50克，菠菜段200克，胡萝卜丁20克，新鲜玉米粒30克

调味料

低钠盐1小匙

做法

1. 先将土豆丁和胡萝卜丁放入汤锅中熬煮。
2. 将菠菜段和玉米粒加入做法1中。
3. 起锅前加入调味料略煮即可。

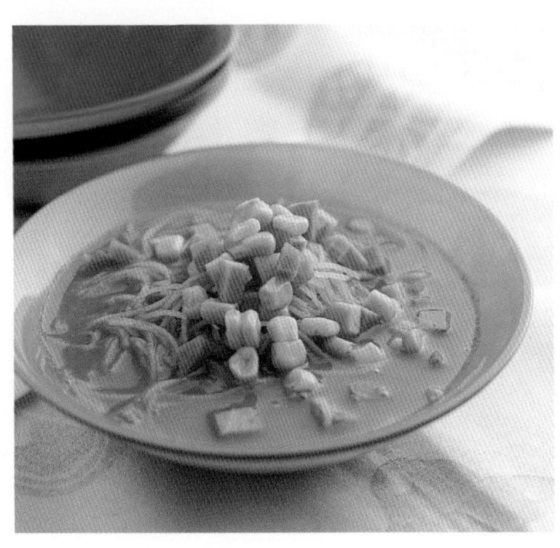

降低血压功效

每100克菠菜和土豆分别含有460毫克及300毫克的钾，故这道菜可称为高钾饮食的代表，能帮助排钠，减少高血压的发生。

水果两份

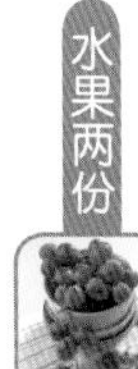

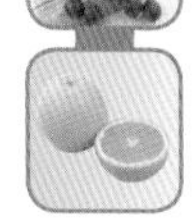

星期日 活力早餐

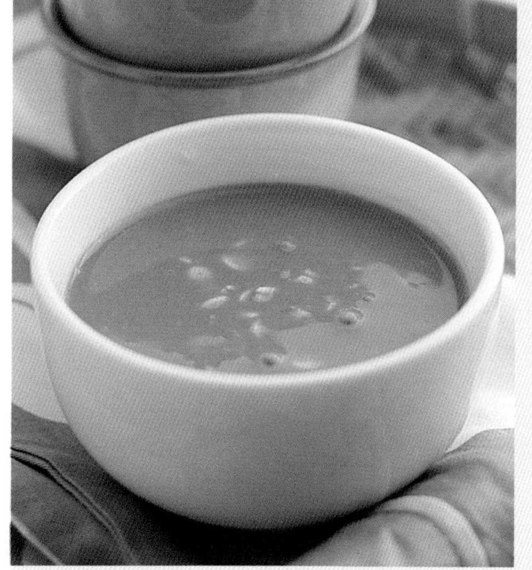

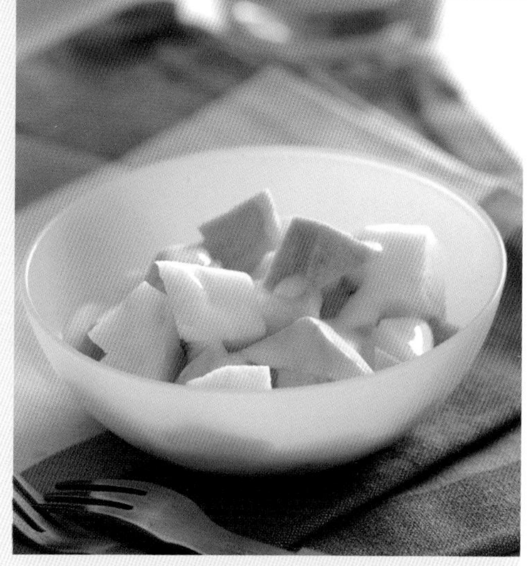

调节血压＋降低血脂

红曲紫米浆

●热量：105.9千卡

●膳食纤维：0.8克 ●胆固醇：0毫克

●钠：1.5毫克

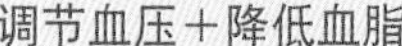

材料

红曲粉20克，紫米30克

做法

1. 将紫米泡水后再蒸熟。
2. 紫米饭再加入250毫升热水，以果汁机搅成汁。
3. 在做法2中加入红曲粉，拌匀即可。

降低血压功效

研究发现，红曲可使先天性高血压实验动物的血压降低，且含可降低胆固醇的红曲菌素K，故这道菜是调节血压与血脂的优质菜肴。

降低血脂＋排除毒素

甘薯山药酸奶

●热量：261.3千卡

●膳食纤维：1.4克 ●胆固醇：15毫克

●钠：113.7毫克

材料

甘薯40克，山药40克，脱脂酸奶250毫升

做法

1. 先将甘薯和山药切成块。
2. 将甘薯蒸熟后冷却备用。
3. 将甘薯块和山药块加入酸奶中拌匀即可。

降低血压功效

实验发现，山药萃取物在三周内，可使实验动物的血压降低25毫米汞柱，还能降低血脂。甘薯中的β-胡萝卜素及纤维素可稳定血脂、帮助排出毒素。

营养午餐

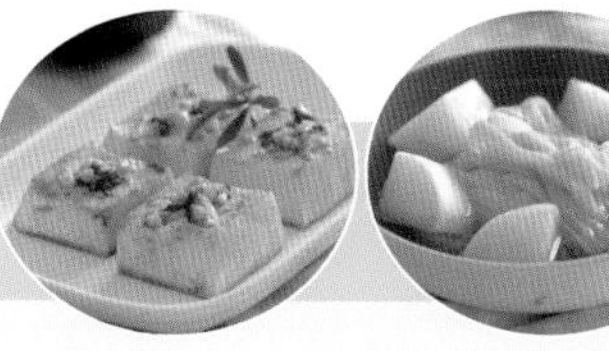
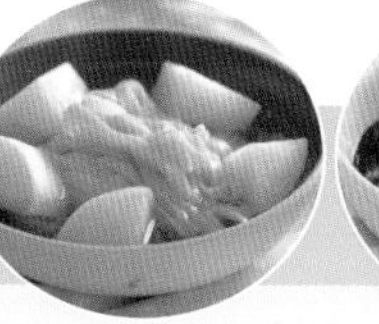
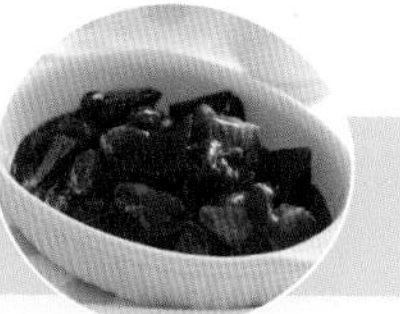

稳定血压+营养高钙

蒜香烤豆腐

- 热量：**188.4**千卡
- 膳食纤维：1.2克　胆固醇：0毫克
- 钠：300.4毫克

材料

豆腐2块，辣椒碎10克，大蒜碎10克，香菜10克

调味料

低盐酱油2小匙

做法

1. 先将辣椒碎和大蒜碎爆香，加入酱油略炒备用。
2. 在豆腐涂上做法1，烤至双面焦酥即可。

降低血压功效

富含异黄酮及钙的豆腐最适合高血压、高脂血症患者食用。异黄酮能降低舒张压，钙可调节肌肉收缩，能稳定血压与降低血脂。

清热排水+帮助消化

白萝卜蔬菜面

- 热量：**182.9**千卡
- 膳食纤维：1.6克　胆固醇：0毫克
- 钠：561.2毫克

材料

白萝卜块30克，蔬菜面50克

调味料

低钠盐1/4小匙，蘑菇粉1小匙

做法

1. 将蔬菜面煮熟备用。
2. 将白萝卜块加入汤锅煮熟。
3. 将蔬菜面加入白萝卜汤中，再调味即可。

降低血压功效

中医认为能凉血平肝的食材多能降血压，而白萝卜就是其中之一，白萝卜能清热、利水及帮助消化，也有调节血压、帮助排便的效果。

降低血压+抗氧化

红甜菜炖猪肉

- 热量：**203.3**千卡
- 膳食纤维：4.2克　胆固醇：71毫克
- 钠：584.8毫克

材料

红甜菜50克，猪肉700克，枸杞子20克

调味料

低钠盐1/4小匙

做法

1. 将红甜菜和猪肉切成块备用。
2. 将所有材料一起翻炒。
3. 起锅前加入低钠盐略炒即可。

降低血压功效

枸杞子萃取物能降低及稳定血压，搭配富含抗氧化物质的红甜菜，有助于预防心血管疾病。

元气晚餐

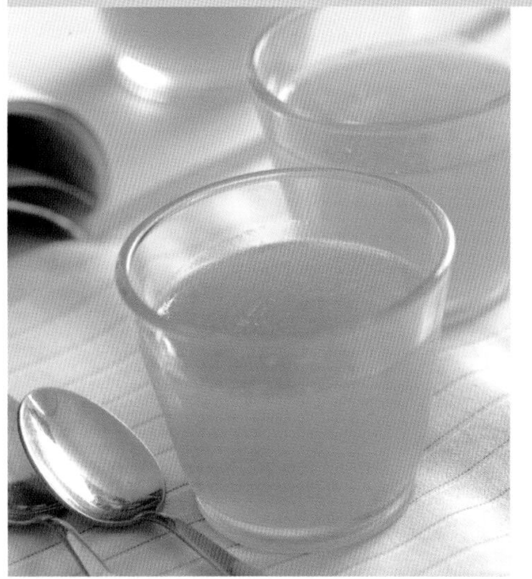

控制体重＋稳定血压

冰梅洋菜

- 热量：243.5千卡
- 膳食纤维：37.3克
- 胆固醇：0毫克
- 钠：37.1毫克

材料

洋菜条50克

调味料

梅醋1大匙，糖1小匙，橄榄油1/2小匙

做法

1. 先将洋菜条泡软备用。
2. 将调味料拌匀备用。
3. 将调味料拌入洋菜中即可。

降低血压功效

洋菜也叫寒天，为海藻萃取物。每100克洋菜含80克以上的膳食纤维及丰富的钙、镁、钾，因此除了控制体重外，也能帮助稳定血压。

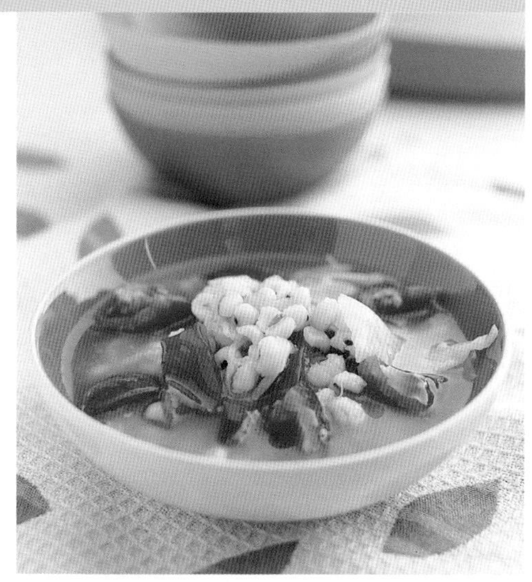

高钾降压＋预防心血管疾病

意式番茄炖饭

- 热量：323.7千卡
- 膳食纤维：3.4克
- 胆固醇：0毫克
- 钠：410.8毫克

材料

番茄丁100克，薏米30克，胚芽米50克，蒜苗段20克，去油高汤300毫升

调味料

低钠盐1/4小匙，蘑菇粉1/2小匙，胡椒粉1/2小匙，意大利综合香料1/2小匙，月桂叶1片

做法

1. 蒜苗段爆香，加入薏米及胚芽米拌炒。
2. 将番茄丁、高汤和调味料加入做法1中熬煮，最后焖煮收汁即可。

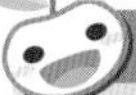

降低血压功效

薏米能预防高血压、高脂血症，丰富的膳食纤维可抑制肠道中胆固醇的吸收，搭配富含钾的番茄，对预防血压上升及心血管疾病有益。

元气晚餐

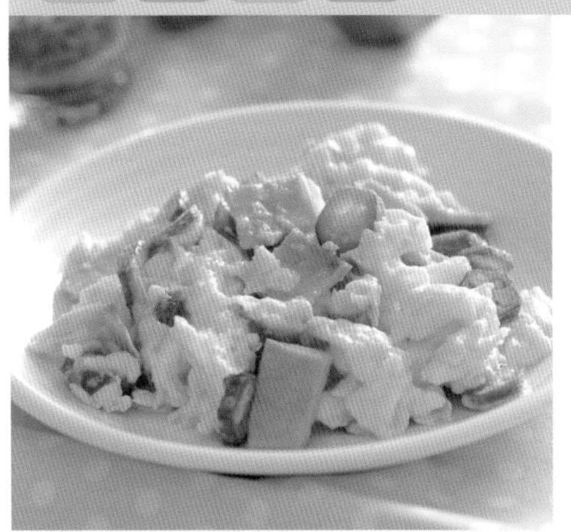

高纤高钙+调节血压

时蔬炒蛋

- 热量：209.2千卡
- 膳食纤维：4.5克
- 胆固醇：216.5毫克
- 钠：273.3毫克

材料

秋葵80克，甘薯50克，鸡蛋50克（1个）

调味料

蘑菇粉1/4小匙，橄榄油1小匙

做法

1. 先将秋葵和甘薯切片备用。
2. 将蘑菇粉加入蛋液中拌匀。
3. 最后将秋葵丁、甘薯丁加入蛋液中，用橄榄油煎至金黄色即可。

降低血压功效

低热量的秋葵钙含量比牛奶还高，而钙除能预防骨质疏松外，也能放松血管平滑肌、稳定血压，搭配富含纤维素的甘薯，使这道菜对调节血压和预防心血管疾病均有益。

滋阴补肾+保护血管

当归鲍鱼

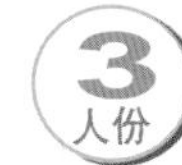

- 热量：171.7千卡
- 膳食纤维：1.8克
- 胆固醇：88.5毫克
- 钠：322.5毫克

材料

鲍鱼150克，当归5克，枸杞子10克，人参3克，红枣2粒

做法

1. 汤锅中加入当归、枸杞子、人参及红枣煮30分钟。
2. 最后再加入鲍鱼焖煮至熟即可。

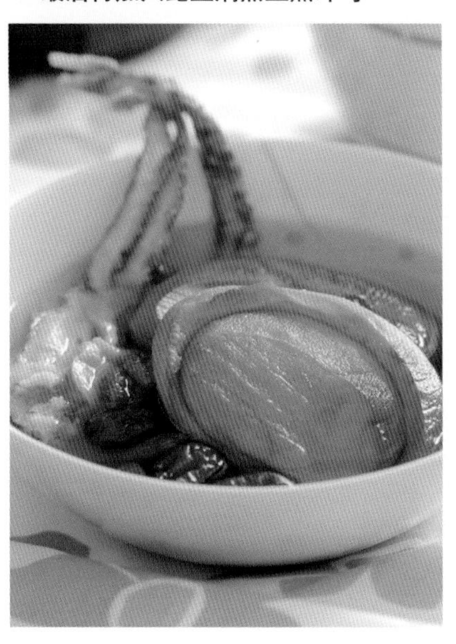

降低血压功效

有滋阴效果的鲍鱼是低胆固醇的海鲜食物之一，钙含量可媲美鲜奶，有助于舒缓血管平滑肌。因其含有天然鲜味的氨基酸，可让菜肴的用盐量降到最低。

水果两份

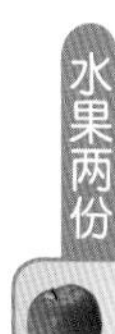

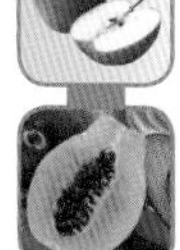

星期一 活力早餐

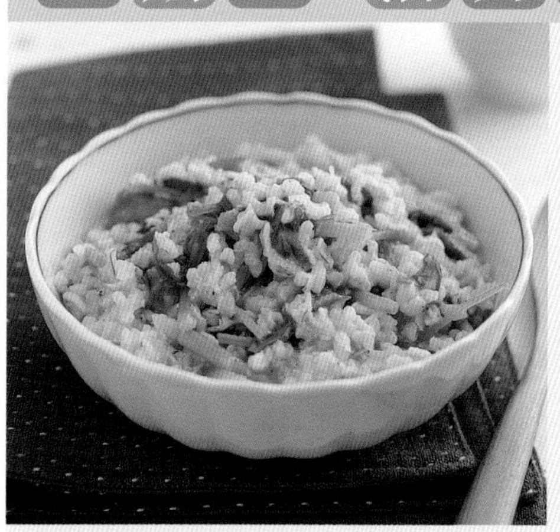

稳定血压＋消除脂肪

龙须菜鱼粥

- 热量：420.6千卡
- 膳食纤维：3.6克
- 胆固醇：30毫克
- 钠：271.3毫克

材料

龙须菜50克，鳕鱼50克，辣椒碎5克，大蒜碎10克，薏米50克，白米50克

调味料

低钠盐1/4小匙

做法

1. 将适量的水煮沸后，加入薏米和白米以小火熬煮。
2. 将龙须菜和鳕鱼加入做法1中。
3. 起锅前加入辣椒碎、大蒜碎及少量低钠盐略煮即可。

降低血压功效

龙须菜富含不饱和脂肪酸、多糖及矿物质等，能降低血压。鳕鱼富含多不饱和脂肪酸，能松弛平滑肌，故这道菜肴有稳定血压、消脂作用。

清热解毒＋高纤可口

蔬果汁

- 热量：202.6千卡
- 膳食纤维：6.9克
- 胆固醇：0毫克
- 钠：29.2毫克

材料

菠菜叶30克，莲子心5克，苹果300克，菠萝100克，矿泉水300毫升

做法

1. 先将菠菜叶切段，苹果、菠萝切成块状备用。
2. 将做法1的材料和莲子心放入果汁机中，再加入矿泉水。
3. 最后打成果汁即可。

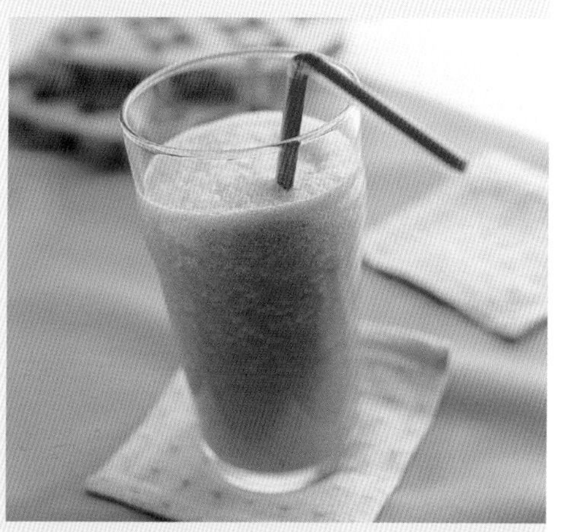

降低血压功效

菠萝富含消化酶，与苹果一样含有许多膳食纤维及果胶，菠菜含钾量很高，再加上清热解毒的莲子心，使这道果汁非常适合饭后或常熬夜的人食用。

营养午餐

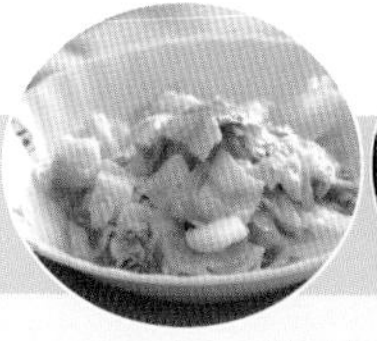
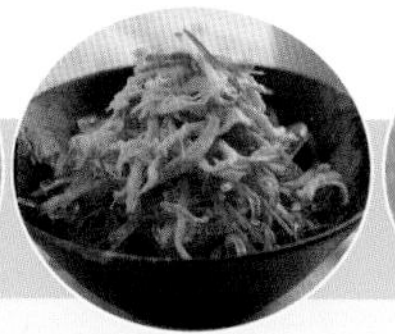
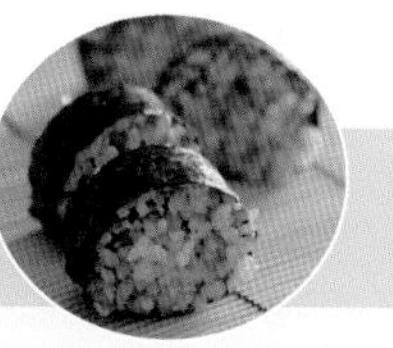

调节血压＋控制体重

红曲炒菜

- 热量：85千卡
- 膳食纤维：2.4克
- 胆固醇：0毫克
- 钠：435.3毫克

材料

生菜300克，大蒜碎10克，自制无盐红曲1小匙

调味料

蘑菇粉1/4小匙，低钠盐1/4小匙，橄榄油1小匙

做法

1. 将生菜切成块状备用。
2. 将大蒜碎和无盐红曲用橄榄油爆香，再加入生菜一起翻炒。
3. 起锅前加入其他调味料略炒即可。

降低血压功效

生菜富含钾及膳食纤维，对平衡人体血钠浓度与控制体重非常有帮助，以红曲为佐料来烹调，更能降低血压，故这是道调节血压与血脂的优质食疗菜肴。

降低血压＋营养美味

鸡丝拌豆芽

- 热量：232.3千卡
- 膳食纤维：4克
- 胆固醇：85.5毫克
- 钠：520.5毫克

材料

鸡肉丝150克，豆芽100克，辣椒丝30克，香菜碎10克

调味料

低钠盐1/4小匙，蘑菇粉1/4小匙，香油1/2小匙

做法

1. 分别将鸡肉丝和豆芽汆烫备用。
2. 将调味料拌入做法1中。
3. 最后将辣椒丝和香菜碎加入做法2中即可。

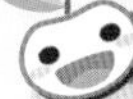

降低血压功效

研究发现，鸡肉含短链氨基酸，能降低血压，豆芽生长过程中会产生能抑制血压上升的特殊成分，故这道菜对控制血压有益。

健康美味＋低钠高纤

果醋饭卷

- 热量：324.2千卡
- 膳食纤维：2克
- 胆固醇：0毫克
- 钠：46.1毫克

材料

胚芽米饭1碗，寿司海苔片1张

调味料

果醋2大匙，糖1小匙

做法

1. 先将胚芽米饭与调味料拌匀备用。
2. 在寿司海苔片铺上做法1，然后卷起即可。

降低血压功效

要降低饮食中的含钠（盐）量，除可减少含钠调味品的使用外，也可用醋或糖增加食物风味。

元气晚餐

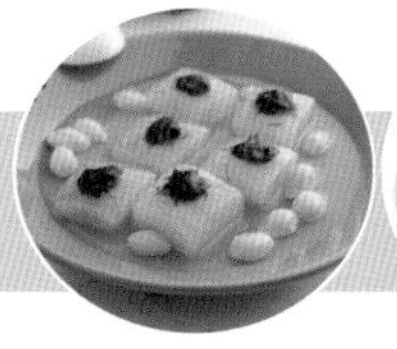
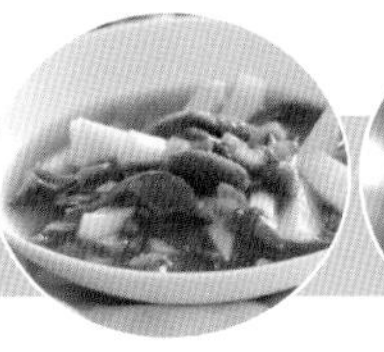
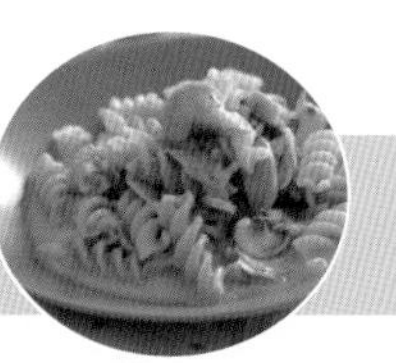

代谢毒素＋增强抵抗力

紫菜冬瓜

- 热量：123.5千卡
- 膳食纤维：7.5克
- 胆固醇：0毫克
- 钠：292.8毫克

材料

冬瓜300克，紫菜5克，白果少许

调味料

低钠盐1/4小匙，胡椒粉1/2小匙，橄榄油1小匙，淀粉1小匙

做法

1. 冬瓜切段，挖出籽切块备用，再将紫菜泡水后沥干。
2. 锅热后用橄榄油炒香冬瓜，先加水再放入紫菜、白果与其他调味料拌匀，以淀粉勾芡即可。

降低血压功效

冬瓜热量极低，富含维生素C、叶酸及钾，可帮助身体代谢毒素，搭配紫菜，更能降低血压和增强抵抗力，适合血压高、失眠、火气大的人食用。

稳定血压＋强化肝脏

番茄炒海参

- 热量：119.7千卡
- 膳食纤维：1.3克
- 胆固醇：76.5毫克
- 钠：608毫克

材料

番茄50克，新鲜玉米笋30克，海参150克

调味料

低盐酱油1小匙，橄榄油1小匙

做法

1. 将番茄切成丁，玉米笋和海参切成斜段备用。
2. 将海参用橄榄油略炒后，再加入其余材料一起翻炒。
3. 起锅前再加入其他调味料略炒即可。

降低血压功效

实验发现，海参含特殊多糖，有降低血脂、强化肝脏的功能，搭配富含钾的番茄及玉米笋，可平衡血钠浓度并稳定血压。

高纤防癌＋强健骨骼

蘑菇螺丝面

- 热量：304.4千卡
- 膳食纤维：1克
- 胆固醇：4毫克
- 钠：296毫克

材料

螺丝面60克，蘑菇片30克

调味料

低脂高钙牛奶100毫升，橄榄油1小匙，低钠盐1/4小匙，胡椒粉1/4小匙

做法

1. 将螺丝面煮熟备用。
2. 用橄榄油爆香蘑菇片，再加入牛奶、盐和胡椒粉。
3. 最后将螺丝面放入做法2中微微收汁即可。

降低血压功效

蘑菇富含多糖及膳食纤维，除能防癌外，也能舒缓血管收缩、调整血压。牛奶富含钙，在血管收缩上扮演重要角色，相当适合血压高及要预防骨质疏松者食用。

水果两份

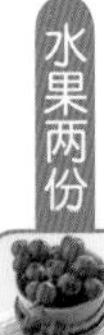
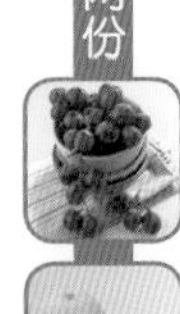

星期二 活力早餐

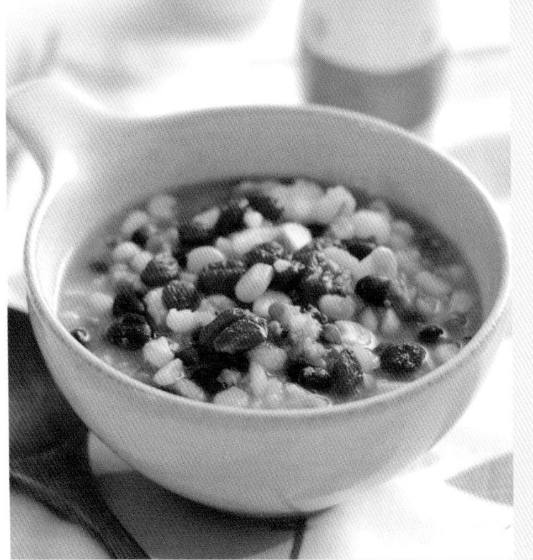

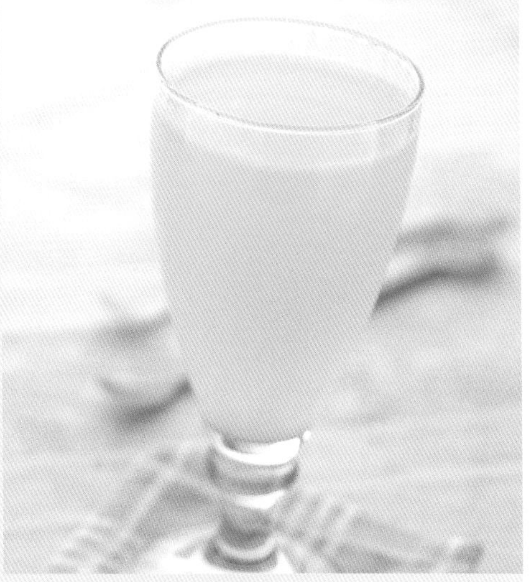

清热解毒＋利尿消肿

双豆海带粥

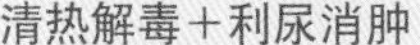

- 热量：279.9千卡
- 膳食纤维：6.3克　● 胆固醇：0毫克
- 钠：183.6毫克

材料

绿豆40克，红豆30克，海带30克，枸杞子、玉米粒各10克

调味料

冰糖2小匙

做法

1. 将红豆泡水2小时，海带切碎备用。
2. 将适量的水煮沸，加入红豆、绿豆、玉米粒、枸杞子以小火熬煮至软。
3. 最后加入海带碎一起煮软，起锅前加入冰糖即可。

降低血压功效

海带富含膳食纤维，能帮助排出体内废物、促进脂肪代谢；红豆利尿消肿，绿豆清热解毒。故这道粥可帮助排出体内多余水分，有助于降低血压、消脂。

去湿利尿＋调节血压

冬瓜菠萝汁

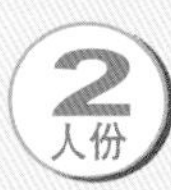

- 热量：36千卡
- 膳食纤维：1.8克　● 胆固醇：0毫克
- 钠：5.5毫克

材料

冬瓜（带皮）100克，新鲜菠萝50克，矿泉水250毫升

做法

1. 将冬瓜和菠萝切块备用。
2. 将冬瓜块、菠萝块和矿泉水加入果汁机中，打成果汁即可。

降低血压功效

冬瓜性凉，能祛湿利尿，有抑制血压上升效果，故对稳定、调节血压有益。菠萝富含蛋白质分解酶，可帮助消化。这道饮品适合在炎夏饭后饮用。

营养午餐

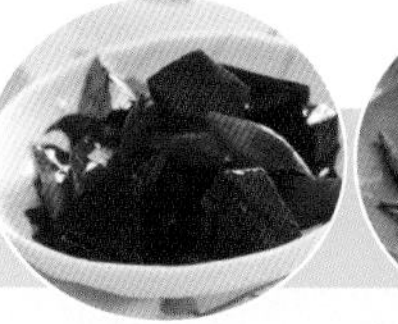
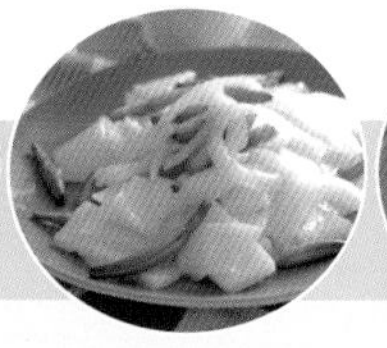
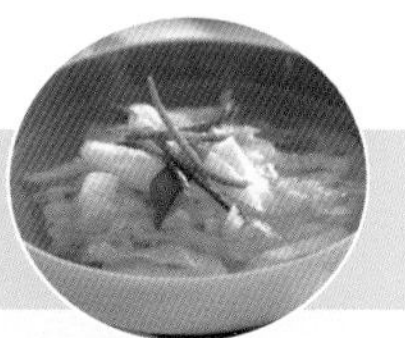

抗氧化＋强化心血管

红甜菜烧笋

- 热量：97.5千卡
- 膳食纤维：5克
- 胆固醇：0毫克
- 钠：447毫克

材料

红甜菜150克，竹笋100克，辣椒片20克

调味料

低钠盐1/4小匙，蘑菇粉1/4小匙，橄榄油1小匙

做法

1. 将红甜菜和竹笋切成块备用。
2. 将辣椒片用橄榄油爆香后，加入红甜菜、竹笋一起翻炒。
3. 起锅前加入其他调味料略炒即可。

降低血压功效

竹笋富含钾，每100克竹笋含超过200毫克钾。红甜菜富含抗氧化物花青素，有天然甜味，有强化心血管的抗氧化作用。

降低血脂＋控制血压

洋葱金针年糕

- 热量：181千卡
- 膳食纤维：1.1克
- 胆固醇：0毫克
- 钠：407.9毫克

材料

洋葱30克，新鲜金针菜20克，年糕片100克

调味料

低钠盐1/4小匙，橄榄油1小匙

做法

1. 将洋葱切成丝备用。金针菜入沸水汆烫至全熟。
2. 将洋葱丝用橄榄油爆香后，再加入金针菜、少许水和其他调味料略煮。
3. 最后加入年糕条拌炒，等到汁收干后即可。

降低血压功效

金针菜富含钙，洋葱含硫化物，分别能松弛血管平滑肌及促进代谢胆固醇，故有调控血压、降低血脂的作用。

抗癌降压＋降低血脂

大白菜汤

- 热量：72.5千卡
- 膳食纤维：3.3克
- 胆固醇：0毫克
- 钠：435.6毫克

材料

大白菜丝200克，蒜片20克，葱段10克，辣椒丝10克

调味料

低钠盐1/4小匙，香油1/2小匙，蘑菇粉1/4小匙

做法

1. 先将蒜片、葱段和辣椒丝一起爆香。
2. 再加入大白菜丝、水一起熬煮。
3. 起锅前加入调味料即可。

降低血压功效

大白菜属十字花科，除了富含抗癌物质外，还含钾，因此能平衡体内血钠，进而预防高血压。富含大蒜素的蒜则具降低血脂的作用。

营养午餐

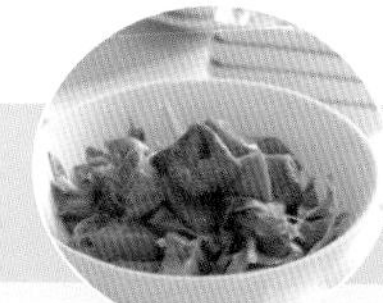

稳定血压＋预防心血管疾病

嫩豆苗烧肉

- 热量：187.4千卡
- 膳食纤维：2.1克
- 胆固醇：71毫克
- 钠：249.6毫克

材料

猪肉150克，嫩豆苗30克，胡萝卜30克

调味料

低钠酱油1小匙，香油1小匙

做法

1. 将猪肉和胡萝卜切成丁，然后爆炒。
2. 加入调味料及嫩豆苗一起焖煮熟即可。

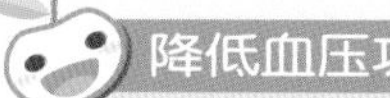

降低血压功效

豆苗富含钾，能帮助排钠稳定血压。实验发现，豆苗具有抑制形成坏胆固醇的效果。故这道菜对调节血压、预防心血管疾病均有益。

元气晚餐

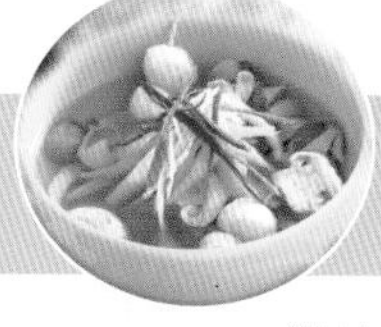

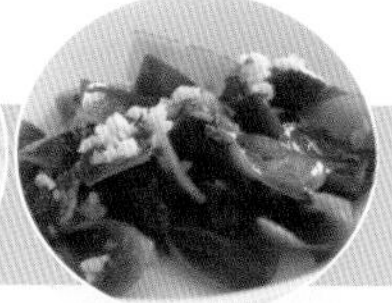

高纤抗癌＋降低血压

黄豆蘑菇汤

- 热量：180.9千卡
- 膳食纤维：6.7克
- 胆固醇：0毫克
- 钠：321.4毫克

材料

黄豆30克，新鲜蘑菇150克，红、黄甜椒丝少量

调味料

低钠盐1/4小匙，香油1/2小匙，胡椒粉1/4小匙

做法

1. 将蘑菇切成块状备用。
2. 将黄豆熬煮至软后，再加入蘑菇块一起熬煮。
3. 起锅前加入调味料和红、黄甜椒丝即可。

降低血压功效

蘑菇富含多糖及膳食纤维，不但能防癌抗癌，还能和缓血管收缩、调节血压。黄豆中的异黄酮则有降低血压及血中低密度脂蛋白的作用。

高纤消脂＋控制血压

蒜味海带

- 热量：71.5千卡
- 膳食纤维：4.9克
- 胆固醇：0毫克
- 钠：790.8毫克

材料

蒜末20克，海带结100克，辣椒碎20克

调味料

低盐酱油1小匙，香油1/2小匙

做法

1. 将海带结汆烫备用。
2. 先将蒜末和辣椒碎入油锅爆香，再加入海带结一起翻炒。
3. 起锅前加入调味料即可。

降低血压功效

海带富含膳食纤维，可帮助排出体内废物及代谢脂肪。肠道的健康也与控制血压有关，故多食用海带对预防血压上升有益，同时也具有保护心血管的食疗功效。

元气晚餐

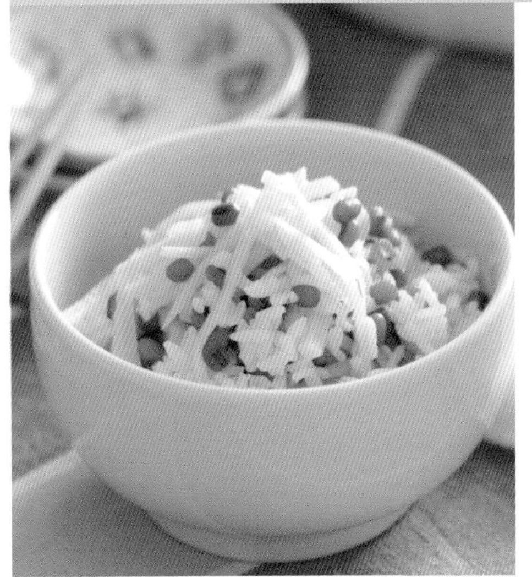

高钾降压＋预防心血管疾病

竹笋绿豆饭

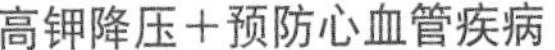

- 热量：1063千卡
- 膳食纤维：13.7克
- 胆固醇：0毫克
- 钠：4.5毫克

材料

新鲜竹笋50克，白米1杯，绿豆1杯，水2.5杯

做法

1. 将竹笋切成丝备用。
2. 将所有食材洗净后，放入电锅中。
3. 加水至锅中，煮熟即可。

降低血压功效

竹笋富含钾及膳食纤维，每100克竹笋含超过200毫克钾，可稳定血压、降低血脂。绿豆清热解毒、利湿，故这道饭对控制血压及预防心血管疾病有益。

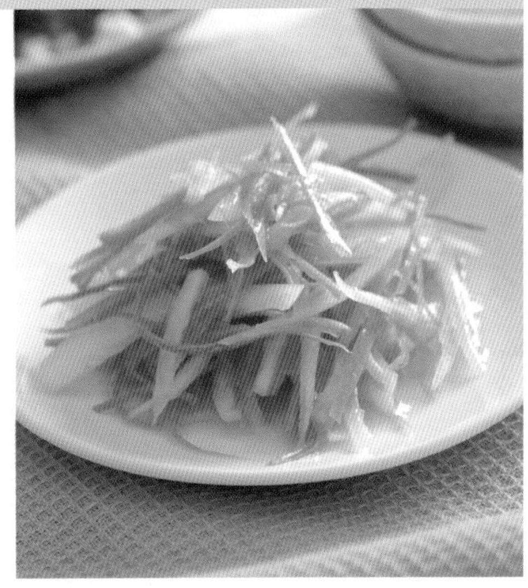

降低血压＋抗血栓

胡萝卜炒洋葱

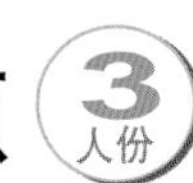

- 热量：185千卡
- 膳食纤维：6克
- 胆固醇：0毫克
- 钠：557.3毫克

材料

胡萝卜200克，洋葱50克

调味料

橄榄油2小匙，低钠盐1/4小匙，蘑菇粉1/4小匙

做法

1. 先将胡萝卜和洋葱切成丝，然后用橄榄油翻炒。
2. 起锅前再加入其他调味料略炒即可。

降低血压功效

胡萝卜富含钾，而洋葱含有类似前列腺素的化合物，前者能调节血钠水平，后者则具有舒张血管及抗血栓的作用，两者相辅相成，对降低血压有作用。

水果一份

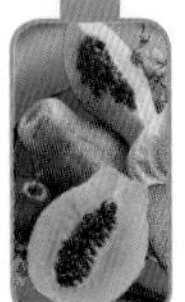

星期三 活力早餐

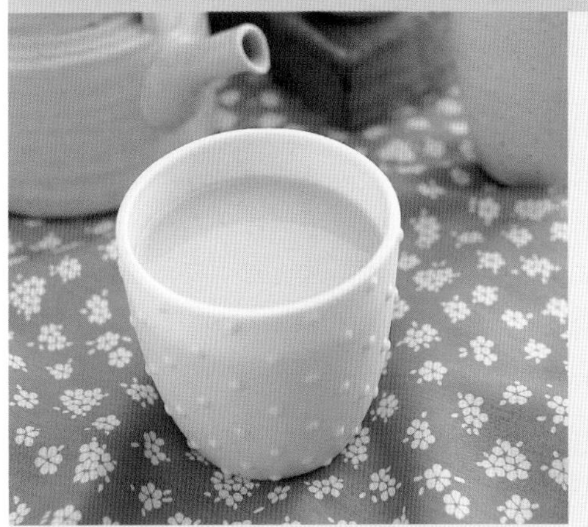

高纤高钾＋稳定血压

水果薏米浆

- 热量：229千卡
- 膳食纤维：3.8克 · 胆固醇：0毫克
- 钠：98毫克

材料

橙子100克，葡萄柚100克，薏米浆300毫升

做法

1. 将橙子和葡萄柚切小丁备用。
2. 将做法1的水果丁加入薏米浆中即可。

降低血压功效

薏米能预防高血压和高脂血症，其富含的膳食纤维可抑制肠道中胆固醇的吸收，搭配富含钾的橙子及葡萄柚，对预防血压上升、降低心血管疾病的发病率有帮助。

低钠美味＋调节血压

意式香草沙拉

- 热量：121.4千卡
- 膳食纤维：1.5克 · 胆固醇：0毫克
- 钠：16.1毫克

材料

生菜100克，红甜椒30克

调味料

橄榄油2小匙，意式香草香料2小匙，红酒醋1小匙

做法

1. 将红甜椒切碎备用。
2. 将生菜和红甜椒碎摆盘，淋上调味料即可。

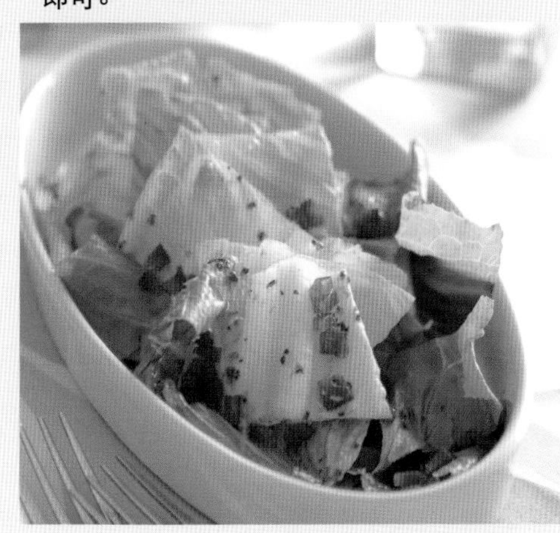

降低血压功效

生菜和甜椒都富含钾，可帮助排钠，达到调节血压的效果。此外，利用异国风味的香料来减少盐分的摄取，更能够达到稳定血压的效果。

营养午餐

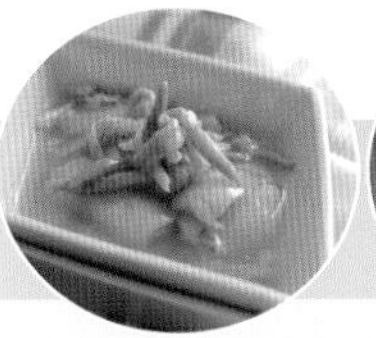
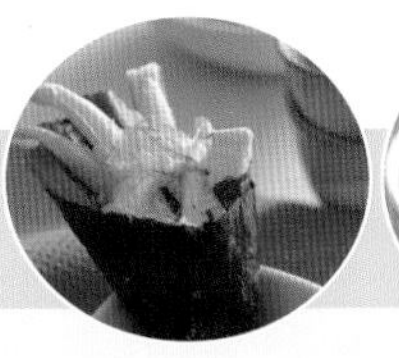
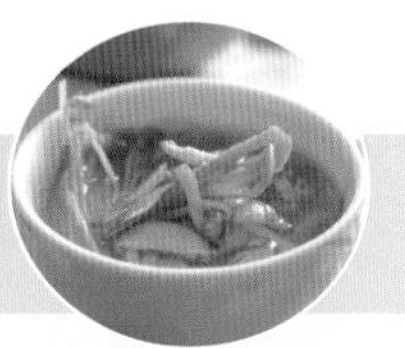

抑制血栓＋预防心血管疾病

金针煮丝瓜

- 热量：152.3千卡
- 膳食纤维：7克
- 胆固醇：0毫克
- 钠：454.3毫克

材料

丝瓜200克，新鲜金针菜150克
枸杞子10克

调味料

低钠盐1/4小匙，蘑菇粉1/4小匙，香油1/2小匙

做法

1. 将丝瓜切块状备用。金针菜在沸水汆烫熟。
2. 将所有材料一起翻炒后，再加入少许水焖煮。
3. 起锅前加入调味料即可。

降低血压功效

金针菜富含矿物质，能帮助降低血压、抑制血栓，搭配凉性的丝瓜，可帮助排出多余水分，进而稳定血压、预防心血管疾病发生。

低脂美味＋降低血压

海鲜卷

3 人份

- 热量：479.4千卡
- 膳食纤维：2.9克
- 胆固醇：89毫克
- 钠：153.9毫克

材料

寿司海苔片1张，新鲜玉米笋条30克，胡萝卜条30克，黄瓜条30克，沙丁鱼条150克，鲍鱼菇条30克

调味料

柴鱼片5克，零脂沙拉酱2小匙

做法

1. 将玉米笋、沙丁鱼和鲍鱼菇汆烫备用。
2. 先将寿司海苔片铺好，再放上其他材料。
3. 最后挤上零脂沙拉酱、放入柴鱼片后卷起。

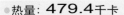

降低血压功效

沙丁鱼含可降低血压的短链蛋白质分子，鲍鱼菇含能降低血压的特殊化合物。故这道菜是对抗高血压的最佳菜肴。

高钾降压＋降低血脂

素斋汤

- 热量：35.4千卡
- 膳食纤维：3.2克
- 胆固醇：0毫克
- 钠：426.4毫克

材料

豆苗50克，胡萝卜30克，香菇10克，竹笋20克

调味料

低钠盐1/4小匙，蘑菇粉1/4小匙

做法

1. 将胡萝卜、香菇和竹笋切成丝备用。
2. 将所有材料放入适量水中一起熬煮。
3. 起锅前再放入调味料即可。

降低血压功效

豆苗能抑制坏胆固醇的形成；而竹笋和胡萝卜的高钾能调节血压。运用食材不同的功效，使这道菜对稳定血压、降低血脂有益。

元气晚餐

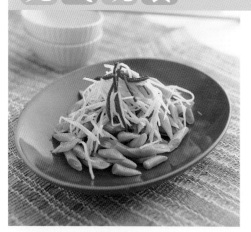

稳定血压＋预防便秘

姜丝四季豆

- 热量：142.4千卡
- 膳食纤维：9.5克 ● 胆固醇：0毫克
- 钠：264.7毫克

材料

四季豆300克，辣椒20克，姜30克

调味料

低钠盐1/4小匙，胡椒粉1/2小匙，香油1/2小匙

做法

1. 将四季豆切成段，辣椒和姜切成丝，备用。
2. 将辣椒丝和姜丝爆香后，再加入四季豆段一起翻炒。
3. 起锅前加入调味料即可。

降低血压功效

四季豆热量低，富含膳食纤维及矿物质，有助于缓解血压上升。这道菜纤维量高，因此很适合肠道蠕动慢但想控制血压及预防便秘的人食用。

稳定血压＋预防心血管疾病

什锦麦片饭团

- 热量：1103.3千卡
- 膳食纤维：5.7克 ● 胆固醇：0毫克
- 钠：557毫克

材料

什锦麦片1/2杯，白米1.5杯，水1.5杯

做法

1. 将麦片、白米洗净备用。
2. 将白米、麦片放入电锅中，加水煮熟。
3. 最后再做成饭团即可。

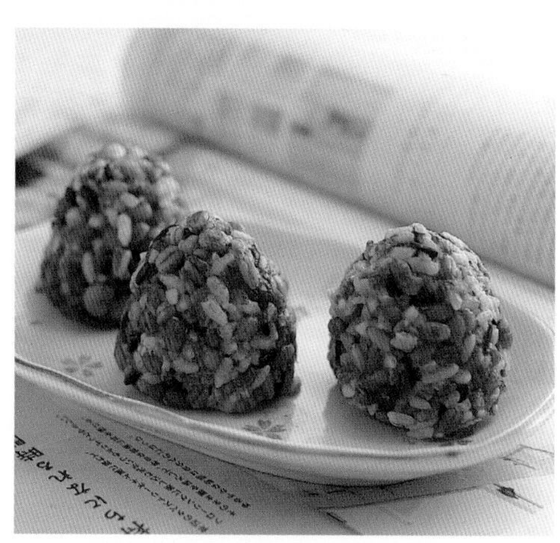

降低血压功效

什锦麦片中富含燕麦片及全谷类，因此含有丰富的钾、镁、钙和膳食纤维，白米饭中添加什锦麦片，对降低血压及预防心血管疾病有益。

元气晚餐

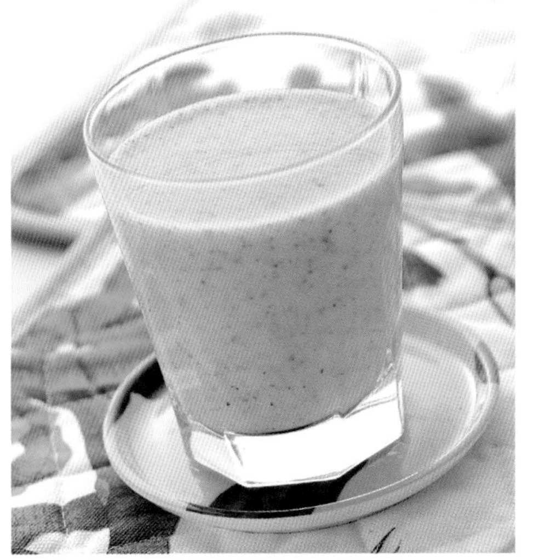

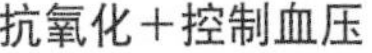

抗氧化＋控制血压

芝麻香蕉牛奶

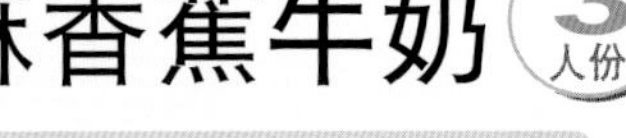

3人份

- 热量：**306.4**千卡
- 膳食纤维：3.6克
- 胆固醇：12毫克
- 钠：151.6毫克

材料

黑芝麻粉15克，香蕉100克，脱脂高钙牛奶300毫升

做法

1. 将香蕉切小块。
2. 将所有材料放入果汁机，打成果汁即可。

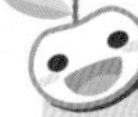

降低血压功效

芝麻含芝麻素，能抗氧化及降血压；香蕉富含钾；牛奶含钙。三者相辅相成，对高血压患者控制血压有帮助。

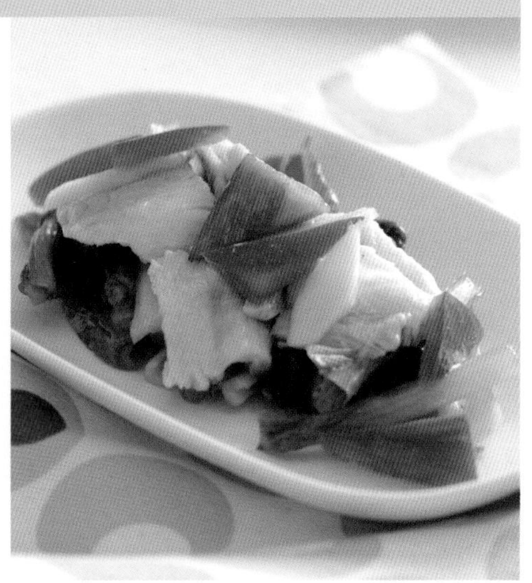

稳定血压＋控制体重

油菜炒乌鱼

3人份

- 热量：**194.5**千卡
- 膳食纤维：2.6克
- 胆固醇：63毫克
- 钠：501.2毫克

材料

乌鱼肉片100克，油菜100克，姜片20克，红甜椒片30克

调味料

低钠盐1/4小匙，低盐酱油1小匙，胡椒粉1/2小匙

做法

1. 先将姜片爆香。
2. 再加入其他材料一起翻炒。
3. 起锅前加入调味料略焖煮即可。

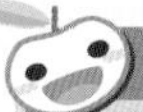

降低血压功效

乌鱼富含鱼油，鱼油的代谢衍生物能松弛平滑肌，有稳定血压的作用。油菜和甜椒富含钾及膳食纤维，对于控制血压及体重都很有助益。

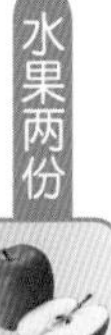

水果两份

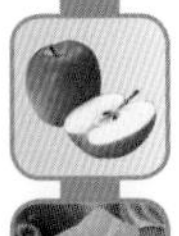

星期四 活力早餐

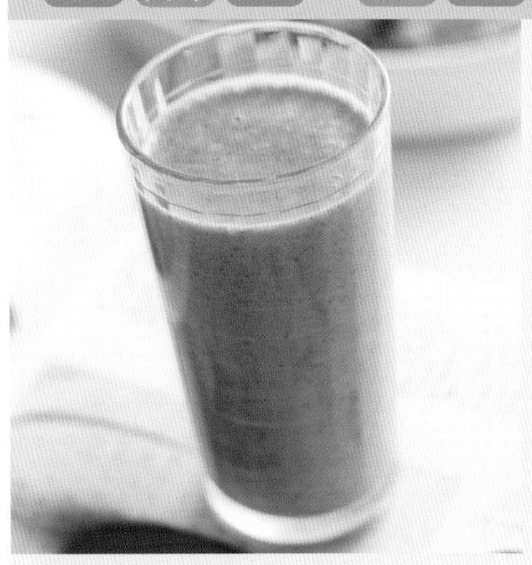

抗氧化＋高钾降压

香蕉芝麻豆浆

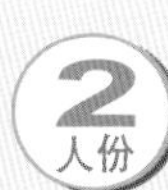

- 热量：353.6千卡
- 膳食纤维：3.6克 ● 胆固醇：0毫克
- 钠：161.9毫克

材料

香蕉100克，芝麻粉2小匙，加钙豆浆350毫升

做法

1. 将香蕉切小块。
2. 将香蕉与芝麻粉加入果汁机中，分次加入豆浆，打匀即可。

降低血压功效

芝麻含芝麻素，能抗氧化及降血压，香蕉富含钾，豆浆含抗氧化物异黄酮，三种食材搭配，对预防及控制高血压有益。

代谢脂肪＋降低血压

酸奶蔬菜棒

- 热量：100千卡
- 膳食纤维：2.1克 ● 胆固醇：6毫克
- 钠：111.2毫克

材料

西芹30克，黄瓜60克，胡萝卜50克，鲜榨橙汁1大匙，低脂酸奶4大匙

做法

1. 将西芹、黄瓜和胡萝卜切成粗条备用。
2. 再将橙汁和低脂酸奶调匀备用。
3. 最后将蔬菜棒蘸食做法2即可。

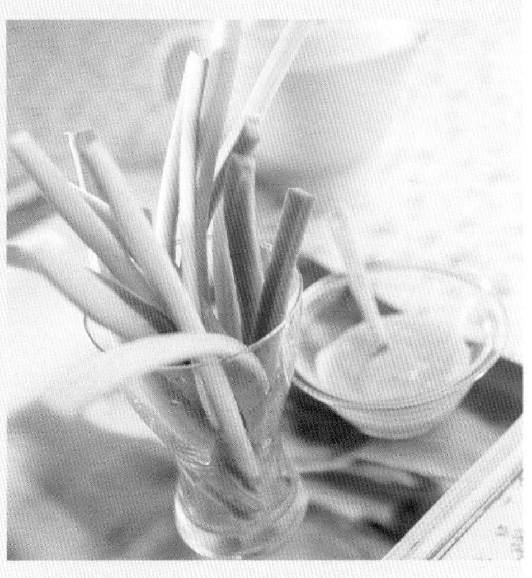

降低血压功效

黄瓜能祛湿利尿，而橙子和胡萝卜富含钾，均有助于预防高血压。搭配高纤维的西芹，使这道菜有助于降低血压，也利于脂肪代谢及帮助肠道蠕动。

营养午餐

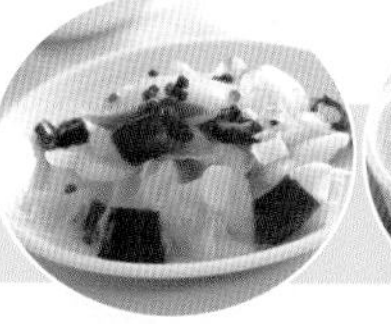
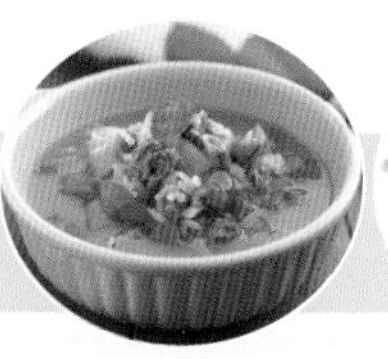
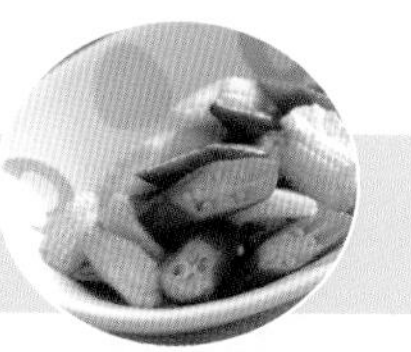

高钾抗癌＋降低血脂

炝白菜

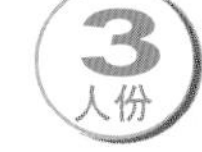

- 热量：230.7千卡
- 膳食纤维：3.2克　胆固醇：0毫克
- 钠：276.1毫克

材料

大白菜300克，葱段10克，干辣椒5克，姜片20克，蒜片10克，花椒5克

调味料

橄榄油1大匙，低钠盐1/4小匙，糖1/2小匙，纯米醋2小匙

做法

1. 大白菜洗净、切块；干辣椒切小段。
2. 用橄榄油爆香干辣椒、葱、姜、蒜和花椒。
3. 先加入大白菜块，待菜变软后，加糖、盐及醋拌炒使之入味即可。

降低血压功效

大白菜属十字花科植物，富含抗癌物质及钾，可帮助排钠，预防高血压。富含大蒜素的蒜则有降低血脂的功效。

高纤美味＋调节血压

茶树菇炖饭

- 热量：394.6千卡
- 膳食纤维：40.3克　胆固醇：0毫克
- 钠：458.1毫克

材料

白米50克，胚芽米50克，红葱头碎10克，红甜椒片40克，黄甜椒片40克，自制蔬菜高汤适量，茶树菇50克

调味料

低钠盐1/4小匙，蘑菇粉1/4小匙

做法

1. 以中火加热不粘锅后，加入红葱头碎、茶树菇拌炒香。
2. 倒入白米和胚芽米，边炒边加高汤，炒20～25分钟，直到呈浓稠光滑状。
3. 最后加入调味料和其余材料拌炒熟即可。

降低血压功效

茶树菇富含多糖及膳食纤维，能和缓血管收缩、调节血压，红甜椒和胚芽米则含钾及膳食纤维，相辅相成之下，更能达到稳定血压的保健效果。

高钾低热量＋控制血压

凉拌秋葵玉米笋

- 热量：141.1千卡
- 膳食纤维：11.3克　胆固醇：0毫克
- 钠：210.1毫克

材料

秋葵200克，新鲜玉米笋100克

调味料

芥末1小匙，低盐酱油1小匙，香油1/4小匙

做法

1. 将秋葵和玉米笋切成段状，然后汆烫备用。
2. 将调味料一起拌匀备用。
3. 最后将材料和调味料拌匀即可。

降低血压功效

低热量的秋葵含钙量甚至比牛奶还高，而钙除了预防骨质疏松外，还能放松血管平滑肌、稳定血压。富含钾的玉米笋则可排钠，对控制血压有帮助。

元气晚餐

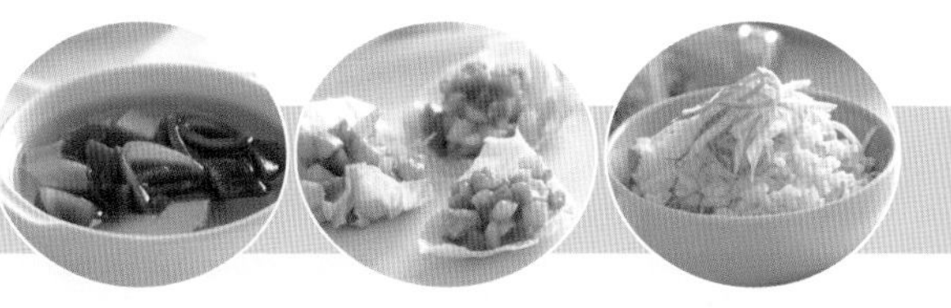

高纤低热量＋控制血压

海带南瓜汤

●热量：**49.4**千卡
●膳食纤维：2.9克　●胆固醇：0毫克
●钠：587.1毫克

材料

海带苗50克，红甜椒30克，南瓜50克

调味料

低钠盐1/8小匙，蘑菇粉1/4小匙

做法

1. 将红甜椒和南瓜切片备用。
2. 将所有材料放入锅中一起熬煮。
3. 起锅前加入调味料略煮即可。

降低血压功效

海带苗又称为裙带菜，富含褐藻酸（29%）、钾（7%）及多种维生素。褐藻酸可结合多余的钠并排出体外，对稳定血压有益。

高钾美味＋稳定血压

咖喱鸡生菜卷

●热量：**290.4**千卡
●膳食纤维：6.6克　●胆固醇：85.5毫克
●钠：150.7毫克

材料

鸡肉150克，青椒50克，洋葱30克，去皮番茄50克，生菜叶100克

调味料

咖喱粉2小匙，橄榄油1小匙

做法

1. 将鸡肉、洋葱、青椒和去皮番茄切成丁备用。
2. 将做法1的材料依序用橄榄油爆香后，再加入其他调味料一起翻炒。
3. 最后用生菜叶将做法2包起即可。

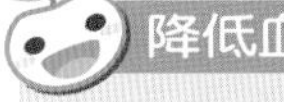

降低血压功效

鸡肉含短链氨基酸，能降低血压，搭配富含钾的番茄和青椒，可帮助排钠，洋葱的硫化物可松弛血管平滑肌，故这道菜对稳定血压有益。

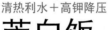

清热利水＋高钾降压

茭白饭

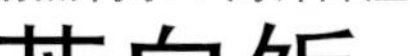

●热量：**1081.4**千卡
●膳食纤维：7.5克　●胆固醇：0毫克
●钠：16.9毫克

材料

茭白30克，胡萝卜10克，胚芽米2杯，水1.5杯

做法

1. 将茭白和胡萝卜切成丝备用。
2. 将所有材料洗净后放入电锅。
3. 再加水至锅中，煮熟即可。

降低血压功效

低热量的茭白富含纤维素及钾（平均每100克茭白含钾180毫克），为清热利湿的夏季食材之一。高含量的钾可帮助身体排钠，预防血压升高。

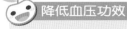

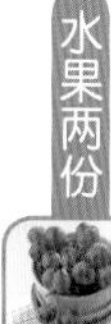

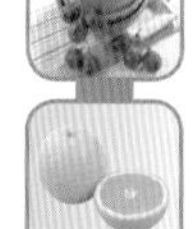

星期五 活力早餐

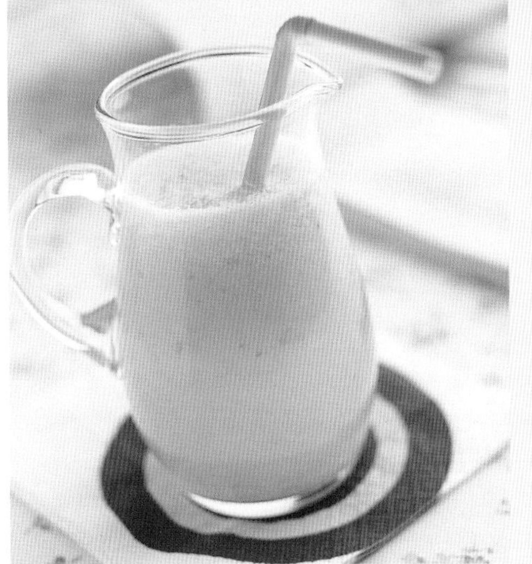

降低血脂＋祛湿利尿

山药蔬菜汁

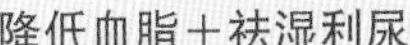

- 热量：57千卡
- 膳食纤维：2.3克
- 胆固醇：0毫克
- 钠：12.8毫克

材料

冬瓜（带皮）100克，山药50克，红甜椒30克，矿泉水250毫升

做法

1. 将冬瓜、山药和红甜椒都切成小块状备用。
2. 将冬瓜、山药、红甜椒放入果汁机中。
3. 分次加入矿泉水，最后搅拌均匀即可。

降低血压功效

实验发现，山药萃取物可使实验动物的血压降低，还可降低血脂。冬瓜性凉，有祛湿利尿的效果，对抑制血压上升也有好处。

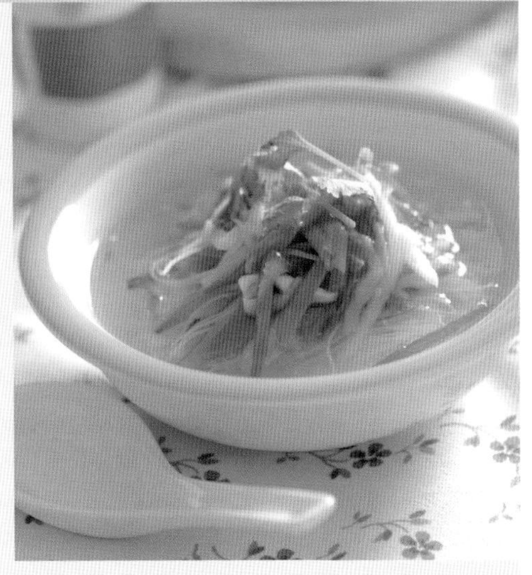

调控血压＋降低血脂

蔬菜米粉羹

- 热量：220.3千卡
- 膳食纤维：5.2克
- 胆固醇：0毫克
- 钠：437.1毫克

材料

竹笋丝50克，木耳丝30克，胡萝卜丝30克，金针菜20克，香菜碎10克，米粉50克，柴鱼粉少许

调味料

低钠盐1/4大匙，米醋1小匙，淀粉1小匙

做法

1. 先将柴鱼粉煮成高汤备用。金针菜在沸水中烫熟。
2. 将竹笋丝、木耳丝、胡萝卜丝和金针菜放入高汤中熬煮。微滚时再加入米粉。
3. 起锅前加入调味料和香菜碎略煮。

降低血压功效

金针富含钙，能松弛血管平滑肌，竹笋富含钾，有稳定血压、降低血脂功效，木耳有抗凝血作用，故这道菜有利于调控血压、降低心血管疾病发病率。

营养午餐

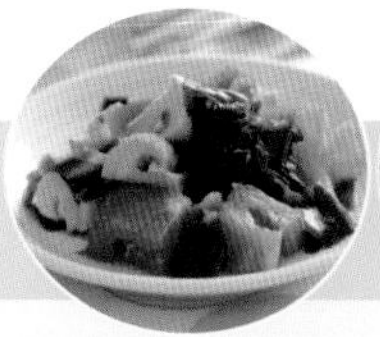
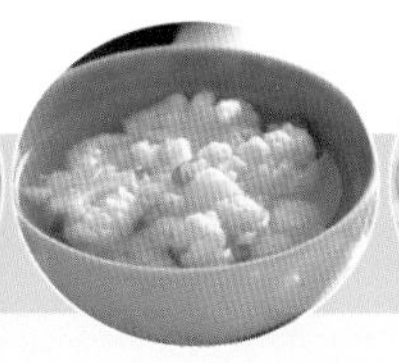
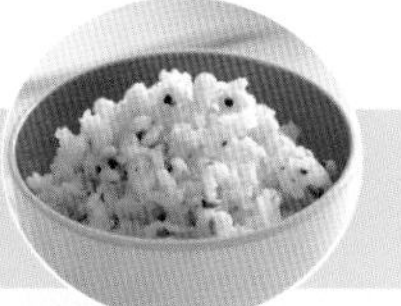

控制血糖＋降低血压

番茄海带芽

- 热量：75.9千卡
- 膳食纤维：3.9克
- 胆固醇：0毫克
- 钠：432.4毫克

材料

番茄100克，海带芽5克，姬菇30克，新鲜口蘑20克

调味料

低钠盐1/4小匙，橄榄油1小匙

做法

1. 将番茄、姬菇、口蘑切块状备用。
2. 将所有材料用橄榄油翻炒。
3. 起锅前加入其他调味料略炒即可。

降低血压功效

菇蕈类除有抗癌效果外，还有利于降血压与血糖。番茄富含钾，与菇类搭配后，使这道菜对降血压更有帮助。

舒缓神经＋抗氧化

菜花墨鱼汤

- 热量：110.7千卡
- 膳食纤维：1.4克
- 胆固醇：304.5毫克
- 钠：504.9毫克

材料

菜花100克，墨鱼50克，葱花30克，姜片10克

调味料

低钠盐1/4小匙，纯米酒1小匙，香油1/4小匙

做法

1. 将菜花切小块、墨鱼切花片备用。
2. 用姜煮汤，微滚后加入墨鱼片熬煮。
3. 最后起锅前加入菜花、调味料及葱花略煮即可。

降低血压功效

菜花富含钙、膳食纤维及抗氧化成分，可舒缓神经及肌肉紧张，调节血压，搭配适量的墨鱼，不但增添美味，还对稳定血压、促进体内废物排出有益。

解热利尿＋高纤降压

高粱饭

- 热量：1078千卡
- 膳食纤维：7.2克
- 胆固醇：0毫克
- 钠：505毫克

材料

红高粱1/2杯，白高粱1/2杯，白米1杯，水2.5杯

做法

1. 将红高粱、白高粱、白米洗净。
2. 把红高粱、白高粱、白米加入电锅内锅。
3. 再加水至锅中，煮熟即可。

降低血压功效

高粱富含非水溶性纤维素，有解热利尿功效，对于排出身体内多余水分及盐分很有帮助，也使这道杂粮饭比一般白米饭更具预防高血压及稳定血压之效。

元气晚餐

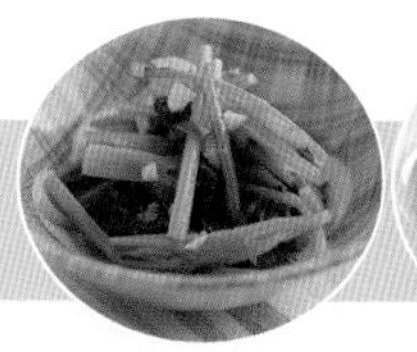
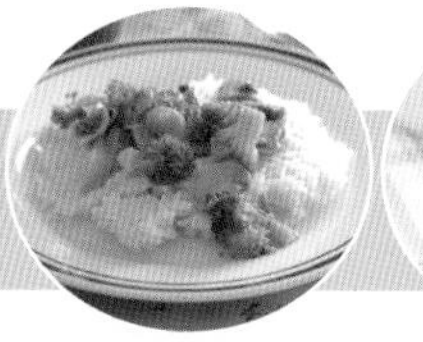
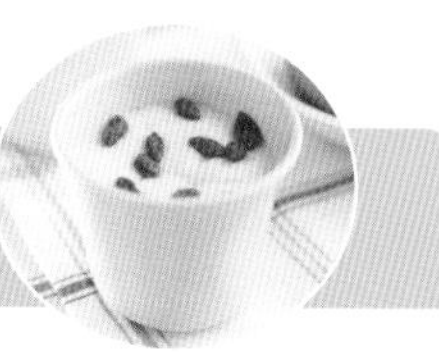

高钾美味＋控制血压

蒜味菠菜

- 热量：84.7千卡
- 膳食纤维：7.2克
- 胆固醇：0毫克
- 钠：597.8毫克

材料

蒜末30克，菠菜300克

调味料

低盐酱油1大匙，香油1/4小匙，蘑菇粉1/4小匙

做法

1. 将菠菜切成段备用。
2. 将蒜末爆香后，加入菠菜一起拌炒。
3. 起锅前加入调味料略炒即可。

降低血压功效

每100克菠菜含460毫克的钾，可谓高钾蔬菜。由于钠、钾在体内能保持动态平衡，彼此牵制，故想控制血压者可常食用高钾蔬菜。

安定神经＋预防心血管疾病

蘑菇西蓝花饭

- 热量：1090千卡
- 膳食纤维：3.5克
- 胆固醇：0毫克
- 钠：43毫克

材料

巴西蘑菇50克，西蓝花50克，白米2杯，水1.5杯

做法

1. 将蘑菇切片、西蓝花切碎备用。
2. 将蘑菇、西蓝花、白米洗净后加入电锅。
3. 再加水至锅中，煮熟即可。

降低血压功效

巴西蘑菇含特殊神经传导抑制物，能安定神经及调节交感神经，稳定血压和预防心血管疾病，搭配高钾的西蓝花，对降低血压、预防心血管疾病非常有帮助。

降低血压＋强化血管

鸡丁蒸蛋

- 热量：175.1千卡
- 膳食纤维：0克
- 胆固醇：273.5毫克
- 钠：345.8毫克

材料

鸡肉100克，鸡蛋50克，枸杞子少许

调味料

水1杯，淀粉2小匙，低钠盐1/4小匙

做法

1. 将鸡肉切丁备用。
2. 将鸡蛋和调味料调匀后，再加入鸡肉丁和枸杞子。
3. 将做法2装入容器，蒸20分钟即可。

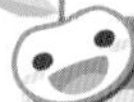

降低血压功效

鸡肉含特殊的短链氨基酸成分，能降低血压，且鸡肉的不饱和脂肪酸含量较高，对于维护心血管的健康也较有助益。

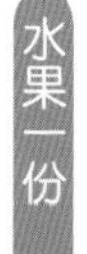

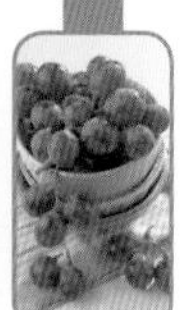

星期六 活力早餐

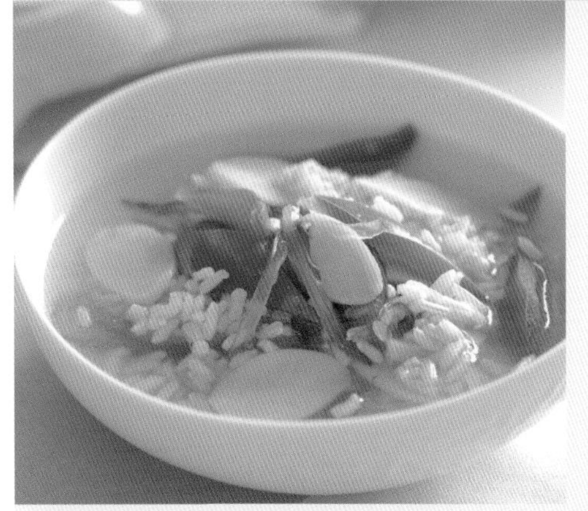

增强免疫力+高纤高钾

苦茶油菇蕈粥

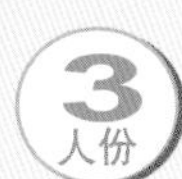

- 热量：244.8千卡
- 膳食纤维：6.2克 • 胆固醇：0毫克
- 钠：247.5毫克

材料

木耳丝30克，杏鲍菇片40克，新鲜草菇片40克，红甜椒片40克，胚芽米50克

调味料

低钠盐1/4小匙，苦茶油1/2小匙

做法

1. 先把适量的水煮沸，接着再将胚芽米熬煮至软。
2. 将木耳丝、杏鲍菇片、草菇片和红甜椒片爆香后，加入做法1中熬煮。
3. 起锅前加入调味料略煮即可。

降低血压功效

木耳、杏鲍菇和草菇都属菇蕈类，富含纤维素及多糖，有增强免疫力及预防高血压的功效，搭配高纤的胚芽米及高钾的甜椒，对控制血压更有利。

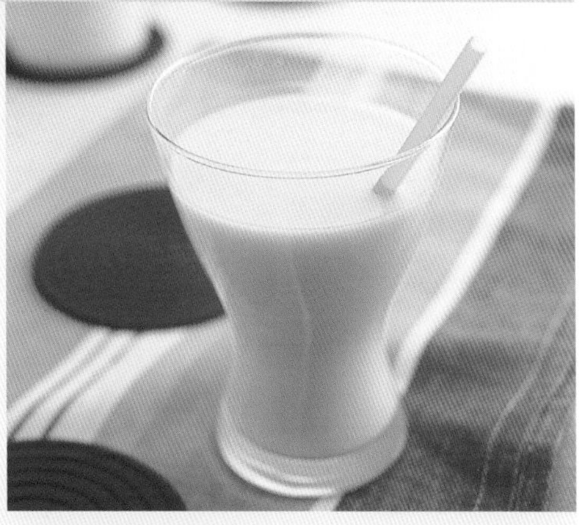

高钙降压+低脂美味

酸奶豆浆

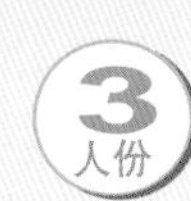

- 热量：330千卡
- 膳食纤维：6.0克 • 胆固醇：20毫克
- 钠：200毫克

材料

加钙豆浆500毫升，低脂酸奶500克

做法

将豆浆和酸奶调匀即可。

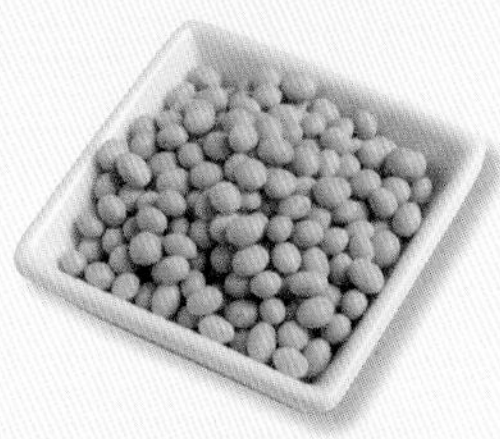

降低血压功效

黄豆异黄酮有降低血压的功效（尤其是舒张压），还可降低血中低密度脂蛋白。在此使用高钙豆浆及酸奶，则是利用钙来强化降血压的效果。

营养午餐

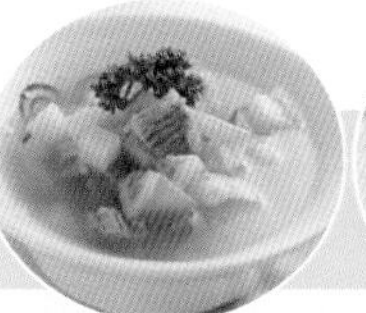
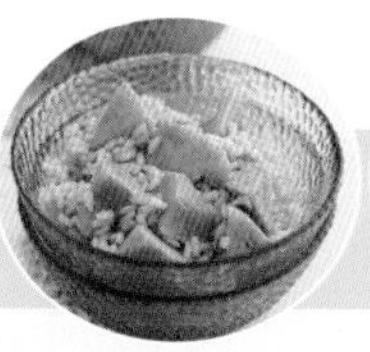
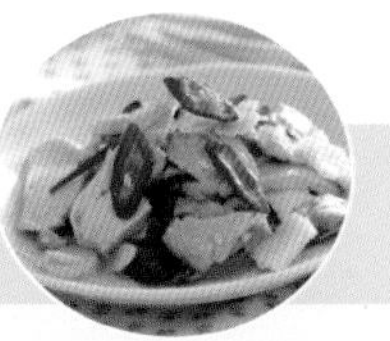

抗血栓＋降低血压

蘑菇洋葱汤

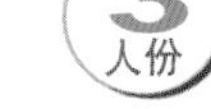

- 热量：179.2千卡
- 膳食纤维：4.6克
- 胆固醇：48毫克
- 钠：498.3毫克

材料

巴西蘑菇100克，洋葱50克，瘦肉80克，彩椒30克

调味料

低钠盐1/4小匙，香油1/2小匙，蘑菇粉1/4小匙

做法

1. 将蘑菇和洋葱切片，瘦肉和辣椒切片备用。
2. 将做法1的材料爆香，再放入汤锅加水熬煮。
3. 起锅前加入调味料即可。

降低血压功效

巴西蘑菇对心血管很有帮助，再搭配能舒张血管、抗血栓的洋葱，使这道汤对降血压及保护心血管有帮助。

控制体重＋高纤降压

甘薯花生饭

- 热量：999.5千卡
- 膳食纤维：21.5克
- 胆固醇：0毫克
- 钠：76.5毫克

材料

甘薯1/2杯（带皮），花生1/3杯，野米1/2杯，胚芽米1/2杯，水1.5杯

做法

1. 将甘薯切成丁备用。
2. 将甘薯、花生、野米、胚芽米洗净后放入电锅。
3. 再加水至锅中，煮熟即可。

降低血压功效

甘薯富含膳食纤维、β-胡萝卜素及钾，花生含必需脂肪酸，可保护心血管，野米是种子，同胚芽米皆富含纤维，故这道杂粮饭对控制体重、预防高血压非常有益。

降低血压＋强化免疫力

臭豆腐炒肉片

- 热量：361.9千卡
- 膳食纤维：4.1克
- 胆固醇：90毫克
- 钠：370.9毫克

材料

臭豆腐片100克，瘦猪肉片150克，辣椒片20克，蒜片20克，姜片10克，罗勒叶40克

调味料

低盐酱油2小匙，香油1/2小匙

做法

1. 辣椒片、蒜片和姜片爆香后加入油膏。
2. 将臭豆腐片和瘦猪肉片放入做法1中一起熬煮。
3. 起锅前再加入罗勒叶和香油即可。

降低血压功效

大豆异黄酮能降低血压，尤其舒张压更明显，罗勒有抗病毒的效果，有助于增强免疫力，故这道菜对降低血压及强化免疫力有益。

元气晚餐

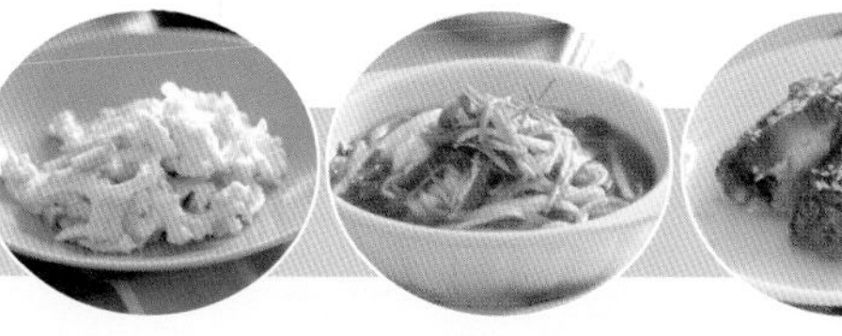

代谢毒素+增强抵抗力

苦瓜炒蛋

3人份

●热量：147.2千卡
●膳食纤维：5.7克 ●胆固醇：216.5毫克
●钠：329.3毫克

材料
苦瓜300克，鸡蛋50克

调味料
低钠盐1/4小匙，橄榄油1小匙

做法
1. 将苦瓜切成片备用。
2. 将鸡蛋和盐一起拌匀备用。
3. 苦瓜用橄榄油拌炒后，加入蛋液拌炒至金黄色即可。

降低血压功效

热量极低的苦瓜富含维生素C、叶酸及钾，可帮助身体代谢毒素、降低血压、增强抵抗力，故这道菜适合血压高、失眠、火气大的人食用。

控制血压+抗凝血

蔬菜河粉羹

1人份

●热量：213.1千卡
●膳食纤维：2.5克 ●胆固醇：0毫克
●钠：257.6毫克

材料
胡萝卜丝30克，新鲜竹笋丝20克，木耳丝10克，河粉50克

调味料
米醋1/4小匙，低盐酱油1/4小匙，低钠盐1/4小匙，胡椒粉1/2小匙，香油1/4小匙

做法
1. 将胡萝卜、竹笋和木耳放入锅中熬煮。
2. 将做法1微滚后，加入河粉熬煮。
3. 起锅前加入调味料略煮即可。

降低血压功效

胡萝卜和竹笋富含钾及膳食纤维，有助于控制血压；木耳有抗凝血及通便作用。这些蔬菜搭配在一起，使这道菜增添控制血压及预防心血管疾病的效果。

稳定血压+降低血脂

醋熘带鱼

3人份

●热量：213.7千卡
●膳食纤维：0.3克 ●胆固醇：103.5毫克
●钠：433.4毫克

材料
带鱼段150克，熟芝麻2克

调味料
低盐酱油1小匙，纯米醋1大匙，糖2小匙，淀粉1小匙，水1小匙

做法
1. 将带鱼段煎至金黄色备用。
2. 将低盐酱油、纯米醋和糖拌匀后，加入淀粉和水调成味汁。
3. 将味汁加入带鱼中略炒，最后加入熟芝麻即可。

降低血压功效

带鱼的鱼油有松弛平滑肌作用，能稳定血压，但带鱼嘌呤含量较高，痛风患者要少吃。

水果两份

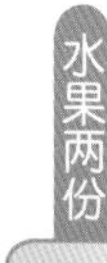

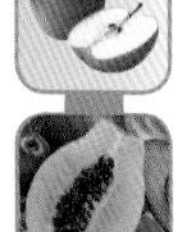

星期日 活力早餐

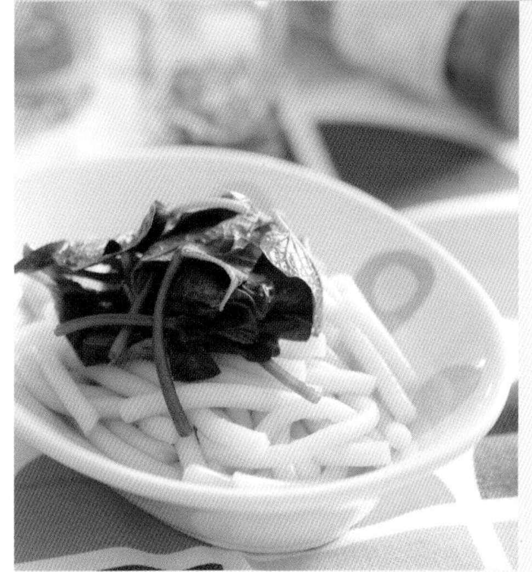

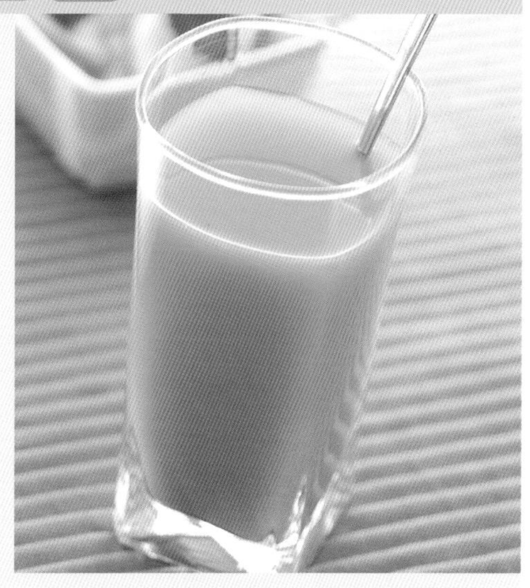

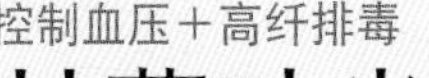

控制血压＋高纤排毒

甘薯叶米线

1人份

- 热量：151.8千卡
- 膳食纤维：3.2克
- 胆固醇：0毫克
- 钠：496.6毫克

材料

甘薯叶100克，米线50克

调味料

低盐酱油1大匙，香油1小匙

做法

1. 分别将甘薯叶和米线烫熟备用。
2. 将调味料材料拌匀即可。

降低血压功效

甘薯叶富含纤维素、维生素、矿物质和叶绿素，对于预防高血压、强化血管壁非常有帮助，能帮助稳定血压、促进废物排泄。

降低血脂＋高钾降压

莴笋苹果汁

3人份

- 热量：161千卡
- 膳食纤维：5.6克
- 胆固醇：0毫克
- 钠：24毫克

材料

莴笋100克，苹果300克，冷开水少许

做法

1. 将莴笋和苹果切小块备用。
2. 将莴笋和苹果放入果汁机中。
3. 分次加入冷开水，最后打成果汁即可。

降低血压功效

苹果富含膳食纤维及果胶，能促进身体代谢胆固醇，预防高血压，搭配高钾的莴笋，使这道果汁具对降低血压及血脂有益。

营养午餐

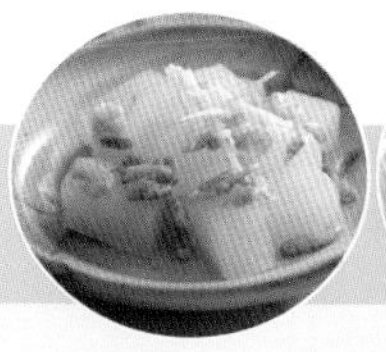
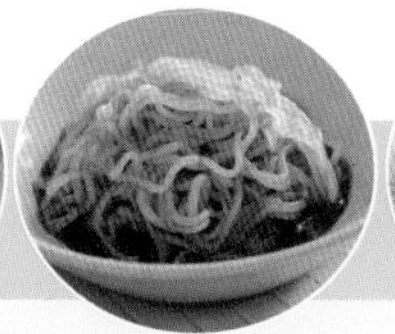
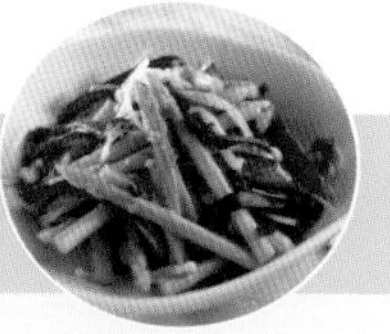

美味抗癌＋调节血压

鲜菇烧冬瓜

- 热量：108千卡
- 膳食纤维：8.7克
- 胆固醇：0毫克
- 钠：421.4毫克

材料

木耳30克，鲜香菇40克，姜20克，枸杞子10克，冬瓜300克

调味料

低盐酱油2小匙，蘑菇粉1/4小匙

做法

1. 将木耳、鲜香菇和姜切成丝，冬瓜切成块备用。
2. 将姜丝爆香后，加入其他材料一起拌炒。
3. 最后加入调味料，焖煮10分钟即可。

降低血压功效

木耳和香菇一样，富含多糖及纤维，故对抗癌及稳定血压有帮助。冬瓜性凉，有去湿利尿效果，能抑制血压上升，故对稳定、调节血压有益。

调节血压＋控制体重

红曲酱拌面

- 热量：66.3千卡
- 膳食纤维：4.4克
- 胆固醇：0毫克
- 钠：581.4毫克

材料

魔芋面100克，自制红曲酱2小匙

调味料

糖2小匙，低盐酱油1/4小匙

做法

1. 先将调味料与红曲酱拌匀备用。
2. 最后将做法1淋到魔芋面上，拌匀即可。

降低血压功效

红曲能降低血压，且因含有红曲菌素K，故也可降低血脂。魔芋高纤又低热量，故这道面条对调节血压、控制体重有益。

清热利水＋低钠可口

芦笋炒肉丝

- 热量：236.3千卡
- 膳食纤维：1.6克
- 胆固醇：90毫克
- 钠：464.1毫克

材料

芦笋50克，猪肉150克，红甜椒30克

调味料

低钠盐1/4小匙，蘑菇粉1/4小匙，橄榄油1小匙

做法

1. 将芦笋切段，猪肉、红甜椒切丝备用。
2. 将猪肉丝用橄榄油爆炒后，再加入芦笋段和红甜椒丝一起翻炒。
3. 起锅前加入其他调味料略炒即可。

降低血压功效

芦笋富含叶酸、氨基酸及纤维素，有清热利水的作用，可帮助排出体内多余水分，而甜椒富含钾，两者皆具有预防高血压的食疗效果。

元气晚餐

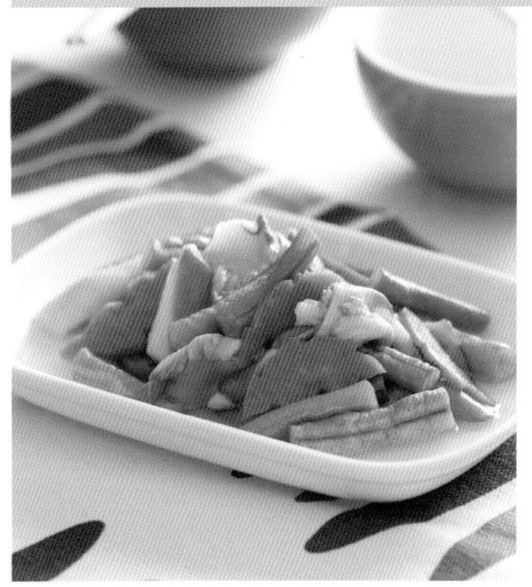

高纤降糖+预防便秘

鲜菇炒豇豆

- 热量：119.2千卡
- 膳食纤维：7.8克
- 胆固醇：0毫克
- 钠：350.1毫克

材料

姬菇片80克，豇豆段150克，胡萝卜片50克，姜末10克，葱末10克

调味料

低钠盐1/4小匙，纯绍兴酒1/2小匙，橄榄油1小匙

做法

1. 先将姜末和葱末用橄榄油爆香。
2. 再加入其他食材一起翻炒。
3. 起锅前加入其他调味料略炒即可。

降低血压功效

姬菇的代谢物能降血压与血糖，四季豆富含膳食纤维及矿物质，两者有助于控制血压上升、促进肠道蠕动，故适合想控制血压及预防便秘者食用。

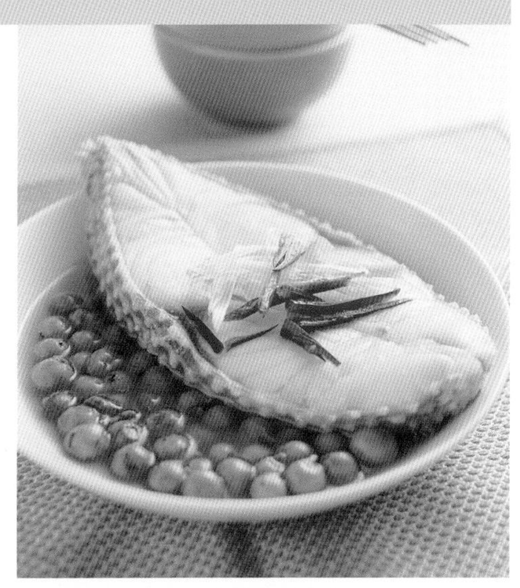

降低血压+预防心血管疾病

柚汁炖鱼

- 热量：671.6千卡
- 膳食纤维：0.3克
- 胆固醇：114毫克
- 钠：94.1毫克

材料

鳕鱼片150克，鲜榨葡萄柚汁4大匙，树子（破布子）少许

调味料

纯米醋1大匙，糖1大匙

做法

1. 将葡萄柚汁和调味料调匀备用。
2. 最后将做法1和树子加入鳕鱼片中，一起焖煮即可。

降低血压功效

鳕鱼富含鱼油，能松弛平滑肌，进而稳定血压，以富含钾的葡萄柚汁为佐料，更强化这道果香菜肴降低血压及预防心血管疾病的食疗功效。

元气晚餐

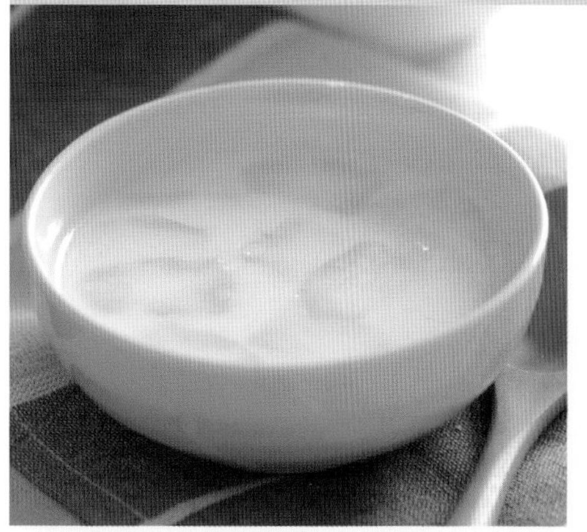

强化心血管＋降低血脂

菜心豆浆汤

- 热量：216.1千卡
- 膳食纤维：10.8克 胆固醇：0毫克
- 钠：388.3毫克

材料

菜花150克，豆浆300克

调味料

低钠盐1/4小匙

做法

1. 将菜花切片备用。
2. 将菜花加入豆浆中一起熬煮。
3. 起锅前加低钠盐略煮即可。

降低血压功效

菜花富含钾，有稳定血压的效果，而大豆异黄酮可降低血压、减少坏胆固醇。故此道汤对预防心血管疾病和降低血压有益。

高钾可口＋稳定血压

小麦草饭

- 热量：1032.5千卡
- 膳食纤维：5.5克 胆固醇：0毫克
- 钠：5毫克

材料

胚芽米2杯，小麦草汁1杯，水1杯

做法

1. 将胚芽米洗净备用。
2. 将胚芽米放入电锅内。
3. 最后加小麦草汁，煮熟即可。

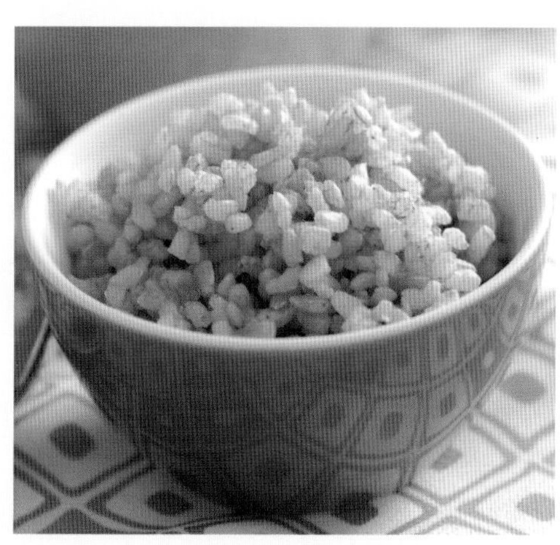

降低血压功效

小麦草汁由牧草打成，富含钾，能帮助排钠，保持血压稳定，但也因为高钾，食用时更要避免过量，肾脏病患者更要注意。

水果两份

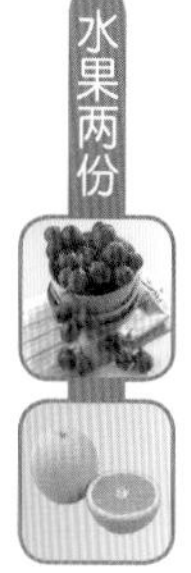

星期一 活力早餐

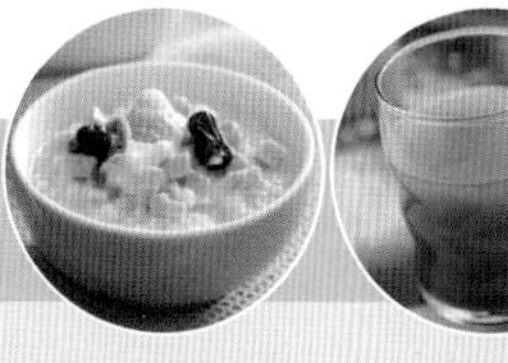

清热排毒＋降低血压

黄金莲藕粥

- 热量：371.2千卡
- 膳食纤维：7.1克
- 胆固醇：0毫克
- 钠：282.4毫克

材料

甘薯60克，莲藕150克，发芽米30克，燕麦片20克

调味料

低钠盐1/4小匙

做法

1. 先将甘薯切碎，莲藕切片。所有材料洗净备用。
2. 将所有材料放入适量沸水中熬煮。
3. 起锅前加入低钠盐略煮即可。

降低血压功效

甘薯中的β-胡萝卜素、纤维素及钾能稳定血脂及排除毒素。莲藕味甘、性寒，富含维生素C、B族维生素与多种氨基酸，在夏季食用，可清热及降低血压。

调节血压＋强化免疫力

山楂芹菜汁

- 热量：421.6千卡
- 膳食纤维：100.3克
- 胆固醇：0毫克
- 钠：142毫克

材料

山楂5克，甘草片15克，茯苓120克，芹菜汁（含渣）200毫升

做法

1. 先将山楂、甘草片和茯苓放入汤锅内加少许水煮沸。
2. 再加入芹菜汁略煮，放凉后即可饮用。

降低血压功效

山楂能抑制胆固醇生成；茯苓能强化免疫力；甘草富含类黄酮物质，能抗氧化；芹菜富含纤维素及钾。这道饮品对调节血压、降血脂、强化免疫力有好处。

营养午餐

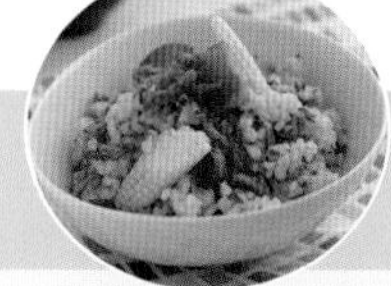

降低血压＋强化免疫力

罗勒饭

3
人份

- 热量：352.5千卡
- 膳食纤维：3.1克
- 胆固醇：0毫克
- 钠：255.5毫克

材料

罗勒30克，发芽米50克，薏米30克，熟核桃5克，洋葱丁20克，蔬菜高汤适量

调味料

低钠盐1/4小匙，胡椒粉1/2小匙，橄榄油1小匙

做法

1. 在炒锅倒入橄榄油，以中火加热，再放入洋葱拌炒香。
2. 将发芽米和薏米倒进做法1的锅里，边拌炒边加入高汤，煮20～25分钟，直到浓稠光滑。
3. 最后加入盐、胡椒粉、罗勒及熟核桃拌匀即可。

降低血压功效

薏米能预防高血压、高脂血症；罗勒可抗病毒，有助于增强免疫力；洋葱含特殊化合物，能松弛血管。故这道饭对降低血压、增强免疫力有益。

营养午餐

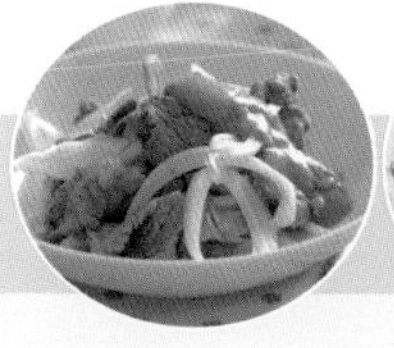
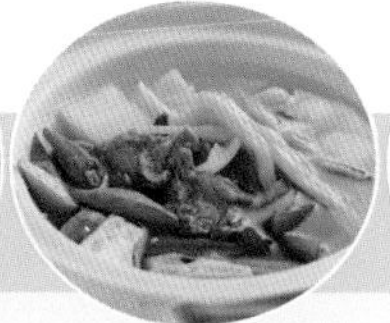
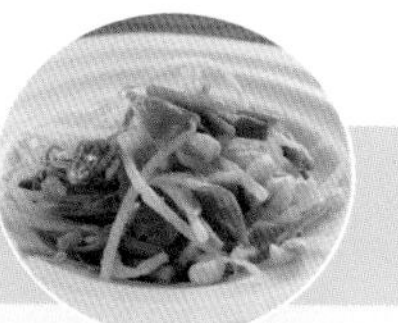

调节血压+强身养气

凉拌养生牛肉

- 热量：280千卡
- 膳食纤维：2.5克 ●胆固醇：90毫克
- 钠：471.5毫克

材料

牛肉片150克，汆烫汁（西洋参30克，天冬9克，桂枝3克，玉竹15克），香菜碎10克，小白菜段50克，洋葱丝50克

调味料

芝麻酱1小匙，纯米酒1小匙，糖1/2小匙，香油1/2小匙，低盐酱油2小匙

做法

1. 先将调味料调匀备用。
2. 将牛肉片放入汆烫汁汆烫后放凉备用。
3. 最后将牛肉片、调味料及其余材料一起拌匀即可。

降低血压功效

西洋参能降低血压，天冬可生津养阴，桂枝可促进血液循环，另外玉竹可扩张血管、降低血脂，故以这些中药做汤底，对调节血压有帮助。

降低血脂+清热利尿

山药茅根汤

- 热量：341.2千卡
- 膳食纤维：3.7克 ●胆固醇：71毫克
- 钠：555.7毫克

材料

山药条300克，茅根20克，香菜段30克，瘦肉丝100克

调味料

低钠盐1/4小匙

做法

1. 先将水和茅根加入汤锅内煮沸。
2. 将山药条和瘦肉丝一起熬煮。
3. 起锅前加入低钠盐和香菜段一起略煮即可。

降低血压功效

实验发现，山药萃取物在三周内可使实验动物的血压降低25毫米汞柱，还能降低血脂。茅根性寒，能清热利尿，可调节血压。

高纤美味+控制血压

蒜苗绿豆芽

- 热量：150.5千卡
- 膳食纤维：5.8克 ●胆固醇：0毫克
- 钠：332.5毫克

材料

蒜苗片20克，绿豆芽300克

调味料

低钠盐1/4小匙，胡椒粉1/4小匙，橄榄油1小匙

做法

1. 先将蒜苗片用橄榄油爆香。
2. 加入绿豆芽一起拌炒。
3. 起锅前加入其他调味料略煮即可。

降低血压功效

绿豆芽能抑制血管收缩素生成，故多摄取绿豆芽，除可摄取充足的纤维素外，还有控制血压的效果。

元气晚餐

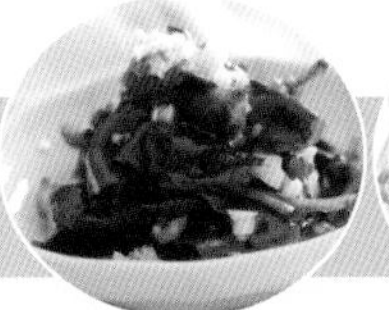
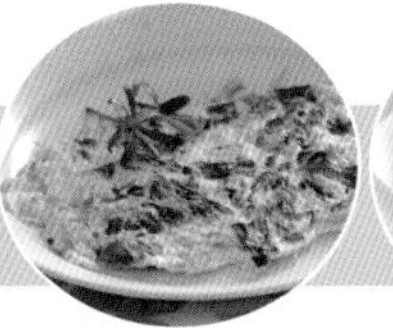
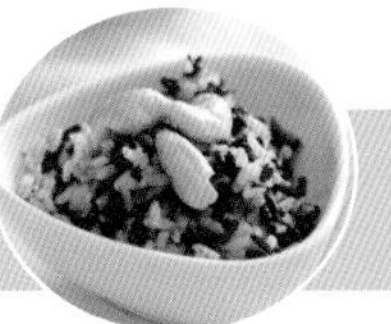

活血化瘀＋调节血压

蒜炒川七

- 热量：52.2千卡
- 膳食纤维：6.5克　● 胆固醇：0毫克
- 钠：314.5毫克

材料

蒜末20克，辣椒碎20克，川七300克

调味料

低钠盐1/4小匙，纯米酒1/2小匙

做法

1. 将蒜末和辣椒碎一起爆香。
2. 加入川七一起拌炒。
3. 起锅前加入调味料略煮即可。

降低血压功效

川七是民间常用草药之一，有活血化瘀的效果，因此可促进血液循环。药理研究发现，川七还有舒张血管的作用，故可达到调节血压的效果。

杀菌抗氧化＋降低血压

洋葱炒蛋

- 热量：87.7千卡
- 膳食纤维：1克　● 胆固醇：216.5毫克
- 钠：342.9毫克

材料

洋葱20克，胡萝卜20克，鸡蛋液50克，海带芽5克

调味料

低钠盐1/4小匙

做法

1. 将胡萝卜切碎备用。
2. 将胡萝卜碎、海带芽和低钠盐加入鸡蛋液中拌匀备用。
3. 将洋葱爆香，最后加入做法2的蛋液煎至双面金黄色即可。

降低血压功效

洋葱含有舒缓血管的特殊成分，胡萝卜含钾，海带芽含多糖，让这道菜发挥了调节及降低血压的辅助食疗功效。

控制血压＋预防心血管疾病

腰果饭

- 热量：1092.2千卡
- 膳食纤维：3.6克　● 胆固醇：0毫克
- 钠：11.2毫克

材料

生腰果1/3杯，紫米1/3杯，白米1.3杯，水2.5杯

做法

1. 将腰果、紫米、白米洗净备用。
2. 将做法1的材料加入电锅内锅。
3. 再加水至锅中，煮熟即可。

降低血压功效

坚果的不饱和脂肪酸含量较高，每日食用适量坚果有助于控制血压，降低患冠状动脉心脏病或其他慢性病的概率。

水果一份

星期二 活力早餐

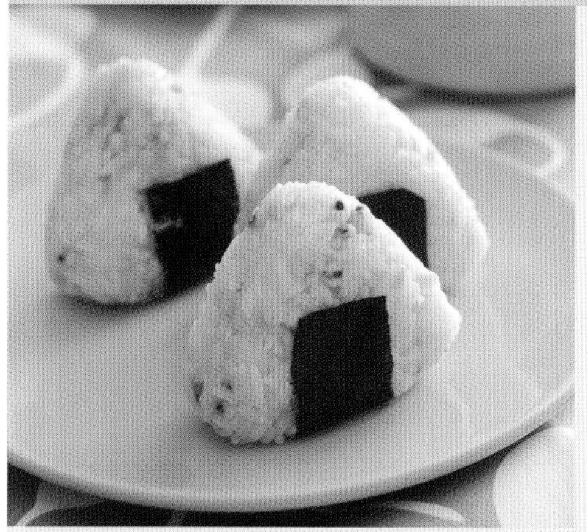

稳定血压＋高纤营养

鲔鱼烤饭团

- 热量：481.4千卡
- 膳食纤维：2.6克 ● 胆固醇：30毫克
- 钠：374.8毫克

材料

新鲜鲔鱼50克，胚芽米饭1碗，海苔粉2克，熟芝麻2克

调味料

低盐酱油2大匙，纯米醋1小匙，水5大匙，甘薯粉1大匙

做法

1. 将酱油、纯米醋和水煮开，加入甘薯粉调成芡汁备用。
2 将胚芽米拌入其余材料，捏成三角形饭团备用。
3. 将饭团刷上芡汁，最后将双面烤至金黄色即可。

降低血压功效

深海鱼类富含的多不饱和脂肪酸有松弛平滑肌作用，可稳定血压，而鲔鱼所含脂肪酸可说是鱼类之冠，搭配高纤食材，使这道饭食对调节血压有益。

酸甜止渴＋低钠降压

柠檬草茶

- 热量：2千卡
- 膳食纤维：0克 ● 胆固醇：0毫克
- 钠：0毫克

材料

柠檬草5克，柠檬片5克，水500毫升

做法

1. 在汤锅内加水煮沸。
2. 将柠檬草和柠檬片加入锅内略煮。
3. 放凉后即可饮用。

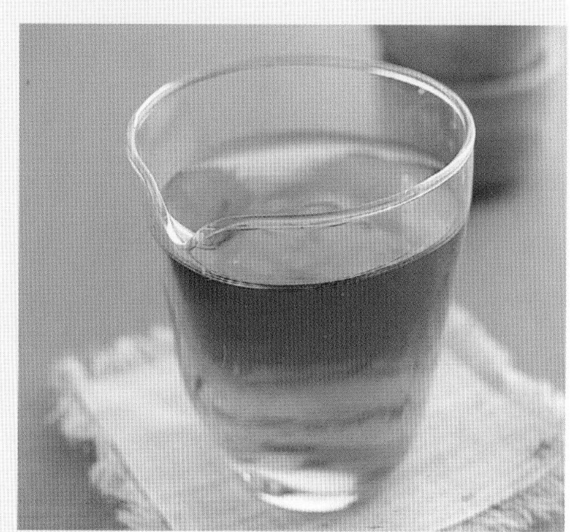

降低血压功效

制作低盐饮食时，常利用食物本身的香鲜或酸甜味减少用盐的机会。此道饮品利用柠檬天然果酸增添风味，且柠檬含钾，比起其他饮料，显然更适合高血压患者。

营养午餐

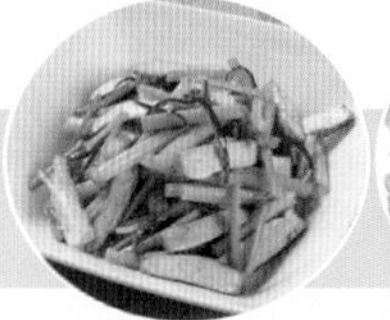
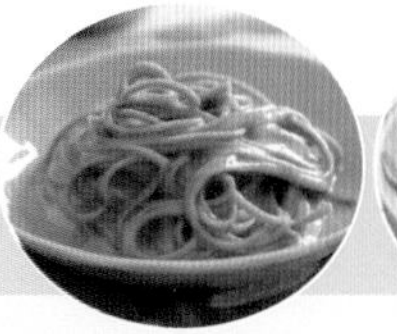
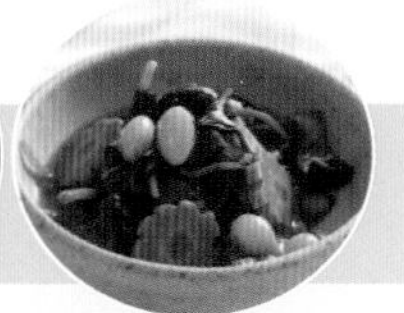

调节血压＋降低血脂

豆干炒芹菜

- 热量：294.4千卡
- 膳食纤维：7.9克
- 胆固醇：0毫克
- 钠：496.3毫克

材料

小方豆干片150克，芹菜段100克，辣椒碎20克，蒜末10克

调味料

蘑菇粉1/4小匙，低盐酱油1小匙，橄榄油1小匙

做法

1. 先将蒜末和辣椒碎用橄榄油爆香。
2. 加入其余材料一起拌炒。
3. 起锅前加入其他调味料一起拌炒即可。

降低血压功效

这道菜完全不含动物性油脂或胆固醇，其中豆干所含的黄酮素及芹菜中的钾有调节血压、降低血脂及预防心血管疾病的作用。

低脂美味＋降低血压

山药冷面

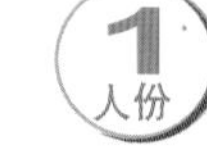

- 热量：273.8千卡
- 膳食纤维：1.4克
- 胆固醇：0毫克
- 钠：538.5毫克

材料

山药100克（打汁），竹炭面条50克

调味料

低钠盐1/4小匙，苦茶油1/2小匙

做法

1. 将调味料与山药汁拌匀备用。
2. 竹炭面条用滚水煮熟，再用冰水冲凉后沥干备用。
3. 最后将做法1的调味汁淋至面上即可。

降低血压功效

实验发现，山药萃取物在三周内可使实验动物的血压降低25毫米汞柱，且能降低血脂；竹炭可吸收毒素。故这道面对降低血压及排毒有益。

稳定血压＋预防心血管疾病

肉丝甘薯叶

- 热量：247.7千卡
- 膳食纤维：3.1克
- 胆固醇：106.5毫克
- 钠：306.9毫克

材料

甘薯叶100克，猪肉丝150克，蒜末20克，胡萝卜和白果各少许

调味料

低盐酱油1/4小匙，蘑菇粉1/4小匙，橄榄油1小匙

做法

1. 先将蒜末用橄榄油爆香。
2. 加入其他材料一起拌炒。
3. 起锅前加入其他调味料略炒即可。

降低血压功效

甘薯叶富含纤维素、维生素、矿物质和叶绿素，对预防高血压或强化血管壁很有帮助，蒜也含降低血压的成分，故这道菜可稳定血压及预防心血管疾病。

元气晚餐

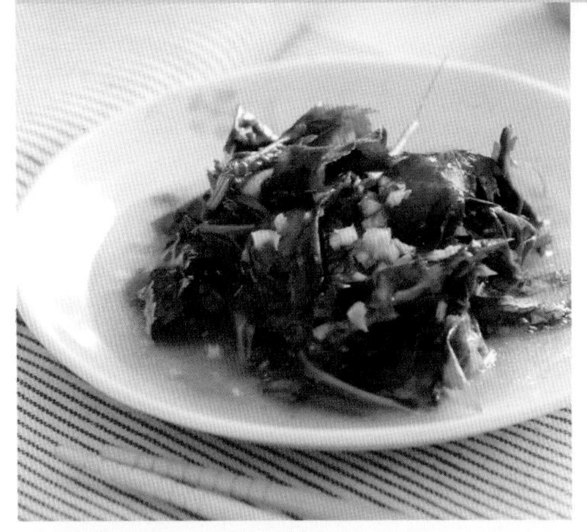

稳定血压＋高纤高钾

红葱山苏

●热量：140.5千卡
●膳食纤维：13.5克 ●胆固醇：0毫克
●钠：291.5毫克

材料

红葱头碎20克，山苏300克

调味料

低钠盐1/4小匙

做法

1. 先将红葱头碎爆香。
2. 加入山苏一起翻炒。
3. 起锅前加入低钠盐略炒即可。

降低血压功效

山苏是一种蕨类，富含膳食纤维、钾及钙，因此对调节血压、松弛血管壁有益。

调节血压＋降低血脂

黄豆炖牛肉

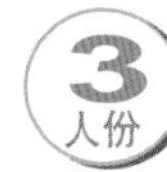

●热量：349.1千卡
●膳食纤维：7克 ●胆固醇：90毫克
●钠：369.4毫克

材料

黄豆30克，牛肉块150克，萝卜块30克，胡萝卜片20克，姜片50克

调味料

低钠盐1/4小匙，橄榄油1/2小匙，胡椒粉1/4小匙

做法

1. 先将姜片用橄榄油爆香。
2. 加入其余材料翻炒。
3. 最后加入其他调味料，一起焖煮至材料软化即可。

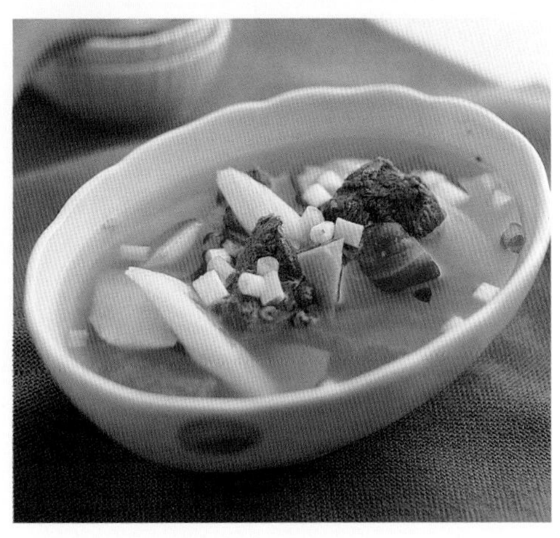

降低血压功效

黄豆含异黄酮，能降低血压及坏胆固醇（LDL）水平，而胡萝卜富含钾，有调节血压的作用，故这道汤对预防心血管疾病及降低血压有益。

元气晚餐

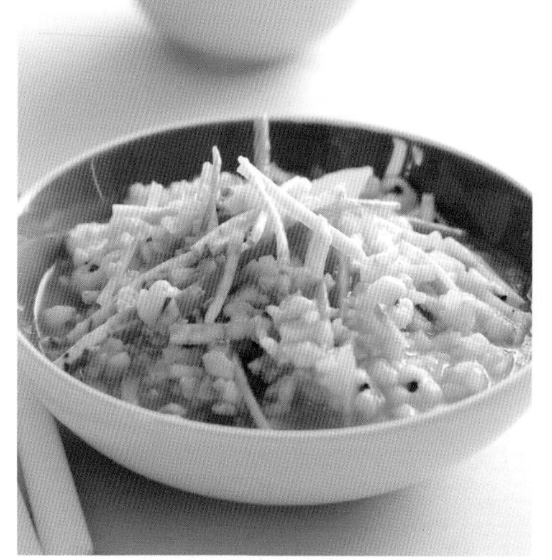

高钾低钠＋控制血压

芋香拌饭

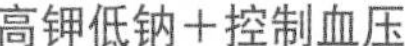

- 热量：425.2千卡
- 膳食纤维：3.4克
- 胆固醇：0毫克
- 钠：248.6毫克

材料

芋头30克，胡萝卜20克，胚芽米饭1碗

调味料

苦茶油1小匙，低钠盐1/4小匙

做法

1. 先将芋头、胡萝卜切小块备用。
2. 将芋头块、胡萝卜块蒸熟。
3. 将芋头、胡萝卜及调味料拌入胚芽米饭即可。

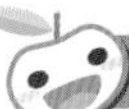

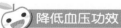

降低血压功效

芋头与胚芽米皆富含膳食纤维，也与胡萝卜一样富含钾。因膳食纤维可帮助降低血脂，钾能帮助排钠，故这道饭较白饭对控制血压更有利。

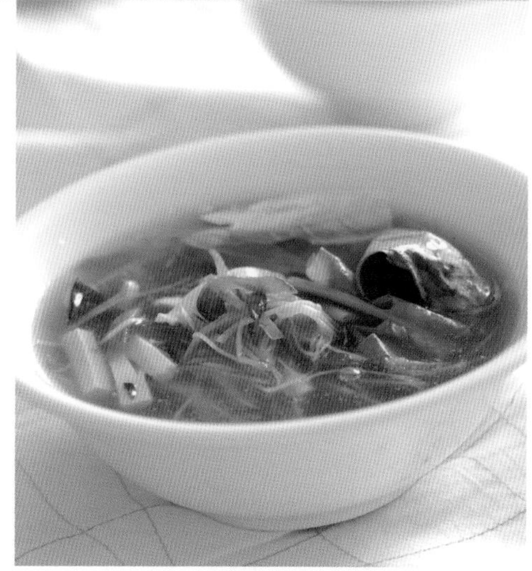

降低血压＋高纤消脂

豆腐酸辣汤

- 热量：185.5千卡
- 膳食纤维：3.8克
- 胆固醇：0毫克
- 钠：219.6毫克

材料

豆腐150克，黑木耳20克，菠菜30克，胡萝卜20克，姜20克

调味料

低盐酱油1小匙，纯米醋2小匙，胡椒粉2小匙，香油1/2小匙

做法

1. 将豆腐切块、黑木耳切片、菠菜切段（用水焯一下）、胡萝卜切丝、姜切丝，加适量水一起熬煮。
2. 起锅前加入调味料略煮即可。

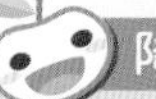

降低血压功效

菠菜富含钾，豆腐含异黄酮，还能降低血压及坏胆固醇水平。木耳含多糖及水溶性膳食纤维，有消脂、控制血压的效果。

水果两份

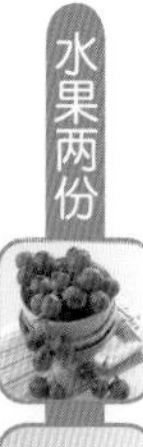

星期三 活力早餐

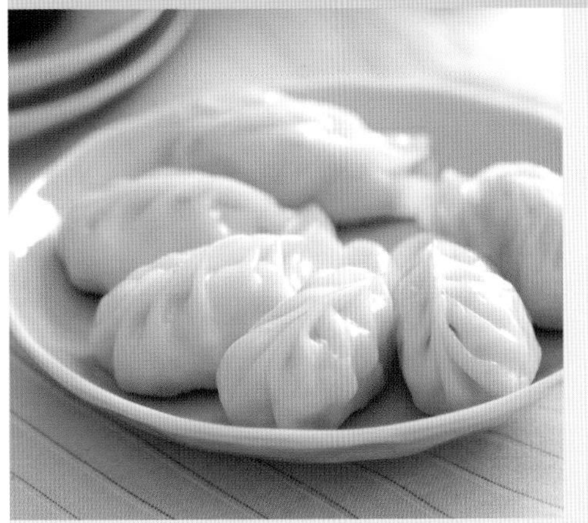

调节血压＋降低血脂

山药一口饺子

- 热量：493.4千卡
- 膳食纤维：3克
- 胆固醇：56.8毫克
- 钠：305.9毫克

材料

水饺皮80克（10张），山药碎50克，胡萝卜碎20克，圆白菜丝50克，瘦肉馅100克

调味料

胡椒粉1/2小匙，低钠盐1/4小匙，香油1/4小匙

做法

1. 先将山药碎、胡萝卜碎、圆白菜丝、瘦肉馅和调味料一起拌匀成馅备用。
2. 将馅包入水饺皮中，煎至金黄色即可。

降低血压功效

圆白菜和胡萝卜富含钾，可调节血压；山药萃取物可使实验动物的血压降低，且有降低血脂的作用，故这道菜对保护心血管及降低血压有益。

清热利尿＋稳定血压

橙子莲雾汁

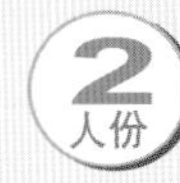

- 热量：154千卡
- 膳食纤维：1克
- 胆固醇：0毫克
- 钠：59.8毫克

材料

莲雾100克，橙汁1杯

做法

1. 先将莲雾切小块备用。
2. 将莲雾和一半的橙汁放入果汁机中搅拌均匀。
3. 再加入另一半果汁打匀即可。

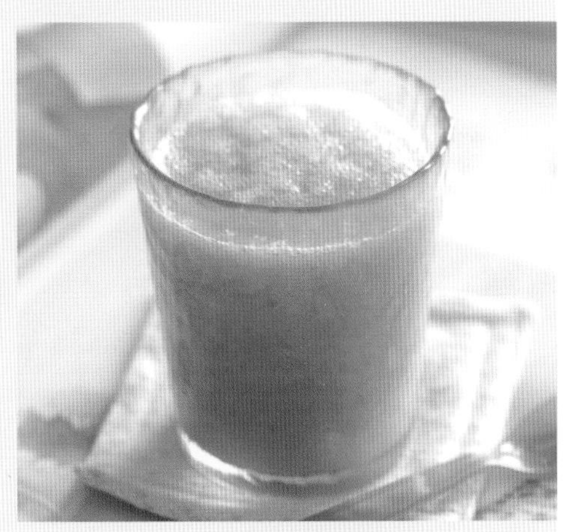

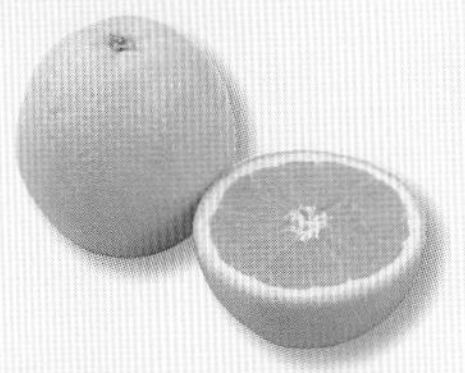

降低血压功效

低热量的莲雾有清热、利尿的作用。橙子含有丰富的钾，故这道饮品能帮助排出体内多余水分，进而对稳定血压有好处。

营养午餐

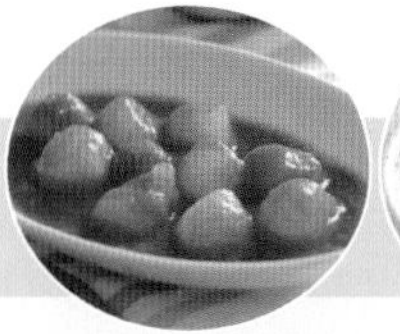
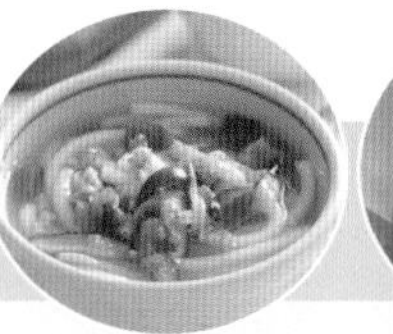
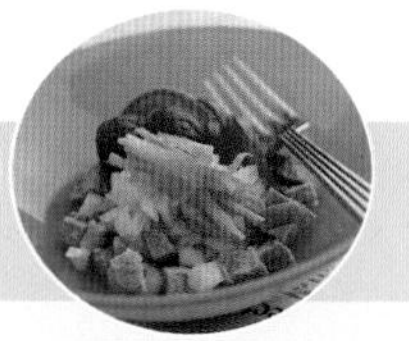

去湿利尿＋调节血压

碧绿水晶球

- 热量：122.2千卡
- 膳食纤维：9.5克
- 胆固醇：0毫克
- 钠：583.8毫克

材料

菠菜300克， 胡萝卜100克，冬瓜200克

调味料

低钠盐1/4小匙，香油1/2小匙，蘑菇粉1/4小匙，水淀粉少许

做法

1. 先将菠菜打成汁，再把胡萝卜和冬瓜挖球备用。
2. 将做法1的材料和盐、蘑菇粉一起焖煮。
3. 起锅前，加水淀粉勾芡，淋上香油即可。

降低血压功效

菠菜与胡萝卜都是高钾蔬菜，钾具有扩张血管、排钠的作用。冬瓜性凉，能去湿利尿，其萃取物能抑制血压上升，故有稳定、调节血压的辅助食疗作用。

排毒抗癌＋增强免疫力

番茄米线

- 热量：151.2千卡
- 膳食纤维：2.9克
- 胆固醇：0毫克
- 钠：491.5毫克

材料

米线100克，鲜香菇50克，芹菜30克，面麸5克，番茄30克

调味料

低钠盐1/4小匙

做法

1. 芹菜切碎，香菇切丝，番茄切丁，米线汆烫后备用。
2. 汤锅加适量的水、番茄煮滚。
3. 加入芹菜、香菇及面麸略煮，再加入低钠盐及米线即可。

降低血压功效

香菇富含多糖及纤维质，能抗癌及稳定血压，芹菜和番茄分别富含钾及膳食纤维，搭配在一起对降血压、排毒及增强免疫力有益。

稳定血压＋高钾高纤

海带芽拌鲔鱼

- 热量：173.8千卡
- 膳食纤维：1.5克
- 胆固醇：72毫克
- 钠：265.7毫克

材料

海带芽50克，新鲜鲔鱼丁100克，柴鱼片5克，胡萝卜丝少许

调味料

香油1小匙，低钠盐1/4小匙

做法

1. 先将海带芽汆烫备用。
2. 将海带芽、鲔鱼、胡萝卜丝和调味料一起拌匀。
3. 最后摆盘前撒上柴鱼片即可。

降低血压功效

海带芽富含褐藻酸和钾。研究发现，褐藻酸可以结合体内多余的钠并排出体外，而钾能促进排钠。鲔鱼所含的多不饱和脂肪酸则能调节血压。

元气晚餐

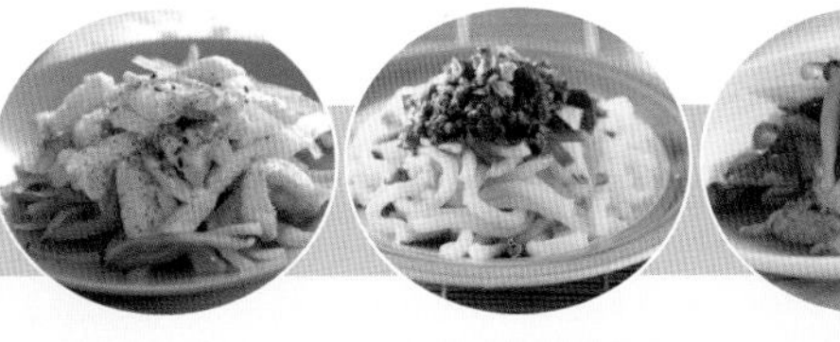

平衡血压＋预防心血管疾病

鲈鱼炒青椒

3 人份

- 热量：57.7千卡
- 膳食纤维：4.4克 ● 胆固醇：4.2毫克
- 钠：256.8毫克

材料

鲈鱼条10克，青椒200克，黄甜椒100克

调味料

低钠盐1/4小匙

做法

1. 先将青椒和黄甜椒切丝备用。
2. 将鲈鱼条汆烫之后，与青椒丝、黄甜椒丝一起拌炒。
3. 起锅前加入低钠盐略炒即可。

降低血压功效

黄甜椒和青椒皆富含钾，可扩张血管、排钠，调节血压。鲈鱼则因含的鱼油具舒张血管的作用，故这道菜对稳定血压及预防心血管疾病有帮助。

低热量高纤＋健胃整肠

蔬菜米线

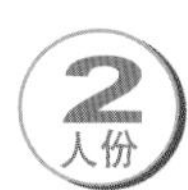

2 人份

- 热量：276.7千卡
- 膳食纤维：4.4克 ● 胆固醇：0毫克
- 钠：518毫克

材料

树薯粉（菱粉）30克，大米粉120克，水110毫升，胡萝卜块50克，四季豆段100克，洋葱片30克

调味料

低钠盐1/4小匙，香油1小匙

做法

1. 将树薯粉、大米粉和水混合成粉团。
2. 煮一锅沸水，用挤压器（或洞较大的漏勺）将粉团挤到水里，边搅以防粘锅，浮起就捞出泡冷水沥干备用。
3. 将汆胡萝卜块、四季豆和洋葱片烫熟，加入米线及调味料拌匀即可。

降低血压功效

低热量高纤的四季豆、高钾的胡萝卜和可以舒张血管的洋葱，搭配米线，对促进胃肠蠕动、稳定血压以及预防便秘有益。

调节血压＋增强免疫力

蟹味菇肉片

3 人份

- 热量：269.3千卡
- 膳食纤维：4.1克 ● 胆固醇：106.5毫克
- 钠：348毫克

材料

蟹味菇100克，猪肉片150克，葱段20克，辣椒片10克

调味料

低盐酱油1小匙，橄榄油1/2小匙

做法

1. 先将葱段和辣椒片用橄榄油爆香。
2. 加入蟹味菇和猪肉片一起拌炒均匀。
3. 起锅前加入调味料略炒即可。

降低血压功效

蟹味菇和其他菇蕈类一样，含有丰富的多糖及膳食纤维。研究发现，它具有松弛血管、调节血压及增强免疫力的作用。

水果两份

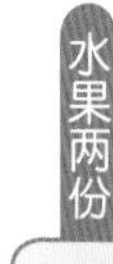

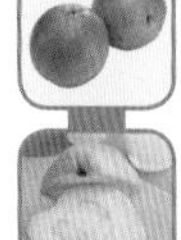

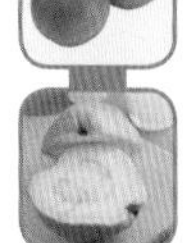

星期四 活力早餐

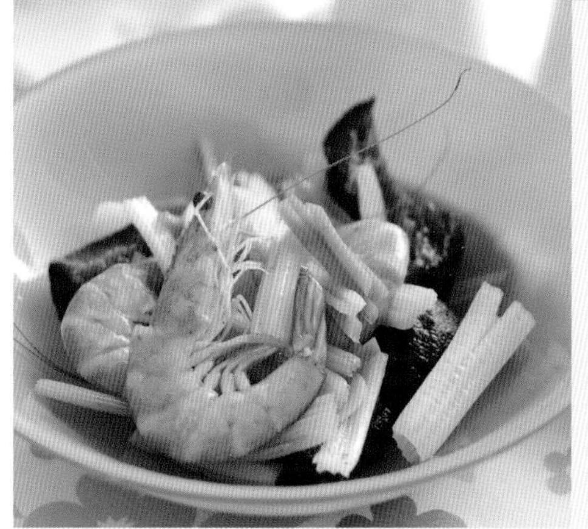

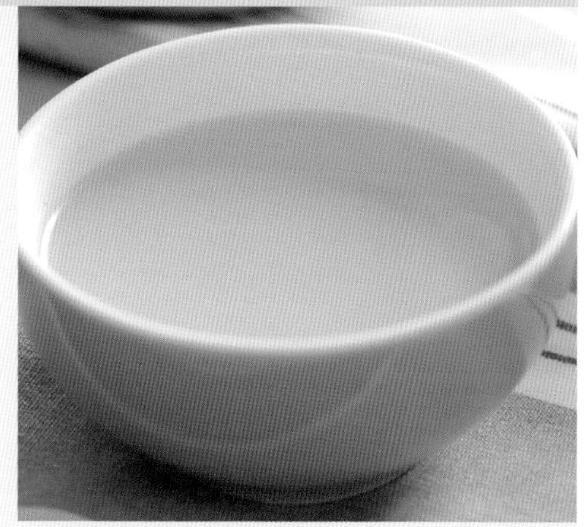

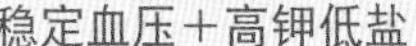

稳定血压＋高钾低盐

海鲜沙拉

- 热量：277.8千卡
- 膳食纤维：1.8克
- 胆固醇：114.3毫克
- 钠：471.6毫克

材料

生菜丝75克，沙丁鱼丁30克，淡菜60克，草虾30克，氽烫汁（洋葱20克，胡萝卜、西芹、蒜苗各10克，月桂叶1片，百里香、香芹各少许，胡椒粒1/2小匙，水1000毫升），洋葱75克，蒜5克，罗勒10克

调味料

白酒醋25克，低钠盐1/4小匙，胡椒粉1/6小匙，橄榄油50克，糖1/6小匙

做法

1. 将洋葱、蒜和调味料拌匀。
2. 再用氽烫汁氽烫沙丁鱼丁、淡菜和草虾。
3. 最后将生菜、沙丁鱼、淡菜、虾仁、罗勒混合，再淋上做法1即可。

降低血压功效

蔬菜可提供钾，沙丁鱼含可降低血压的蛋白质，再利用海鲜及香料叶增加风味，减少盐用量，对控制血压有益。

降低血压＋预防骨质疏松

米糠豆浆

- 热量：259.5千卡
- 膳食纤维：15.2克
- 胆固醇：0毫克
- 钠：210.7毫克

材料

米糠粉10克，豆浆500克

做法

1. 将豆浆放入锅中煮沸。
2. 将豆浆与米糠粉搅拌均匀即可。

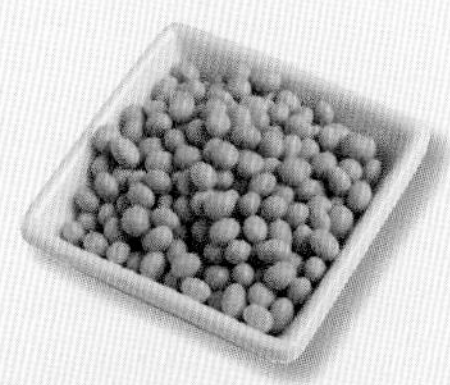

降低血压功效

黄豆中的异黄酮能降低血压（尤其是舒张压），还可降低血中低密度脂蛋白水平；另外，黄酮素也能防止骨质疏松，故这道菜相当适合患有高血压的妇女食用。

营养午餐

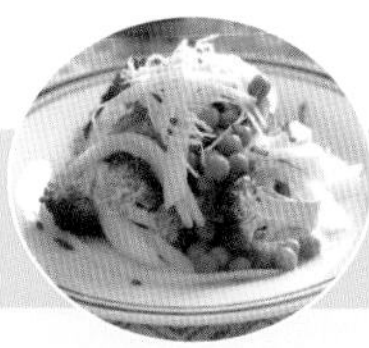
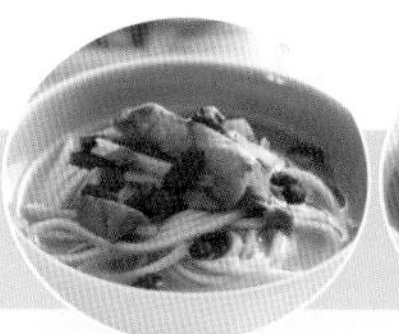
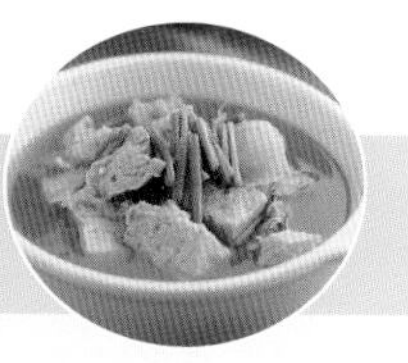

抗癌抗氧化＋稳定血压

拌炒蔬菜

3人份

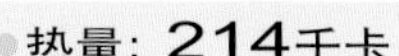
热量：214千卡

膳食纤维：10.5克　胆固醇：0毫克

钠：219.9毫克

材料

西蓝花200克，新鲜豌豆50克，洋葱丝50克，姜丝10克，辣椒碎10克

调味料

低盐酱油2小匙，香油1小匙

做法

1. 先将洋葱丝、姜丝和辣椒碎爆香。
2. 加入其余材料一起拌炒。
3. 起锅前加入调味料略炒即可。

降低血压功效

西蓝花富含钙，有松弛肌肉及稳定血压的作用，豌豆富含膳食纤维，洋葱富含降血压化合物，再加上西蓝花能抗氧化，使这道菜对稳定血压、抗癌有益。

降低血压＋预防心血管疾病

枸杞面

3人份

热量：304.5千卡

膳食纤维：4.7克　胆固醇：0毫克

钠：447.3毫克

材料

枸杞子30克（打汁），绿藻面条50克

调味料

低钠盐1/4小匙，苦茶油1/2小匙

做法

1. 绿藻面条用滚水煮熟，沥干备用。
2. 将枸杞汁加入汤锅后，再加1碗水煮沸。
3. 最后加入调味料及面条即可。

降低血压功效

枸杞子萃取物可明显降低血压，绿藻也有降低血脂的作用，故这道面条对降低血压及预防心血管疾病的发生有益。

清心润肺＋稳定血压

麦冬炖肉

3人份

热量：197.8千卡

膳食纤维：0.8克　胆固醇：106.5毫克

钠：302.3毫克

材料

麦冬10克，红枣2粒，猪肉150克

调味料

低钠盐1/4小匙

做法

1. 先将猪肉切片备用。
2. 锅中加入麦冬及红枣，加适量水煮30分钟。
3. 最后加入猪肉片焖煮20分钟，加盐即可。

降低血压功效

麦冬常用来缓解心肺负担，因此具清心润肺、泻热除烦作用，可适当控制高血压患者易发生的血压不稳定问题。

元气晚餐

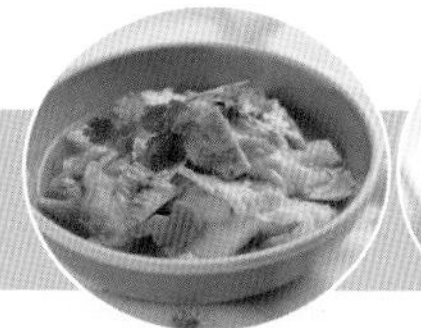
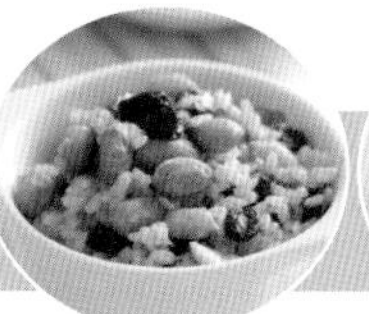
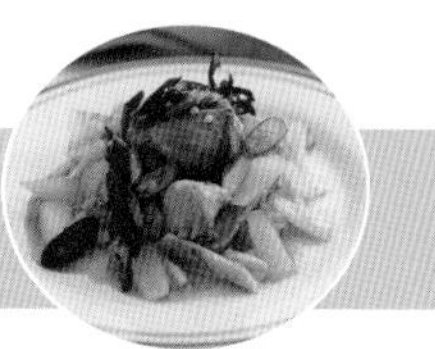

降低血脂+抗癌利尿

醋熘白菜

- 热量：147.4千卡
- 膳食纤维：2.7克 ● 胆固醇：0毫克
- 钠：276.6毫克

材料

白菜片300克，姜丝15克，葱段10克，辣椒片5克，蒜少许

调味料

糖1小匙，纯米醋3小匙，低钠盐1/4小匙，橄榄油2小匙，淀粉1小匙

做法

1. 先将姜丝、葱段、蒜和辣椒片用橄榄油爆香。
2. 加入白菜一起拌炒。
3. 起锅前再加入其他调味料略炒即可。

降低血压功效

白菜富含抗癌成分及钾，可排钠，并减少水分和钠的滞留，进而预防高血压。富含大蒜素的蒜也有降低血脂之效。

保护心血管+稳定血压

葡萄干花生饭

- 热量：1100.1千卡
- 膳食纤维：16.4克 ● 胆固醇：0毫克
- 钠：42.4毫克

材料

葡萄干1/3杯，花生1/3杯，胚芽米1.5杯，水2.5杯

做法

1. 将葡萄干、花生、胚芽米洗净备用。
2. 将做法1的材料放入电锅内。
3. 加水至锅中，煮熟即可。

降低血压功效

花生富含必需脂肪酸，可维护心血管健康，胚芽米富含纤维，葡萄干富含钾，皆能有效稳定血压。但葡萄干糖分较高，糖尿病患者须注意食用量。

高钙降压+强化肝脏

泡菜炒海鲜

- 热量：229.9千卡
- 膳食纤维：4.6克 ● 胆固醇：59.5毫克
- 钠：673.8毫克

材料

自制酸辣泡菜150克，海参50克，鲔鱼片50克，鲍鱼片50克，葱段20克

调味料

胡椒粉1/2小匙

做法

1. 将泡菜切片备用。
2. 将葱段爆香后，加入其他材料翻炒。
3. 最后起锅前加入调味料略炒即可。

降低血压功效

海参含特殊多糖，有降低血脂、强化肝脏的功能。鲍鱼的高钙含量可舒缓血管平滑肌，鲔鱼富含的多不饱和脂肪酸能够松弛平滑肌。

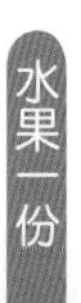

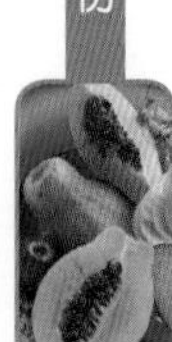

星期五 活力早餐

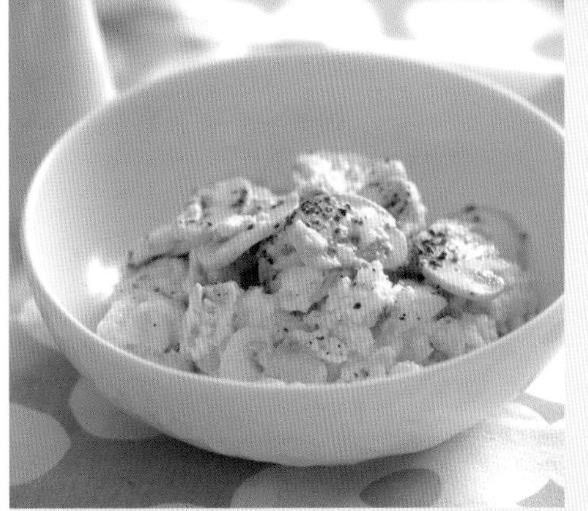

降低血压+抗血栓

口蘑炒蛋

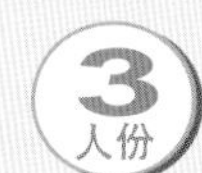

- 热量：**302.8**千卡
- 膳食纤维：1.9克
- 胆固醇：218.5毫克
- 钠：366.9毫克

材料

新鲜口蘑80克，洋葱30克，鸡蛋1个

调味料

脱脂鲜奶50毫升，橄榄油20克，低钠盐1/4小匙，黑胡椒1/8小匙

做法

1. 先将口蘑切片、洋葱切碎备用。
2. 将鲜奶、盐、黑胡椒和鸡蛋一起拌匀备用。
3. 最后将洋葱、口蘑用橄榄油爆香，加入蛋液一起拌炒即可。

降低血压功效

菇蕈类能抗癌，再加上有舒张血管、抗血栓效果的洋葱，使这道菜对降血压及保护心血管有益。

稳定血压+促进排便

养生蔬果汁

- 热量：**181.9**千卡
- 膳食纤维：1.6克
- 胆固醇：0毫克
- 钠：11.3毫克

材料

梨（带皮带籽）50克，葡萄40克，冬瓜（带皮带籽）50克，甜菜头（带皮）50克，水1/6杯，橄榄油1大匙

做法

1. 先将所有水果切小块备用。
2. 将水果块和水放入果汁机中一起打成果汁。
3. 最后加入橄榄油略打即可。

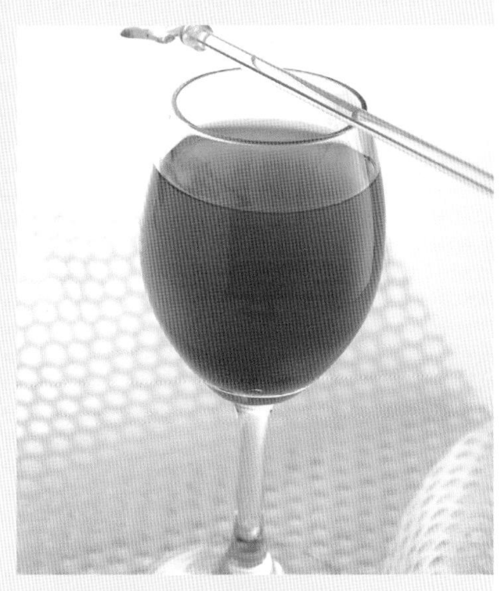

降低血压功效

冬瓜性凉，能祛湿利尿、抑制血压上升，葡萄与梨分别富含多酚类及膳食纤维，故这道饮品对稳定血压、抗氧化及促进排便有益。

营养午餐

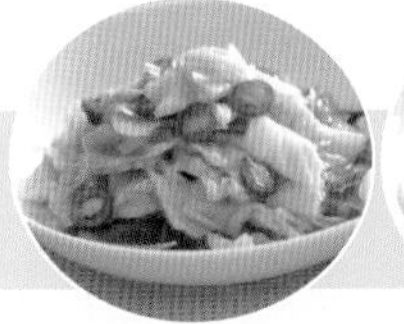
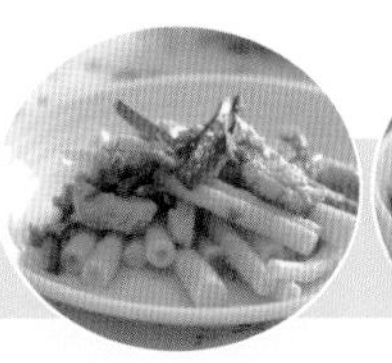
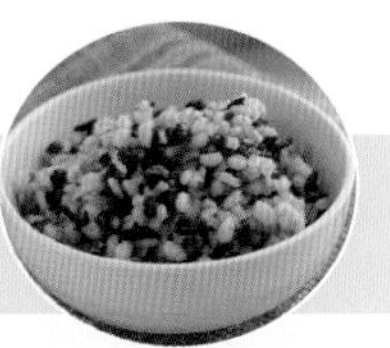

调节血压＋高纤美味

三杯圆白菜

- 热量：136.1千卡
- 膳食纤维：4.2克
- 胆固醇：0毫克
- 钠：347.6毫克

材料

圆白菜片300克，姜片5克，蒜末10克，辣椒片5克，罗勒叶10克

调味料

麻油1小匙，低盐酱油2小匙，纯米酒1小匙

做法

1. 先将姜片、蒜末、辣椒片一起爆香。
2. 加入圆白菜一起翻炒。
3. 起锅前加入调味料和罗勒叶略炒即可。

降低血压功效

圆白菜富含膳食纤维，还含许多矿物质，包括钾与钙，这两者具调节血压及松弛血管壁功效，对于维持血压的稳定非常有帮助。

稳定血压＋降低血脂

乌鱼炒箭笋

- 热量：275千卡
- 膳食纤维：3.2克
- 胆固醇：94.5毫克
- 钠：456.3毫克

材料

乌鱼条150克，箭笋100克，辣椒丝10克，香菜碎10克

调味料

低钠盐1/4小匙，蘑菇粉1/4小匙

做法

1. 先将辣椒丝爆香。
2. 加入乌鱼条和箭笋翻炒。
3. 起锅前加入调味料和香菜碎一起略炒即可。

降低血压功效

乌鱼富含鱼油，实验发现，鱼油的代谢衍生物具松弛平滑肌的作用，有稳定血压的效果。箭笋富含钾，也有稳定血压、降低血脂的食疗功效。

控制血压＋降低血脂

五谷饭

- 热量：1116千卡
- 膳食纤维：9.2克
- 胆固醇：0毫克
- 钠：6.0毫克

材料

薏米1/4杯，荞麦1/4杯，小米1/6杯，燕麦1/4杯，紫米1/6杯，发芽米1/2杯，水2杯

做法

1. 所有杂粮洗净后，将薏米和荞麦浸泡2小时备用。
2. 将做法1的材料放入电锅内。
3. 再加水至锅中，煮熟即可。

降低血压功效

薏米萃取物能预防高血压和高脂血症；燕麦含β-葡聚糖，能抑制肠道胆固醇吸收，这些谷类可取代每天吃的白饭，对降低血压与血脂有益。

元气晚餐

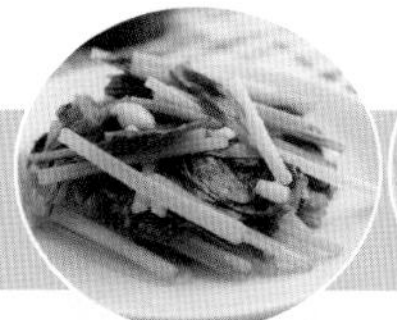
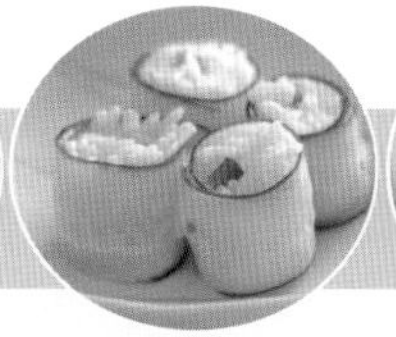
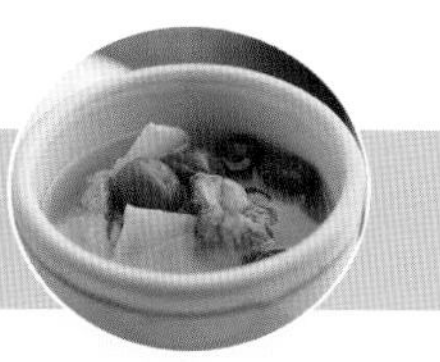

预防心血管疾病＋控制体重

姜丝油菜

- 热量：90.3千卡
- 膳食纤维：4.3克
- 胆固醇：0毫克
- 钠：409.1毫克

材料

油菜300克，姜20克

调味料

低钠盐1/4小匙，橄榄油1小匙

做法

1. 先将油菜切段、姜切丝备用。
2. 将姜丝用橄榄油爆香，加入油菜段一起翻炒。
3. 起锅前加入盐略炒即可。

降低血压功效

油菜富含钾及膳食纤维。增加饮食中膳食纤维及钾的量，可帮助控制血压和体重，对于心血管疾病的预防也很有助益。

祛湿利尿＋稳定血压

黄瓜饭卷

- 热量：295.6千卡
- 膳食纤维：3克
- 胆固醇：0毫克
- 钠：14.1毫克

材料

白饭1碗，熟芝麻5克，黄瓜长片100克，红甜椒条30克

调味料

果醋2大匙，糖1大匙

做法

1. 先将白饭与调味料拌匀备用。
2. 用黄瓜长片包入白饭和红甜椒条，然后卷起。
3. 最后撒上熟芝麻即可。

降低血压功效

每100克黄瓜和甜椒分别含154毫克及274毫克的钾，且黄瓜能祛湿利尿，故这道菜对排出体内多余水分及帮助稳定血压有良好的功效。

低盐美味＋补气养血

红枣党参鸡

- 热量：209.9千卡
- 膳食纤维：2.9克
- 胆固醇：72毫克
- 钠：71.8毫克

材料

枸杞子7克，红枣5粒，党参7克，鸡肉块100克，姜2片

调味料

纯米酒1小匙

做法

1. 先将鸡肉块汆烫备用。
2. 将所有材料放入汤锅中，加适量水一起炖煮。
3. 起锅前加入纯米酒略煮即可。

降低血压功效

枸杞子有降低及稳定血压的效果，党参、红枣有补气、养血的作用。以中药材来烹调，可以减少盐的用量，达到养生的效果。

水果两份

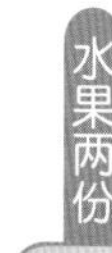
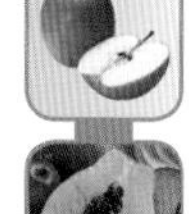

星期六 活力早餐

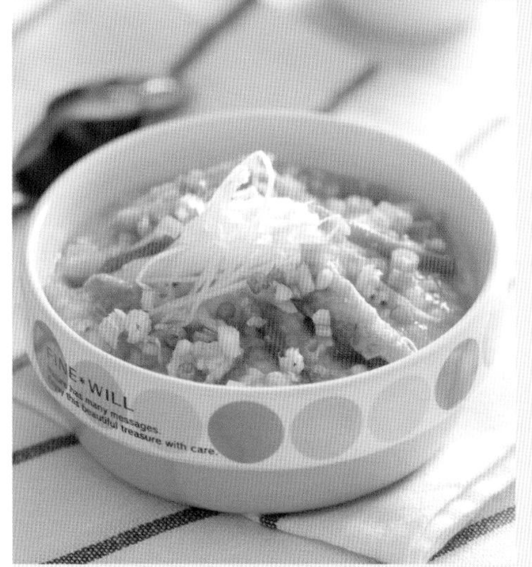

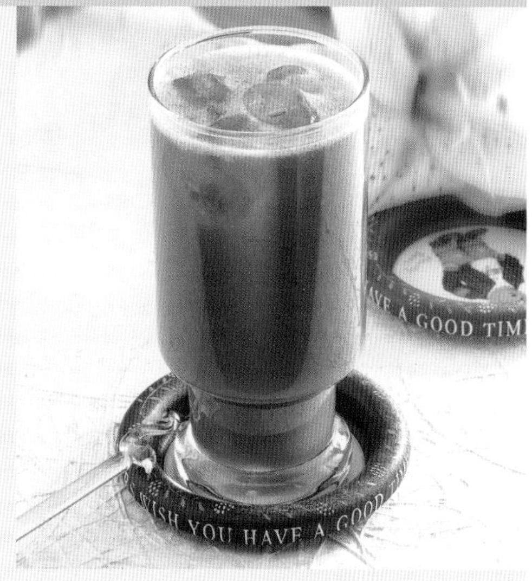

高纤降压+强化免疫力

乌鱼芹菜粥

●热量：376千卡
●膳食纤维：3.2克 ●胆固醇：63毫克
●钠：316.2毫克

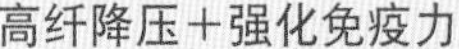

材料

乌鱼肉条100克，洋葱丝30克，胡萝卜丝20克，姜丝30克，芹菜碎50克，荞麦20克，白米30克

调味料

低钠盐1/4小匙，白胡椒粉1/4小匙

做法

1. 将荞麦和白米放入适量沸水中熬煮。
2. 接着将乌鱼肉条、洋葱丝和胡萝卜丝加入做法1中一起熬煮。
3. 起锅前加入调味料、姜丝和芹菜碎略煮即可。

降低血压功效

芹菜富含膳食纤维及钾，有调节血压、降低血脂及强化免疫力的功效。乌鱼富含鱼油成分，其代谢衍生物有松弛平滑肌的作用，对稳定血压有益。

高钾高纤+降低血脂

果蔬汁

●热量：172.4千卡
●膳食纤维：2.2克 ●胆固醇：0毫克
●钠：19.1毫克

材料

菠萝50克，四季豆30克，菠菜30克，水1/6杯，橄榄油1大匙

做法

1. 先将菠萝、四季豆、菠菜切小块备用。
2. 将做法1的蔬果放入果汁机中，分次加水打成果汁。
3. 最后加入橄榄油略打即可。

降低血压功效

四季豆和菠菜皆是高钾蔬菜，平均每100克四季豆和菠菜含196毫克及461毫克钾。钾能排钠，与菠萝搭配，可提供大量纤维，对于降低血脂也有助益。

营养午餐

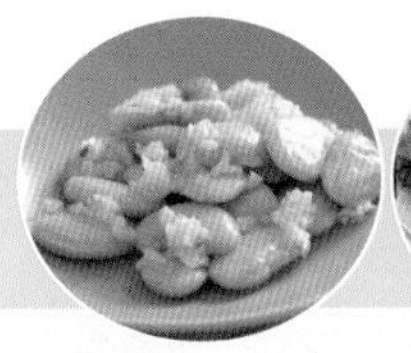
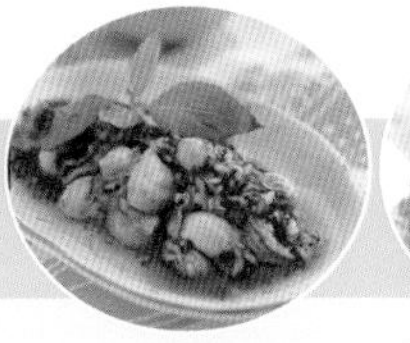
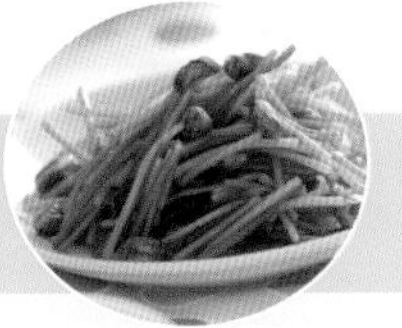

控制血压+降低血脂

蒜香芸豆

3人份

- 热量：250.5千卡
- 膳食纤维：7.7克
- 胆固醇：0毫克
- 钠：241.3毫克

材料

芸豆150克，蒜片20克

调味料

橄榄油2小匙，低钠盐1/4小匙

做法

1. 先将蒜片爆香。
2. 加入芸豆一起翻炒。
3. 起锅前加入调味料略炒即可。

降低血压功效

芸豆富含钾（约每100克含300毫克钾）及膳食纤维，有助于调节血压、血脂，对于维护心血管健康极有助益。

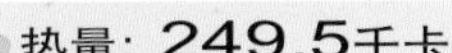

调理血压+低盐美味

嫩姜炒蚝

3人份

- 热量：249.5千卡
- 膳食纤维：1.8克
- 胆固醇：126毫克
- 钠：566.8毫克

材料

嫩姜碎20克，蚝200克，辣椒碎20克

调味料

低盐酱油1小匙，纯米醋2小匙，香油1小匙

做法

1. 先将嫩姜碎、辣椒碎爆香。
2. 将蚝和酱油、纯米醋加入做法1中一起焖煮熟。
3. 起锅前加入香油略拌即可。

降低血压功效

医学研究发现，蚝的萃取物具有降低实验动物收缩压以及舒张压的效果，故适量地摄取蚝，对调理血压有益。

稳定情绪+调节血压

开心水莲

3人份

- 热量：193.8千卡
- 膳食纤维：3.7克
- 胆固醇：0毫克
- 钠：280.4毫克

材料

无盐开心果10克，水莲梗段200克

调味料

低钠盐1/4小匙，蘑菇粉1/2小匙，胡椒粉1/2小匙，橄榄油1/2小匙

做法

1. 炒锅加热倒入橄榄油，再加入水莲梗段略炒。
2. 加入其余调味料及水炒熟。
3. 起锅前加入开心果炒匀即可。

降低血压功效

水莲梗有顺气、解闷、宽心的效果，也富含膳食纤维，开心果富含矿物质，能帮助血压稳定，故二者搭配对稳定情绪、调节血压有益。

元气晚餐

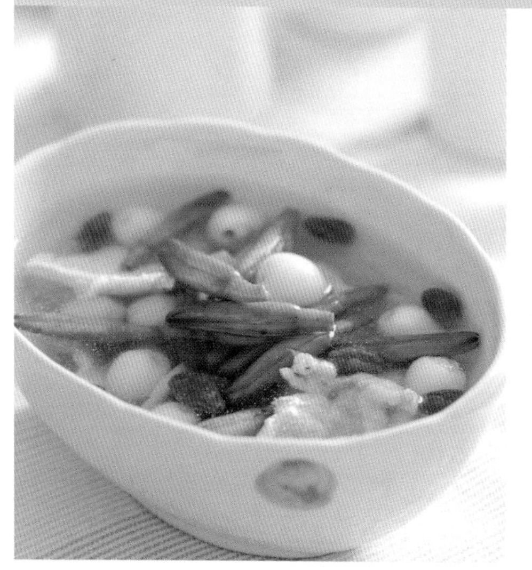

安神清热＋降低血压

金针莲子汤

- 热量：294.8千卡
- 膳食纤维：9.1克　● 胆固醇：56.8毫克
- 钠：454.2毫克

材料

新鲜金针菜50克，莲子100克，猪肉片80克，枸杞子10克

调味料

低钠盐1小匙，香油1/4小匙

做法

1. 先将金针菜入沸水中汆烫熟，再泡水备用。
2. 将所有材料放入汤锅中，加适量水一起熬煮。
3. 起锅前加入调味料略煮即可。

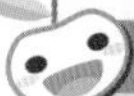

降低血压功效

金针菜富含钙，能松弛血管平滑肌、促进代谢胆固醇，莲子有安神、清热及降血压作用，故两者搭配对调节血压有益。

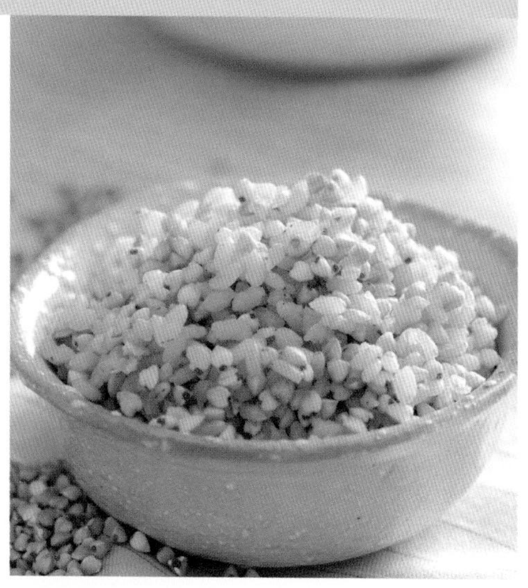

高纤美味＋调节血压

荞麦饭

- 热量：1074千卡
- 膳食纤维：7.4克　● 胆固醇：0毫克
- 钠：8毫克

材料

荞麦1/2杯，胚芽米1.5杯，水2杯

做法

1. 将荞麦、胚芽米洗净后备用。
2. 将荞麦、胚芽米加入电锅内。
3. 再加水至锅中，煮熟即可。

降低血压功效

荞麦和胚芽米一样，都含有丰富的膳食纤维，使这道杂粮饭对调节血压有益。

元气晚餐

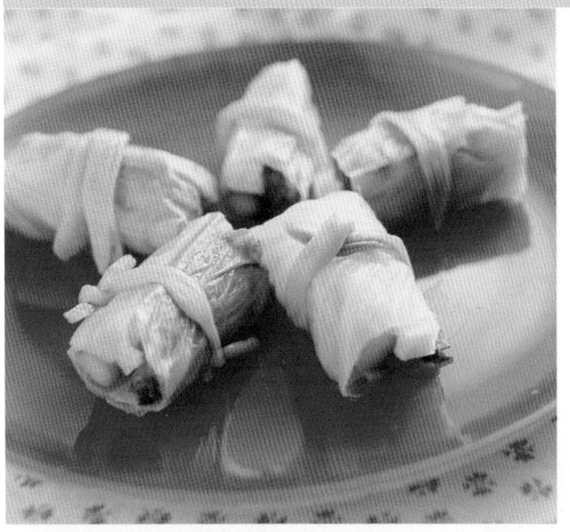

控制血压＋抑制血栓

核桃白菜卷

- 热量：213.6千卡
- 膳食纤维：7.2克　● 胆固醇：0毫克
- 钠：279.3毫克

材料

白菜300克，新鲜金针菇50克，生香菇丝50克，核桃碎20克

调味料

低钠盐1/4小匙

做法

1. 将白菜汆烫后备用。
2. 金针菇、生香菇丝和核桃碎加低钠盐拌匀。
3. 最后用白菜包起做法2，蒸熟即可。

降低血压功效

金针菇和香菇都富含氨基酸和矿物质，且香菇也是高钾食材，更有助于降低血压及抑制血栓。核桃有助于控制血压，并降低患心脏病的概率。

高纤高钾＋稳定血压

双椒炒牛肉

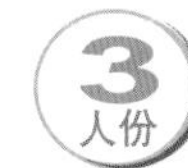

- 热量：315.4千卡
- 膳食纤维：2.1克　● 胆固醇：78毫克
- 钠：226.8毫克

材料

牛肉片150克，洋葱片50克，红甜椒片30克，青椒片30克

调味料

低盐酱油1小匙，橄榄油1小匙

做法

1. 先将洋葱片用橄榄油爆香。
2. 加入其余材料一起拌炒。
3. 起锅前加入其他调味料略炒即可。

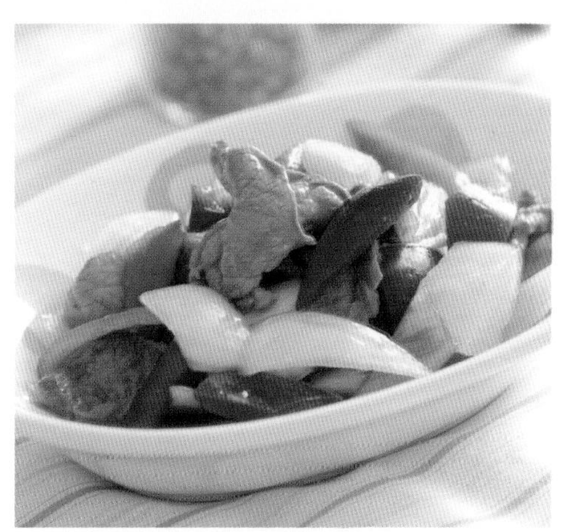

降低血压功效

甜椒和青椒皆富含钾，可调节血压，洋葱含可帮助松弛血管的特殊成分，二者搭配，有助于控制血压。

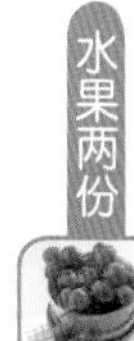

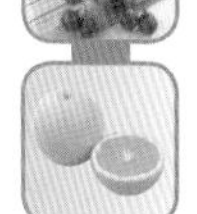

星期日 活力早餐

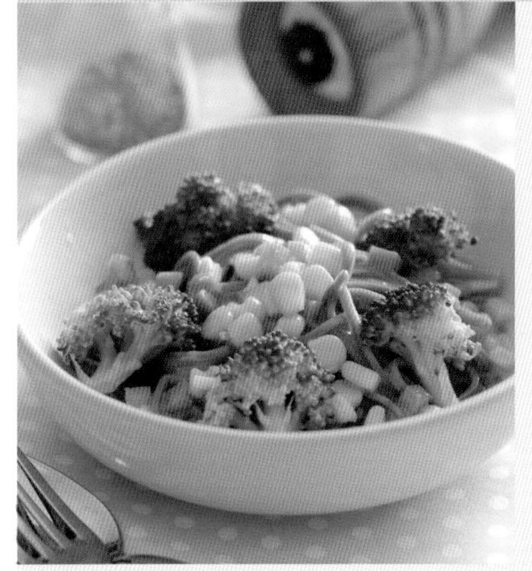

美味抗癌+稳定血压

牛奶香椿面

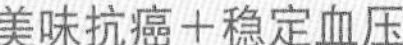

- 热量：546.6千卡
- 膳食纤维：3.2克
- 胆固醇：12毫克
- 钠：578.5毫克

材料

玉米粒30克，胡萝卜丁30克，西蓝花30克，香椿面100克

调味料

脱脂高钙牛奶300克，水200克，黑胡椒粉1/2小匙，低钠盐1/4小匙，蘑菇粉1/4小匙

做法

1. 将香椿面煮熟备用。
2. 将其余材料和调味料一起拌炒。
3. 加入香椿面拌炒至微收汁即可。

降低血压功效

西蓝花、胡萝卜都富含钾，可帮助稳定血压。香椿具有抗癌、降低血压的作用。

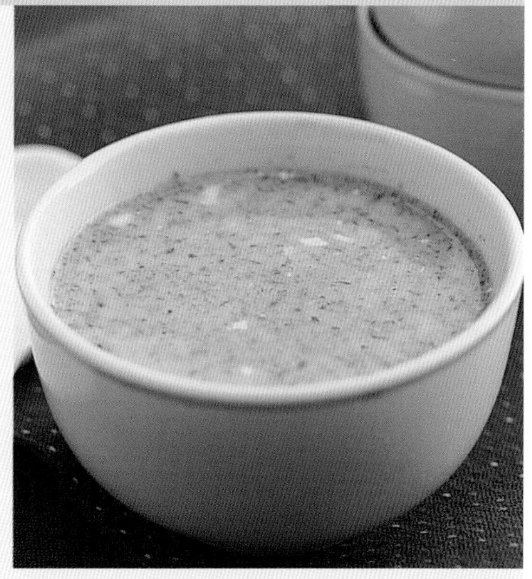

降低血压+保护心血管

开心果豆浆

- 热量：289.3千卡
- 膳食纤维：11.2克
- 胆固醇：0毫克
- 钠：190.1毫克

材料

开心果10克，无糖豆浆350毫升

做法

1. 先将开心果加入果汁机中打碎备用。
2. 加入无糖豆浆略搅拌即可。

降低血压功效

黄豆萃取物异黄酮不但能降低血压（尤其舒张压），还能降低血中低密度脂蛋白。研究还发现，适量摄取（约1/3杯）坚果类有助于控制血压。

营养午餐

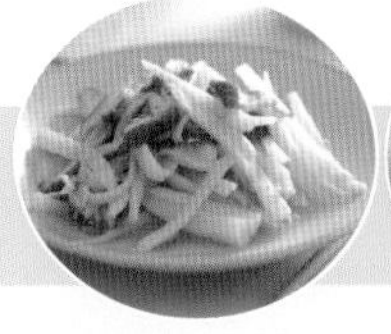
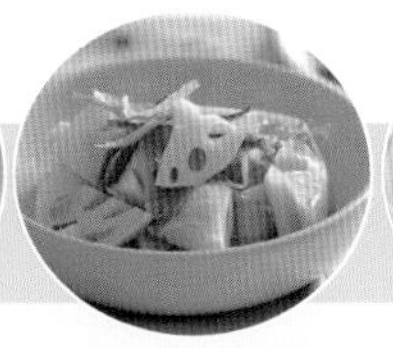
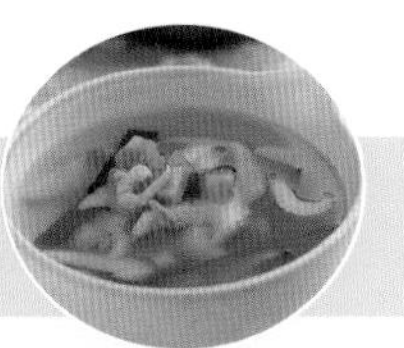

降压抗癌＋高纤降脂

香菇炒冬笋

- 热量：128.4千卡
- 膳食纤维：6.2克
- 胆固醇：0毫克
- 钠：402.3毫克

材料

鲜香菇100克，冬笋100克

调味料

低钠盐1/4小匙，香油1/2小匙，蘑菇粉1/4小匙，橄榄油1小匙

做法

1. 先将鲜香菇和冬笋切丝备用。
2. 将香菇丝和冬笋丝用橄榄油翻炒。
3. 起锅前加入其他调味料略炒即可。

降低血压功效

香菇富含多糖体及膳食纤维，故能抗癌、控制血脂。香菇还富含钾，100克干香菇含约1482毫克钾，因此更能够加强稳定与控制血压的作用。

清热降火＋抗氧化

凉拌莲藕

3人份

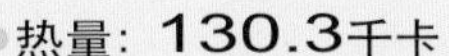

- 热量：130.3千卡
- 膳食纤维：5.2克
- 胆固醇：0毫克
- 钠：283.5毫克

材料

莲藕块100克，胡萝卜丝20克，辣椒丝20克，芹菜段20克，熟芝麻2克

调味料

低钠盐1/4小匙，香油1/2小匙

做法

1. 将莲藕块、胡萝卜丝和芹菜段氽烫备用。
2. 将莲藕块、胡萝卜丝、芹菜段、辣椒丝和低钠盐一起拌匀。
3. 最后加入香油和熟芝麻拌匀即可。

降低血压功效

莲藕有清热、降火的作用，且富含维生素C，故在炎热的夏季食用，可以促进体内多余水分的排出、调节血压、抗氧化。

稳定血压＋降低血脂

番茄金针汤

- 热量：66.5千卡
- 膳食纤维：2.7克
- 胆固醇：0毫克
- 钠：440.5毫克

材料

番茄100克，金针菜50克，海带芽1克

调味料

低钠盐1/4小匙，香油1/2小匙，蘑菇粉1/4小匙

做法

1. 先将番茄切丁备用。金针菜入沸水氽烫熟。
2. 将所有材料放入汤锅中，加适量水一起熬煮。
3. 起锅前加入调味料略煮即可。

降低血压功效

富含钾的番茄可预防血压上升、预防心血管疾病。金针菜富含钙，具有松弛血管平滑肌以及促进胆固醇代谢的作用。

元气晚餐

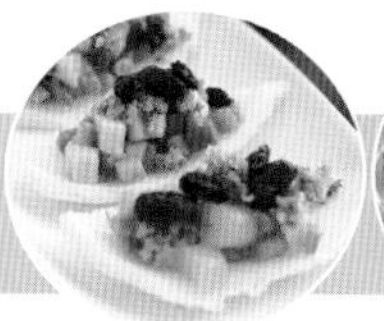
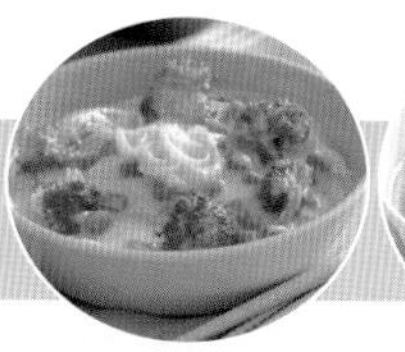
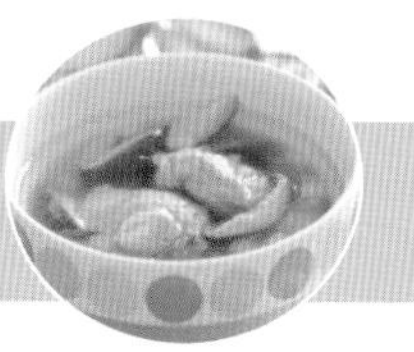

调节血压＋降低血脂

三色炒山药

- 热量：160.9千卡
- 膳食纤维：4克
- 胆固醇：0毫克
- 钠：279.7毫克

材料

玉米粒40克，四季豆40克，胡萝卜50克，山药50克

调味料

低钠盐1/4小匙，香油1/2小匙

做法

1. 先将四季豆、胡萝卜和山药切丁备用。
2. 将所有材料一起拌炒。
3. 起锅前加入调味料略炒即可。

降低血压功效

四季豆和胡萝卜富含钾，有调节血压的功效。山药萃取物可使实验动物的血压降低，对降低血脂也有帮助。

高钙高钾＋高纤降压

蔬菜荞麦面

- 热量：208千卡
- 膳食纤维：3.4克
- 胆固醇：1毫克
- 钠：437.5毫克

材料

西蓝花块50克，胡萝卜丁20克，荞麦面50克

调味料

低脂牛奶100克，蘑菇粉1/4小匙，低钠盐1/4小匙，面粉2小匙（过筛）

做法

1. 先将荞麦面煮熟备用。
2. 将调味料混合，放锅中略煮，再拌入西蓝花及胡萝卜丁，关火，拌入荞麦面。
3. 最后将做法2放入焗烤盘，略烤即可。

水果一份

降低血压功效

每100克西蓝花和胡萝卜分别含349毫克及245毫克的钾，搭配富含钙的牛奶，使这道面对调节血压有一定帮助。

美味抗癌＋稳定血压

玉米鸡块汤

- 热量：297千卡
- 膳食纤维：3.9克
- 胆固醇：72毫克
- 钠：43.4毫克

材料

新鲜玉米100克，鸡肉100克，鲜香菇20克

调味料

低钠盐少许

做法

1. 先将玉米、鸡肉切块，鲜香菇切成片状备用。
2. 将所有材料加入汤锅中，加入适量水一起熬煮。
3. 最后以低钠盐调味即可。

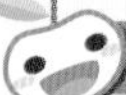

降低血压功效

香菇富含多糖及膳食纤维，能抗癌、控制血脂，香菇还富含钾，对稳定与控制血压有益。

第四周 掌握“二多三少”，血压更稳定

星期一 活力早餐

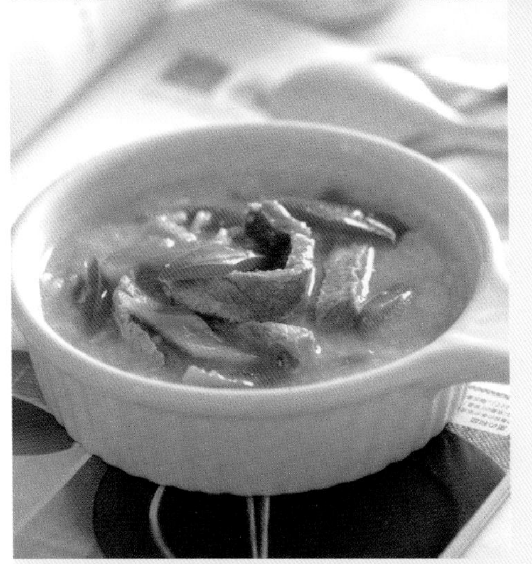

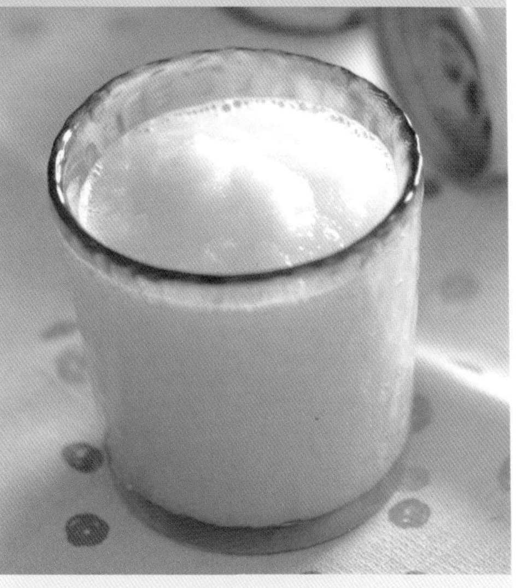

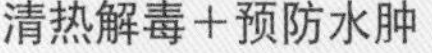

清热解毒＋预防水肿

双椒牛肉粥

- 热量：281.5千卡
- 膳食纤维：5.1克
- 胆固醇：26毫克
- 钠：267.1毫克

材料

红甜椒片70克，青椒片50克，牛柳50克，白米30克，绿豆20克

调味料

低钠盐1/4小匙

做法

1. 先将白米和绿豆放入沸水中熬煮至软。
2. 将其余材料加入做法1中熬煮。
3. 起锅前加入低钠盐略煮即可。

降低血压功效

甜椒和青椒皆富含钾，可调节血压，绿豆具有清热解毒、利湿的作用，故这道粥对稳定血压及预防水肿有益。

调节血压＋帮助消化

蜂蜜白萝卜汁

- 热量：72.8千卡
- 膳食纤维：2.6克
- 胆固醇：0毫克
- 钠：46毫克

材料

白萝卜200克，蜂蜜2小匙

做法

1. 先将白萝卜切小块备用。
2. 将白萝卜块放入果汁机中打成果汁。
3. 最后加入蜂蜜略打散即可。

降低血压功效

中医认为有凉血平肝效果的食材多能降血压，而白萝卜即其中之一，加上它富含消化酶，故除了可调节血压、排水外，还能帮助消化。

营养午餐

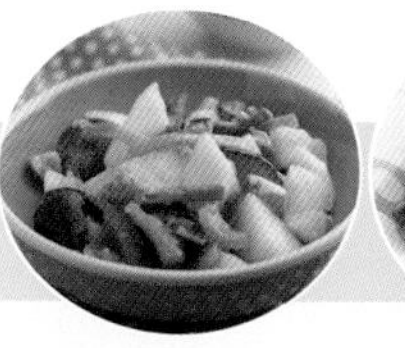
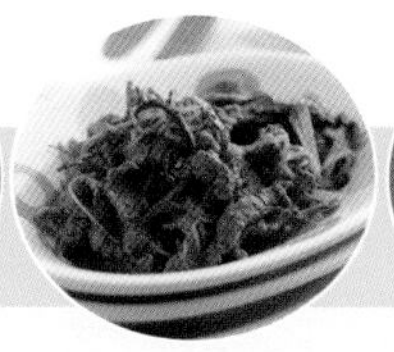
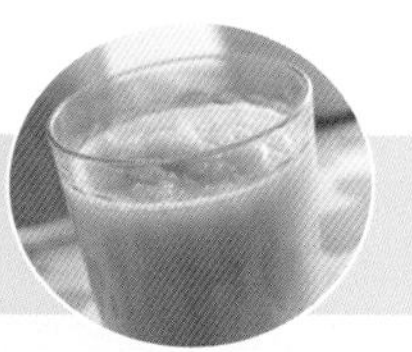

去湿利尿+调节血压

姜丝烩冬瓜

- 热量：98.4千卡
- 膳食纤维：4.6克
- 胆固醇：0毫克
- 钠：260.1毫克

材料

胡萝卜丝20克，姜丝50克，冬瓜片250克

调味料

橄榄油1/2小匙，低钠盐1/4小匙

做法

1. 先将姜丝用橄榄油爆香。
2. 加入胡萝卜丝和冬瓜片一起拌炒。
3. 起锅前加入其他调味料略炒即可。

降低血压功效

冬瓜性凉，有祛湿利尿效果，可帮助去除身体多余水分，其萃取物具抑制血压上升的作用，故这道菜对稳定、调节血压有益。

高钾降压+代谢脂肪

芥菜炒牛肉

- 热量：276.2千卡
- 膳食纤维：4.6克
- 胆固醇：90毫克
- 钠：547.7毫克

材料

芥菜片200克，牛肉片150克，辣椒片20克

调味料

低盐酱油1小匙，低钠盐1/4小匙，橄榄油1小匙

做法

1. 先将辣椒片用橄榄油爆香。
2. 然后加入芥菜片、牛肉片一起翻炒。
3. 起锅前加入其他调味料略炒即可。

降低血压功效

芥菜含有丰富的膳食纤维和钾，因此可以帮助身体排钠，帮助稳定血压，膳食纤维还有助于代谢脂质，对控制血压有益。

清热降压+预防心血管疾病

西瓜翠衣汁

- 热量：48千卡
- 膳食纤维：1.5克
- 胆固醇：0毫克
- 钠：2.5毫克

材料

西瓜皮（白色部分）100克，菠萝50克，苹果50克，矿泉水300毫升

做法

1. 先将西瓜皮、菠萝、苹果切小块备用。
2. 将做法1的材料加入果汁机中。
3. 分次加入矿泉水打成果汁即可。

降低血压功效

西瓜皮又称为西瓜翠衣，能清热、降血压，菠萝和苹果富含消化酶、膳食纤维及钾，因此有助于控制血压、预防心血管疾病发生。

营养午餐

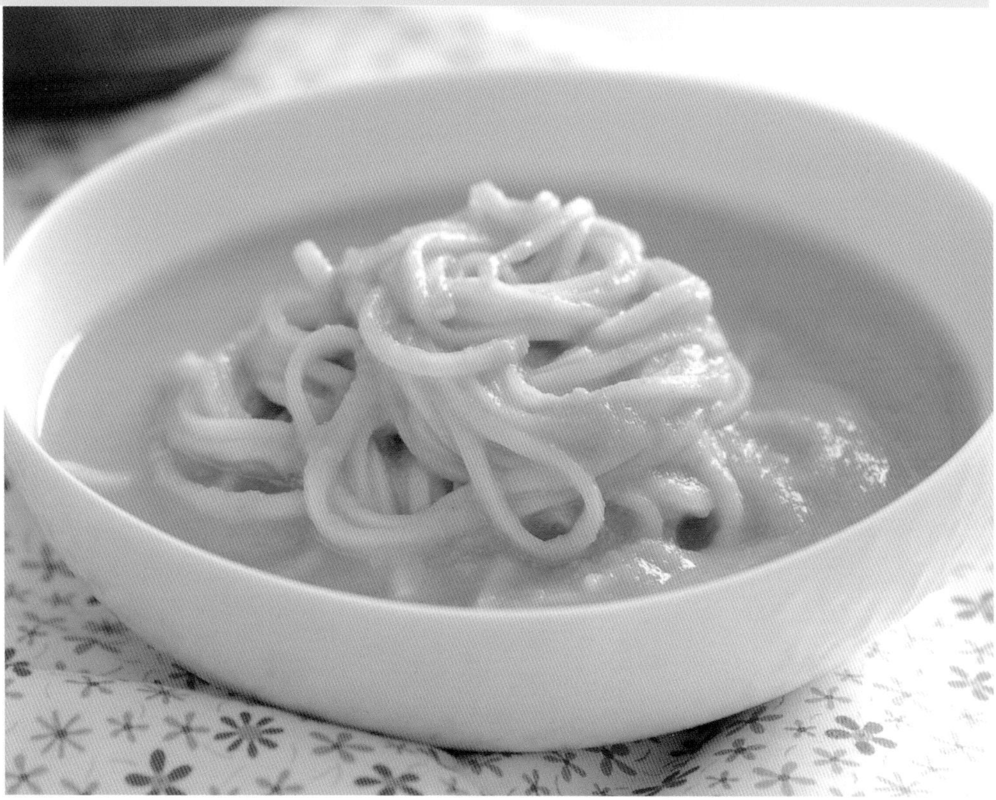

高钾高纤＋稳定血压

豌豆面

- 热量：267.7千卡
- 膳食纤维：10克
- 胆固醇：0毫克
- 钠：404.5毫克

材料

豌豆100克（打汁），全麦面条50克

调味料

低钠盐1/4小匙，蘑菇粉1/4小匙，香油1/4小匙

做法

1. 全麦面条用滚水煮熟，沥干备用。
2. 另起汤锅加入豌豆汁，再加1碗水煮沸。
3. 最后加入调味料及面条即可。

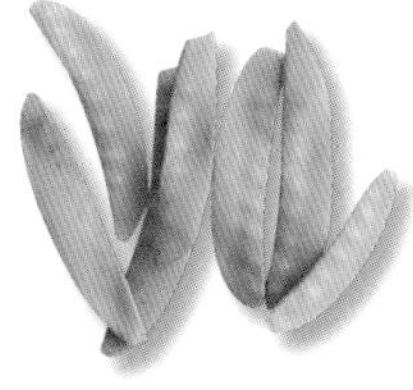

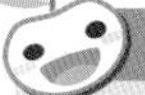

降低血压功效

这道面中的豌豆含有丰富的钾及膳食纤维，且以全麦面条取代一般面条，可增加膳食纤维的摄取量，因此对于平衡血钠、稳定血压非常有帮助。

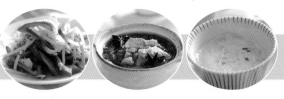

元气晚餐

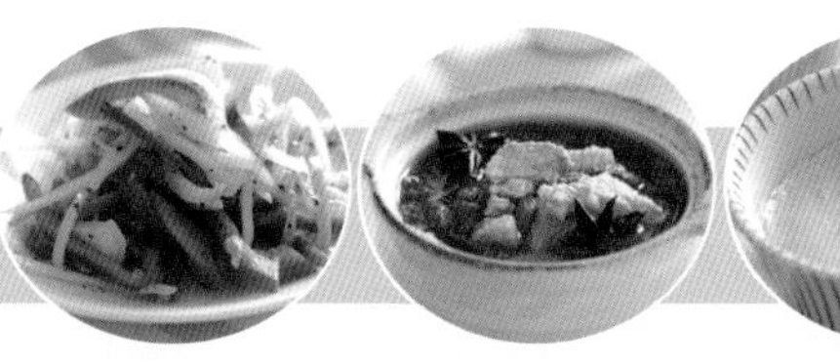

调节血压＋高钾抗癌

炒双椒

- 热量：52.5千卡
- 膳食纤维：3.8克 ● 胆固醇：0毫克
- 钠：246毫克

材料

青椒100克，红甜椒50克，洋葱30克

调味料

黑胡椒粗粒1/4小匙，低钠盐1/4小匙，纯米酒1/4小匙，纯米醋1/2小匙

做法

1. 先将青椒、红甜椒和洋葱切丝备用。
2. 将所有材料一起翻炒。
3. 起锅前加入调味料略炒即可。

降低血压功效

甜椒和青椒一样含有丰富的钾（每100克约274毫克以上的钾），洋葱含有丰富的降血压化合物，故有助于调节、稳定血压与抗癌。

低盐美味＋补血养身

烧酒猪肉药膳

- 热量：577千卡
- 膳食纤维：0克 ● 胆固醇：71毫克
- 钠：48毫克

材料

猪肉200克，川芎5克，当归5克，桂枝1克，桂心1克，大茴香2粒，枸杞子少许

调味料

纯米酒1瓶

做法

1. 先将猪肉切块备用。
2. 将所有食材加入汤锅。
3. 最后加入整瓶米酒烧煮熟即可。

降低血压功效

这道药膳中的药材不但能促进血液循环及补血，且由于使用中药材，烹调时不需额外添加盐，故适合高血压患者在冬季食用。

稳定血压＋代谢脂肪

海藻翡翠蛋

- 热量：144.5千卡
- 膳食纤维：0.3克 ● 胆固醇：433毫克
- 钠：532.5毫克

材料

小麦胚芽粉5克，蛋液100毫升，珊瑚草（麒麟菜）2克，螺旋藻5克

调味料

低钠盐1/4小匙

做法

1. 先将小麦胚芽粉和低钠盐与蛋液打匀备用。
2. 将珊瑚草和蓝藻一起放入容器中加入做法1的蛋液，蒸熟即可。

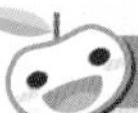

降低血压功效

珊瑚草和蓝藻都是海藻。海藻富含矿物质及特殊多糖，含丰富的钾，帮助稳定血压及代谢脂肪，但含钠量较高，须注意食用量。

水果两份

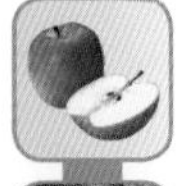

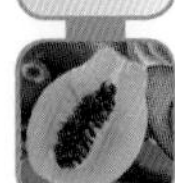

星期二 活力早餐

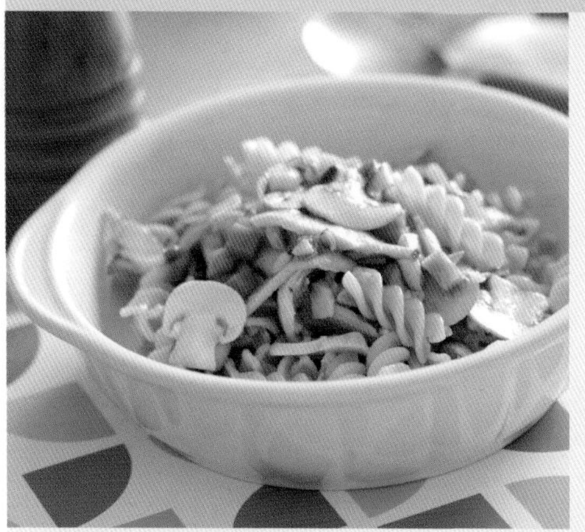

高纤抗癌+控制血压

鲜菇螺丝面

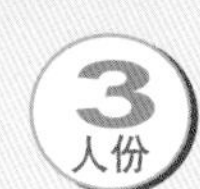

- 热量：579.5千卡
- 膳食纤维：4.9克 ● 胆固醇：12毫克
- 钠：452.6毫克

材料

新鲜蘑菇片50克，姬菇片30克，香菇片30克，脱脂高钙牛奶300克，螺丝面100克，新鲜玉米粒20克，胡萝卜丁20克

调味料

低钠盐1/4小匙，白酒1/2小匙，橄榄油1/2小匙

做法

1. 先将螺丝面烫熟备用。
2. 将除螺丝面、牛奶外的材料用橄榄油爆香，再加入牛奶和其他调味料一起熬煮。
3. 最后加入螺丝面煮至微收汁。

降低血压功效

菇类富含膳食纤维、钾及多糖，对控制血压、降低血脂与抗癌都很有助益，再加上牛奶中的钙，对缓解血管壁压力、控制血压有帮助。

调节血压+预防肥胖

猕猴桃橘子汁

- 热量：173千卡
- 膳食纤维：7.5克 ● 胆固醇：0毫克
- 钠：18毫克

材料

猕猴桃300克，橘子100克

做法

1. 将猕猴桃和橘子切成小块。
2. 将猕猴桃块和橘子块放入果汁机中打成果汁。

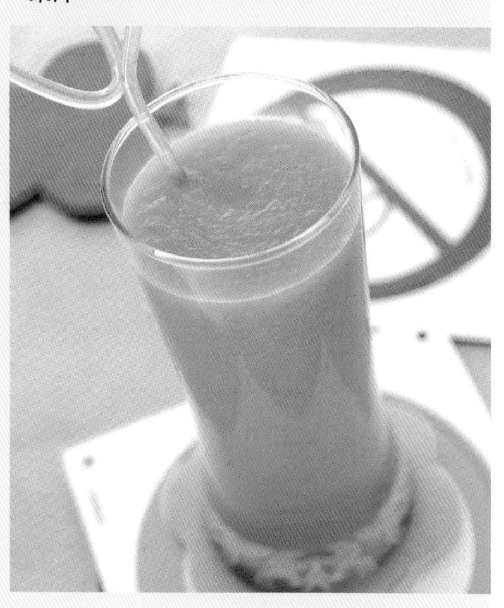

降低血压功效

橘子富含维生素C、膳食纤维与果酸，有助于消化，猕猴桃除含丰富膳食纤维外，也有大量的钾，故这道果汁对调节血压、帮助排便与预防肥胖有益。

营养午餐

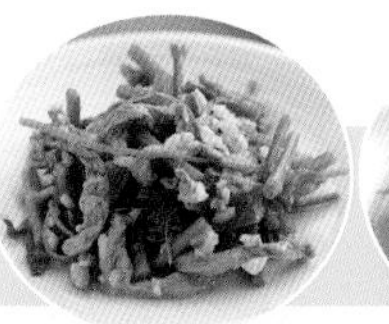
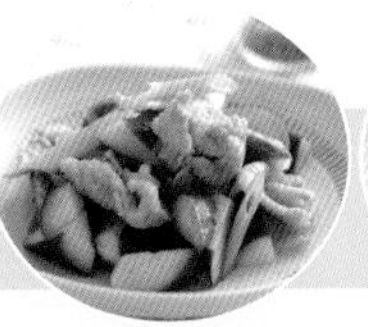
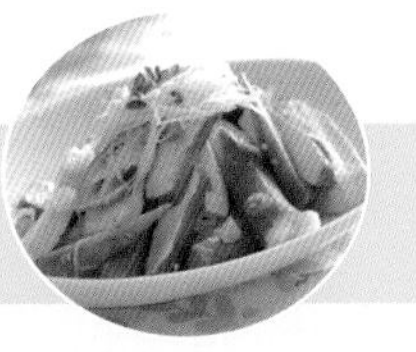

降低血压+高纤消脂

凉拌龙须菜

- 热量：90千卡
- 膳食纤维：16.1克
- 胆固醇：0毫克
- 钠：281.1毫克

材料

海藻龙须菜100克，芹菜段20克，胡萝卜30克，葱10克，姜10克，辣椒10克

调味料

低钠盐1/4小匙，香油1/4小匙，胡椒粉1/4小匙

做法

1. 胡萝卜、葱、姜、辣椒切丝备用。
2. 将龙须菜氽烫备用。
3. 最后将所有材料和调味料拌匀即可。

降低血压功效

龙须菜富含不饱和脂肪酸、多糖及矿物质，能降低血压与血脂。胡萝卜和芹菜可提供钾和膳食纤维，使这道菜对稳定血压、消脂有益。

去湿利尿+稳定血压

黄瓜炒鸭块

- 热量：238.9千卡
- 膳食纤维：2克
- 胆固醇：139.5毫克
- 钠：513.7毫克

材料

拍碎的黄瓜150克，蒜末30克，罗勒20克，鸭肉块150克

调味料

低钠盐1/4小匙，蘑菇粉1/4小匙，香油1/2小匙，橄榄油1/2小匙

做法

1. 将蒜末用橄榄油爆香，加入鸭肉块一起拌炒，再加其他调味料及少许水略煮。
2. 加入黄瓜一起翻炒。
3. 起锅前加入罗勒略炒即可。

降低血压功效

黄瓜含有丰富的钾，且具有祛湿利尿的效果，故这道菜对于排出体内多余水分以及帮助稳定血压都可发挥良好的功效。

健胃整肠+降低血脂

秋葵炒双白

- 热量：227.8千卡
- 膳食纤维：4.3克
- 胆固醇：0毫克
- 钠：191.4毫克

材料

臭豆腐100克，豆干80克，秋葵20克，葱花20克，姜丝10克，辣椒碎20克

调味料

蘑菇粉2小匙

做法

1. 先将臭豆腐和豆干切片备用。
2. 将葱花、姜丝、辣椒碎和臭豆腐片、豆干片爆香。
3. 最后加入秋葵，和蘑菇粉一起翻炒即可。

降低血压功效

膳食纤维可帮助肠胃蠕动、降低血脂，而钾、钙和异黄酮能调节肌肉收缩、降低血压，使这道菜对稳定血压与降低血脂有益。

元气晚餐

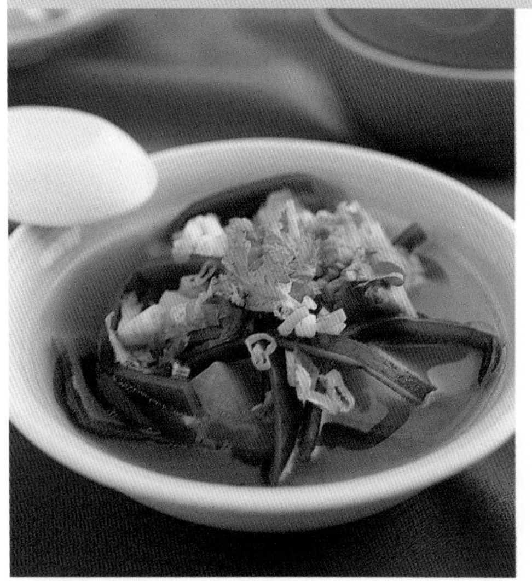

控制血压＋代谢脂肪

玉米海带汤

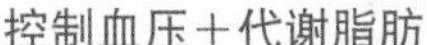

- 热量：153.7千卡
- 膳食纤维：7.9克
- 胆固醇：0毫克
- 钠：544.8毫克

材料

新鲜玉米100克，海带50克，冬瓜50克，四季豆50克

调味料

低钠盐1/4小匙，香油1/4小匙

做法

1. 先将玉米和冬瓜切小块，四季豆切斜段备用。
2. 将所有材料放入汤锅中一起熬煮。
3. 起锅前加入调味料略煮即可。

降低血压功效

海带富含膳食纤维，四季豆富含膳食纤维及矿物质，因此有帮助和缓解血压上升、排出体内废物、促进脂肪代谢的作用，对控制血压有益。

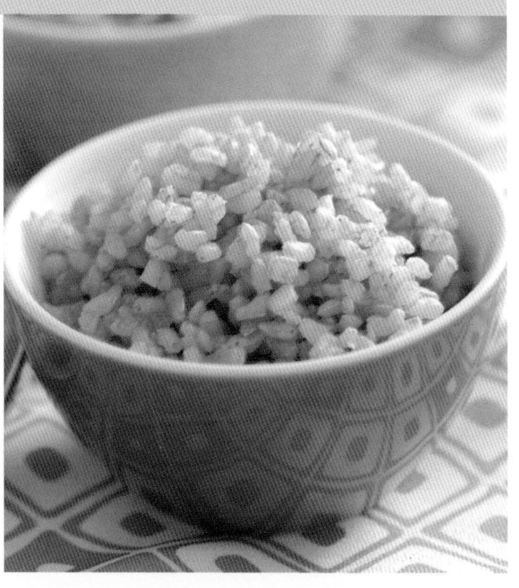

高钾可口＋稳定血压

小麦草饭

- 热量：1032.5千卡
- 膳食纤维：5.5克
- 胆固醇：0毫克
- 钠：5毫克

材料

胚芽米2杯，小麦草汁1杯，水1杯

做法

1. 将胚芽米洗净备用。
2. 将胚芽米放入电锅内。
3. 最后加入小麦草汁，煮熟即可。

降低血压功效

小麦草汁由牧草打成，富含钾，能保持血压稳定，但也因为高钾，食用时更要避免食用过量，肾脏病患者尤其要注意。

元气晚餐

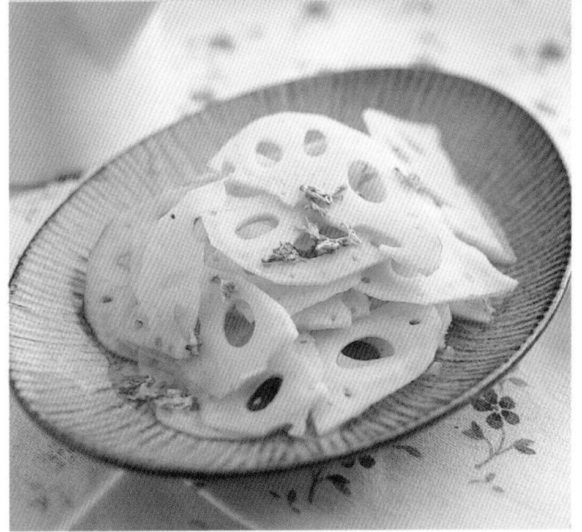

滋阴清热＋稳定血压

芝麻莲藕片

●热量：198.9千卡
●膳食纤维：6.7克 ●胆固醇：0毫克
●钠：501.6毫克

材料

熟芝麻20克，莲藕片150克，葱花10克

调味料

低钠盐1/4小匙，蘑菇粉1/8小匙，香油1/4小匙

做法

1. 先将莲藕片汆烫后备用。
2. 将莲藕片与调味料拌匀。
3. 最后撒上熟芝麻及葱花即可。

清热利水＋预防心血管疾病

马蹄炒肉

●热量：276.5千卡
●膳食纤维：6.7克 ●胆固醇：71毫克
●钠：412.1毫克

材料

马蹄块20克，胡萝卜块20克，黑豆30克，猪肉块100克，芹菜段20克

调味料

低盐酱油1小匙，蘑菇粉1/4小匙，纯米酒1/2小匙，橄榄油1/2小匙

做法

1. 先将芹菜段用橄榄油爆香。
2. 加入其余材料一起翻炒。
3. 起锅前加入其他调味料略炒即可。

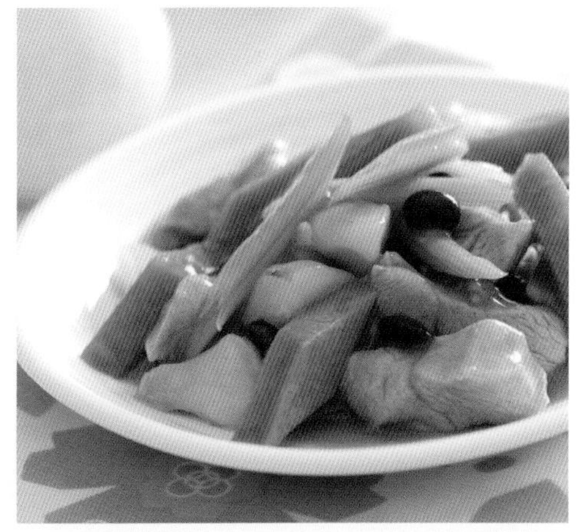

水果两份

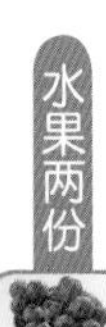

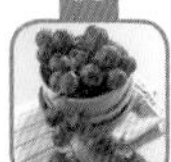

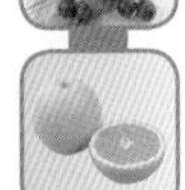

降低血压功效

莲藕味甘、性寒，富含维生素C、B族维生素与氨基酸，在夏季食用可清热及降低血压。另外，芝麻所含脂肪酸可促进平滑肌收缩、稳定血压。

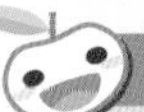

降低血压功效

马蹄性凉，有清热利水的作用，胡萝卜和芹菜含有丰富的钾和膳食纤维，故这道菜对控制血压及预防心血管疾病有益。

星期三 活力早餐

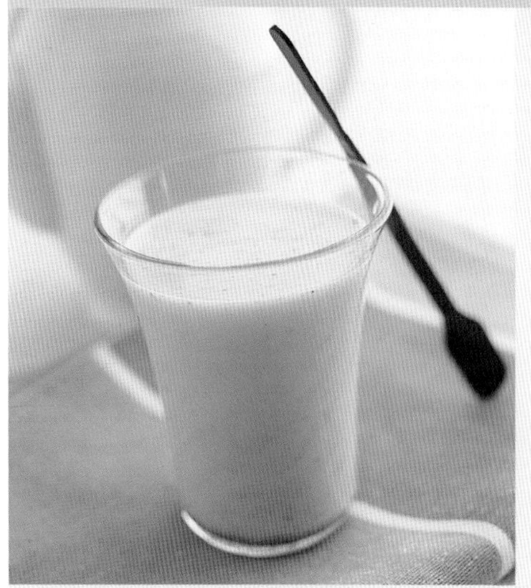

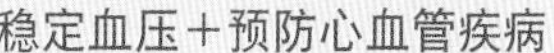

稳定血压＋预防心血管疾病

紫米燕麦饮

- 热量：356.1千卡
- 膳食纤维：5克
- 胆固醇：0毫克
- 钠：65.5毫克

材料

紫米30克，熟燕麦20克，青豆仁30克，黑豆浆300毫升

做法

1. 先将黑豆浆煮沸。
2. 加入紫米和熟燕麦一起熬煮。
3. 最后起锅前加入青豆仁略煮即可。

降低血压功效

紫米、燕麦和青豆分别富含膳食纤维及钾，而黑豆浆则富含黄酮类与钙，这些营养素有助于稳定血压及预防心血管疾病的发生。

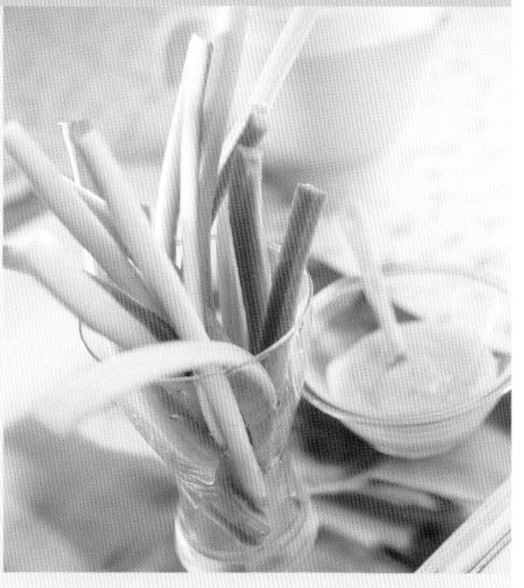

代谢脂肪＋降低血压

酸奶蔬菜棒

- 热量：100千卡
- 膳食纤维：2.1克
- 胆固醇：6毫克
- 钠：111.2毫克

材料

西芹30克，黄瓜60克，胡萝卜50克，橙汁1大匙，低脂酸奶4大匙

做法

1. 将西芹、黄瓜和胡萝卜切成粗条备用。
2. 再将橙汁和低脂酸奶调匀备用。
3. 最后将蔬菜棒蘸取做法2的酱汁即可食用。

降低血压功效

黄瓜能祛湿利尿，而橙子和胡萝卜富含钾，均有助于预防高血压。搭配高纤维的西芹，使这道菜有助于降低血压，还有利于脂肪代谢、促进胃肠道蠕动。

营养午餐

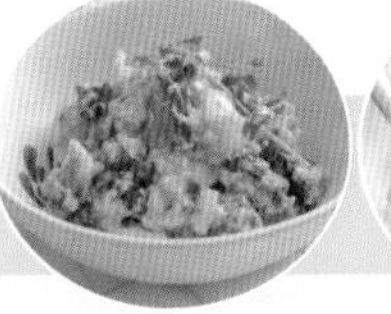
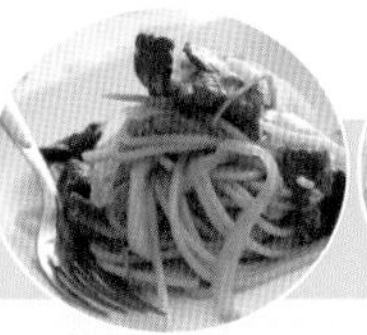
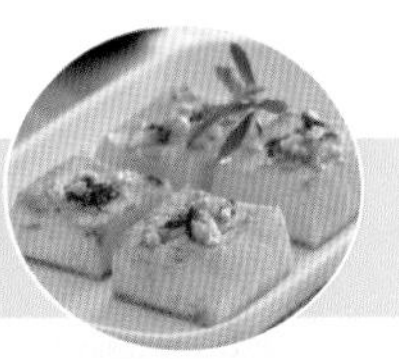

低盐美味＋控制血压

番茄滑葱蛋

- 热量：163.3千卡
- 膳食纤维：3.2克
- 胆固醇：216.5毫克
- 钠：316.3毫克

材料

番茄丁200克，葱花30克，鸡蛋1个

调味料

低钠盐1/4小匙，糖1/2小匙，水1/2小杯，橄榄油1/2小匙

做法

1. 先将鸡蛋和盐、糖、水一起拌匀。
2. 将番茄丁和葱花用橄榄油爆炒。
3. 最后将做法1的蛋液加入做法2中快炒即可。

降低血压功效

制作高血压饮食时，宜常利用食物本身的酸甜味减少食盐用量。这道菜利用番茄天然酸味增添风味，且番茄含钾，对控制血压有益。

低钠美味＋稳定血压

意大利炒面

- 热量：361.4千卡
- 膳食纤维：2.7克
- 胆固醇：0毫克
- 钠：255.7毫克

材料

意大利面60克，胡萝卜丁30克，玉米粒20克，青豆10克

调味料

橄榄油2小匙，低钠盐1/4小匙，意大利综合香料2小匙，黑胡椒粗粉1/4小匙

做法

1. 先将意大利面煮熟备用。
2. 用橄榄油将其余材料爆香，再加入其他调味料翻炒。
3. 最后加入意大利面拌炒均匀。

降低血压功效

胡萝卜和青豆皆富含钾，可调节血压。这道菜的另一特色是利用异国风味的香料减少盐的用量，对稳定血压有益。

降低血脂＋低钠降压

蒜香烤豆腐

- 热量：188.4千卡
- 膳食纤维：1.2克
- 胆固醇：0毫克
- 钠：300.4毫克

材料

豆腐2块，辣椒碎10克，蒜末10克，香菜10克

调味料

低盐酱油2小匙

做法

1. 先将辣椒碎和蒜末爆香。
2. 加入酱油略炒。
3. 把豆腐涂上做法2，烤至双面焦酥即可。

降低血压功效

富含异黄酮及钙的豆腐最适合高血压、高脂血症患者食用。异黄酮能降低舒张压，钙可调节肌肉收缩，相辅相成对稳定血压与降低血脂有帮助。

元气晚餐

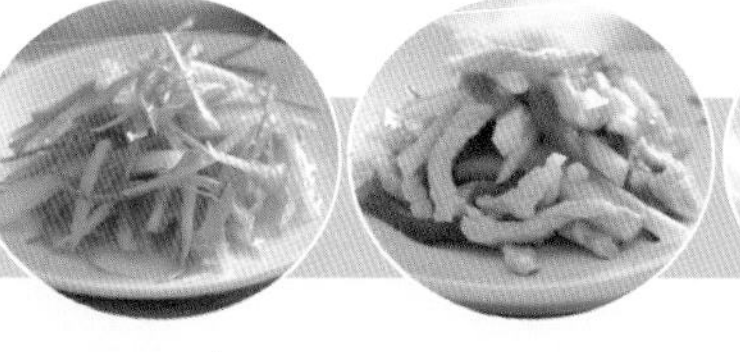
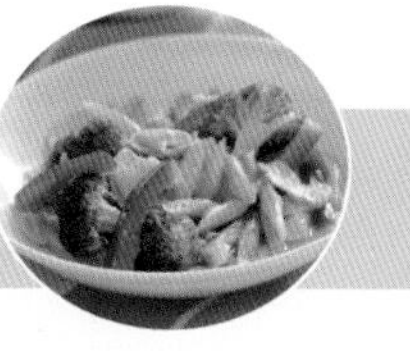

高钾高纤＋降低血压

胡萝卜炒洋葱
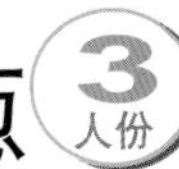

3人份

- 热量：185千卡
- 膳食纤维：6克
- 胆固醇：0毫克
- 钠：557.3毫克

材料

胡萝卜200克，洋葱50克

调味料

橄榄油2小匙，低钠盐1/4小匙，蘑菇粉1/4小匙

做法

1. 先将胡萝卜和洋葱切丝备用。
2. 将胡萝卜丝和洋葱丝用橄榄油翻炒。
3. 起锅前加入其他调味料略炒即可。

降低血压功效

胡萝卜和洋葱都富含钾。钾可调节体内的钠，有助于控制血压，且洋葱含特殊降血压的化合物，故两者相互搭配，对控制高血压有益。

调节血压＋降低血脂

芹菜炒肉丝

3人份

- 热量：210.2千卡
- 膳食纤维：2.1克
- 胆固醇：106.5毫克
- 钠：342.4毫克

材料

芹菜50克，木耳20克，猪肉150克

调味料

低钠盐1/4 小匙，香油1/2小匙

做法

1. 先将芹菜切段，木耳和猪肉切丝备用。
2. 将做法1的原料放入锅中翻炒。
3. 起锅前加入调味料略炒即可。

降低血压功效

木耳富含多糖及水溶性膳食纤维，可降低血脂及控制血压，芹菜富含纤维及钾，故这道菜对调节血压、降低血脂有益。

高纤排毒＋高钾降压

红椒炒豆菜

3人份

- 热量：138.2千卡
- 膳食纤维：8.1克
- 胆固醇：0毫克
- 钠：74.2毫克

材料

红甜椒条70克，四季豆段50克，口蘑片50克，西蓝花200克

调味料

蒜末1小匙，胡椒粉1小匙，玉米粉1小匙，橄榄油1小匙

做法

1. 炒锅加热后倒入橄榄油，爆香蒜末，再加入四季豆段。
2. 加入其他食材及调味料略炒。
3. 最后加入1/4杯水煮熟即可。

降低血压功效

西蓝花、红甜椒和口蘑分别富含钙及钾，四季豆则富含膳食纤维。故这道菜可增加饮食中钾及钙的量，进而帮助稳定血压、促进废物排出。

水果两份

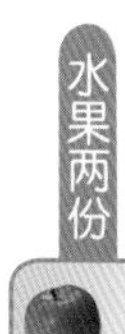
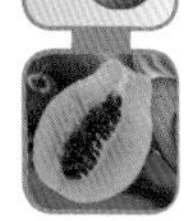

星期四 活力早餐

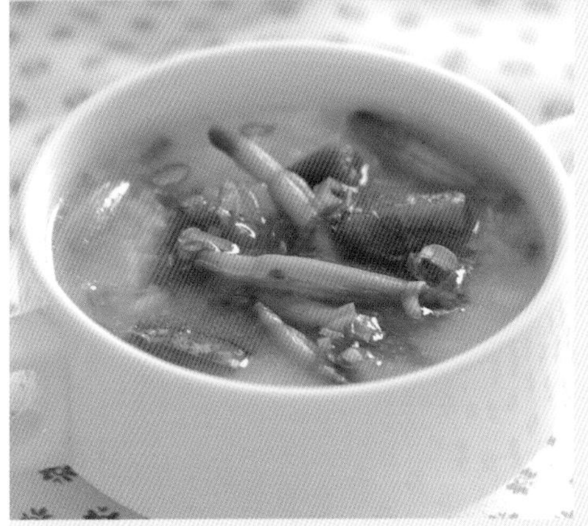

高纤低脂+抑制血栓

番茄金针粥

- 热量：281.2千卡
- 膳食纤维：4.2克 ● 胆固醇：0毫克
- 钠：241.3毫克

材料

番茄丁70克，新鲜金针菜80克，葱花30克，白米50克

调味料

低钠盐1/4小匙，白芝麻油5克

做法

1. 先将适量的水煮沸，加入白米，以小火熬煮。金针菜入沸水中煮熟透，再用清水浸泡。
2. 再将番茄丁和金针菜放入做法1中一起熬煮熟。
3. 起锅前加入调味料和葱花略煮即可食用。

降低血压功效

高纤低脂的金针菜富含矿物质，有助于降低血压与抑制血栓，而番茄富含钾与抗氧化物，故这道粥对稳定血压、预防心血管疾病有益。

调理血压+抗氧化

槟榔山楂汁

- 热量：0千卡
- 膳食纤维：0克 ● 胆固醇：0毫克
- 钠：0毫克

材料

槟榔2粒，山楂20克，甘草3克，水700毫升

做法

1. 将汤锅加水煮沸。
2. 将槟榔、山楂和甘草加入略煮。
3. 最后放凉即可饮用。

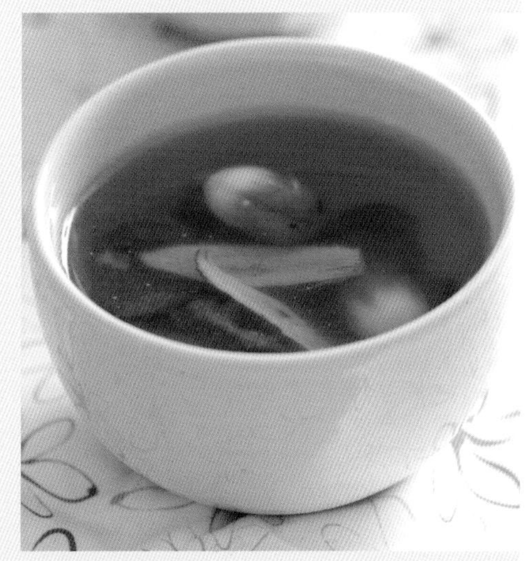

降低血压功效

山楂萃取物能抑制胆固醇生成，甘草富含类黄酮物质，可加强抗氧化效果，槟榔能清热，故这道饮品有协助调理高血压的辅助食疗功效。

营养午餐

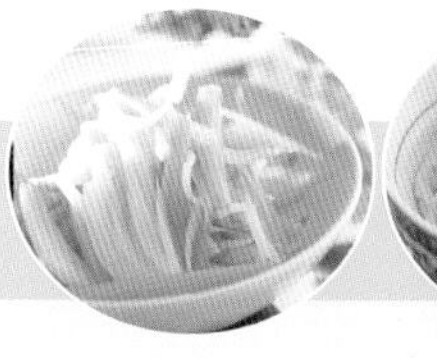
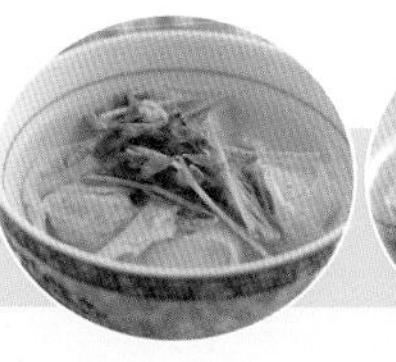
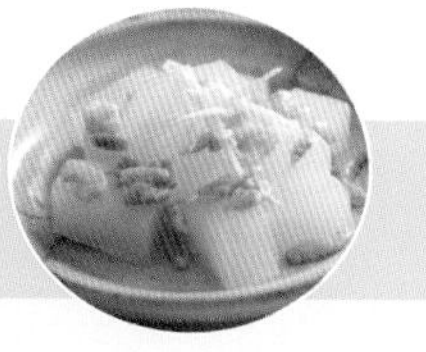

调节血压＋预防心血管疾病

西芹炒洋葱 3人份

- 热量：135千卡
- 膳食纤维：2.8克 ● 胆固醇：0毫克
- 钠：599.3毫克

材料

西芹200克，洋葱50克

调味料

橄榄油2小匙，低钠盐1/4小匙，蘑菇粉1/4小匙

做法

1. 先将西芹切段、洋葱切片备用。
2. 将洋葱片、西芹段放入锅中用橄榄油翻炒。
3. 起锅前加入其他调味料略炒即可。

降低血压功效

西芹、洋葱含有丰富的钾及膳食纤维，而钾可以维持血压稳定，膳食纤维有助于预防心血管疾病，故对调节血压有益。

低盐抗癌＋降低血压

香椿鲜虾云吞 2人份

- 热量：167.1千卡
- 膳食纤维：0.2克 ● 胆固醇：169毫克
- 钠：872.5毫克

材料

馄饨皮10张，香椿叶10克，鲜虾100克

调味料

低钠盐1/4小匙，香油1小匙，淀粉2小匙

做法

1. 先将香椿叶切碎备用
2. 将香椿碎、鲜虾和调味料拌匀成馅。
3. 最后将馅包入馄饨皮当中，然后放入滚水中煮熟即可食用。

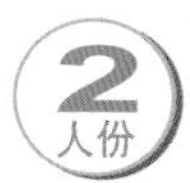

降低血压功效

香椿萃取物具有很强的抗癌效果，并有降低血压的作用。虾仁原有的鲜味可降低盐及油脂的用量，故对控制血压有益。

美味防癌＋稳定血压

鲜菇烧冬瓜 3人份

- 热量：108千卡
- 膳食纤维：8.7克 ● 胆固醇：0毫克
- 钠：421.4毫克

材料

木耳30克，鲜香菇40克，姜20克，枸杞子10克，冬瓜300克

调味料

低盐酱油2小匙，蘑菇粉1/4小匙

做法

1. 先将木耳、鲜香菇和姜切成丝，冬瓜切成块备用。
2. 将姜丝爆香后，加入其他材料一起拌炒。
3. 再加入调味料焖煮10分钟即可。

降低血压功效

木耳和香菇一样，富含多糖及膳食纤维，故能防癌及稳定血压。冬瓜性凉，有祛湿利尿效果，它的萃取物能抑制血压上升，故对稳定、调节血压有益。

元气晚餐

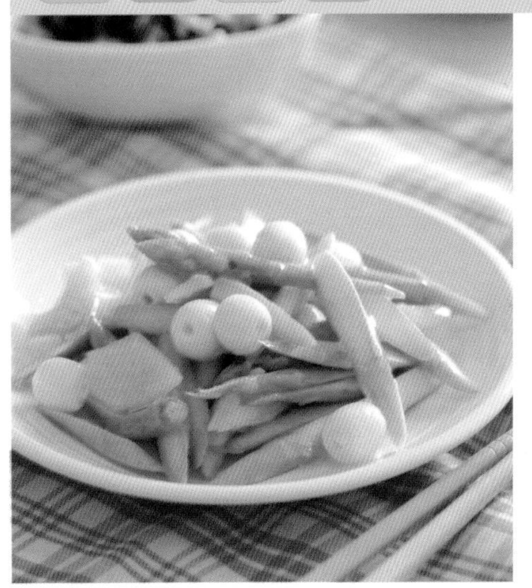

安神清热＋退火降压

清炒莲子芦笋

●热量：259.5千卡
●膳食纤维：9.8克 ●胆固醇：0毫克
●钠：679.3毫克

材料

西芹段200克，洋葱片50克，熟莲子50克，芦笋段200克

调味料

橄榄油2小匙，低钠盐1/4小匙，蘑菇粉1小匙

做法

1. 先将洋葱片用橄榄油爆香。
2. 加入其余材料一起翻炒。
3. 起锅前加入其他调味料略炒即可。

降低血压功效

莲子能安神、清热及降血压，而西芹、洋葱及芦笋分别含有钾及膳食纤维，这些食材搭配使这道菜对调节血压有帮助。

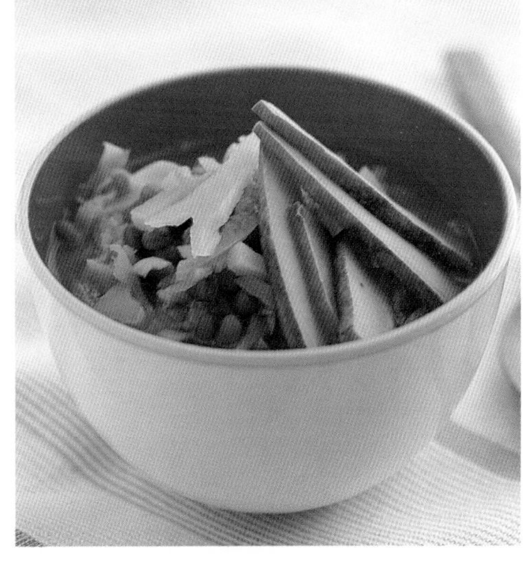

高钾高纤＋预防心血管病

南瓜饭

●热量：1154千卡
●膳食纤维：9.6克 ●胆固醇：0毫克
●钠：46.5毫克

材料

南瓜块100克，胡萝卜块50克，发芽米2杯，水1.5杯

做法

1. 将南瓜、胡萝卜、发芽米洗净备用。
2. 将做法1的材料加入电锅内。
3. 再加水至锅中，煮熟即可。

降低血压功效

南瓜（每100克含350毫克的钾）及胡萝卜皆富含钾。增加钾的摄取量，可帮助控制血压，对于心血管疾病的预防也很有助益。

元气晚餐

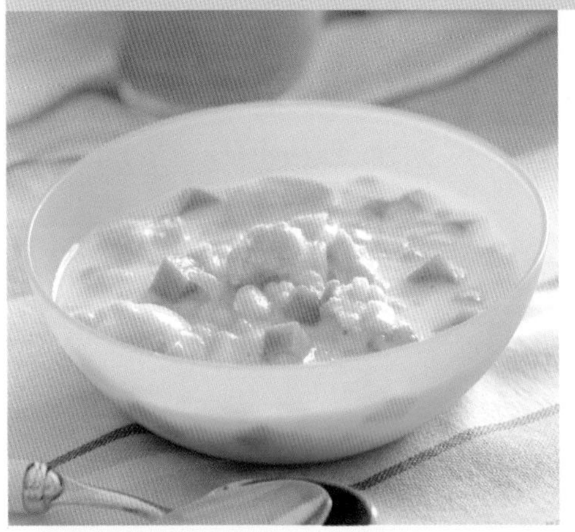

高钙高钾＋稳定血压

牛奶鸡丁

●热量：251.8千卡
●膳食纤维：1.6克 ●胆固醇：55.2毫克
●钠：330.2毫克

材料

脱脂高钙鲜奶120克，鸡肉丁70克，新鲜玉米粒20克，胡萝卜丁20克，绿豆（去皮）10克

调味料

低钠盐1/4小匙，橄榄油1小匙

做法

1. 先将鲜奶以外的材料用橄榄油炒匀。
2. 再加入脱脂鲜奶一起拌炒。
3. 起锅前加入其他调味料略炒即可。

降低血压功效

这道菜可提供近1000毫克钾及200毫克钙。在每天饮食中补充适量的钾及钙，有助于调节及稳定血压。

高钾高纤＋控制血压

肉丝炒菠菜

●热量：181.3千卡
●膳食纤维：2.4克 ●胆固醇：71毫克
●钠：331.3毫克

材料

瘦肉100克，菠菜100克，蒜末10克

调味料

低钠盐1/4小匙，橄榄油1小匙，芝麻少许

做法

1. 先将瘦肉切成丝，菠菜切成段备用。
2. 用橄榄油将蒜末爆香，加入瘦肉和菠菜翻炒。
3. 起锅前加入其他调味料略炒即可。

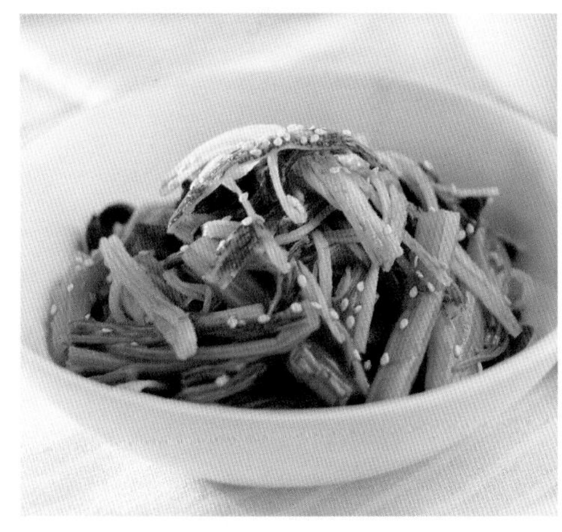

降低血压功效

每100克菠菜含460毫克钾。在人体中，钠、钾随时保持动态平衡，会彼此牵制，故对想控制血压的人来说，常食用菠菜是明智的选择。

水果两份

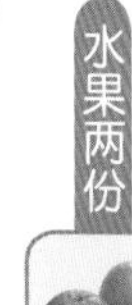

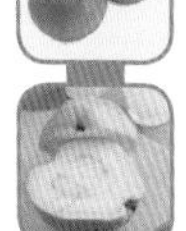

星期五 活力早餐

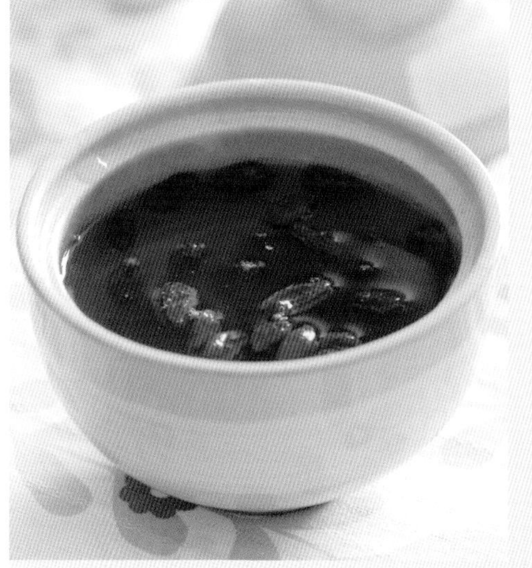

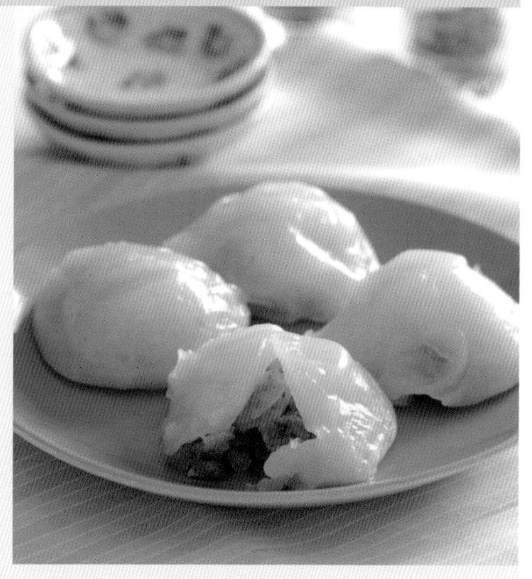

降低血压＋预防心血管疾病

山楂枸杞汤

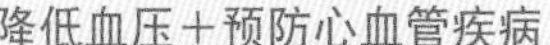

- 热量：103.8千卡
- 膳食纤维：4.3克
- 胆固醇：0毫克
- 钠：147毫克

材料

山楂30克，枸杞子20克，水800毫升

做法

1. 将汤锅加水煮沸。
2. 加入山楂和枸杞子略煮。
3. 最后放凉即可饮用。

降低血压功效

研究发现，山楂萃取物有抑制胆固醇生成的作用，而枸杞子的萃取物有明显降低血压的效果，故这道汤对降低血压及预防心血管疾病有益。

低盐低脂＋营养美味

清蒸虾圆

- 热量：938.2千卡
- 膳食纤维：1.4克
- 胆固醇：440毫克
- 钠：806.7毫克

材料

虾仁260克，蓬莱米粉250克，水240毫升，甘薯粉半杯

调味料

胡椒粉1/2小匙，低盐酱油1小匙，糖1大匙，淀粉1小匙

做法

1. 将蓬莱米粉与甘薯粉混合，加水拌匀制成皮。
2. 将虾仁150克拍成泥状，其余切丁拌匀。
3. 将虾仁与调味料拌匀，包入皮中。
4. 最后以中火蒸熟即可。

降低血压功效

这道菜以清蒸方式烹调，利用虾仁原有的鲜味，降低盐分及油脂用量，只要再搭配1人份的蔬菜水果，营养更全面，达到减少盐分摄取的效果。

营养午餐

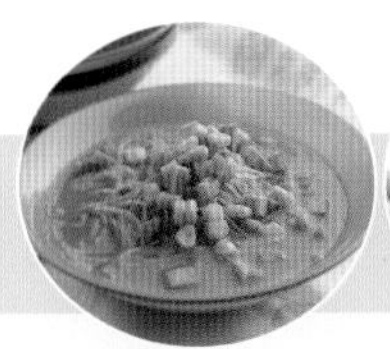
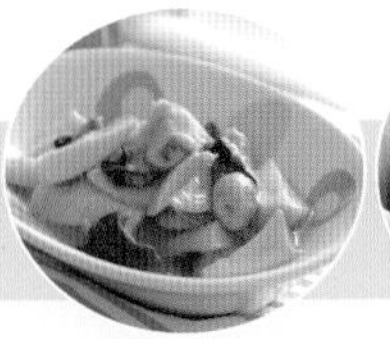
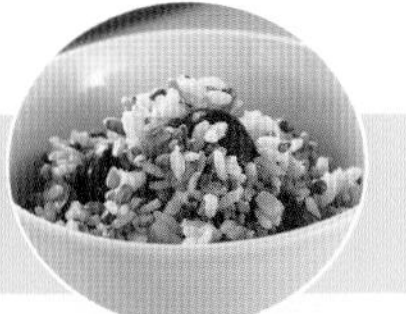

高钾美味＋稳定血压

土豆菠菜汤

3人份

- 热量：144.9千卡
- 膳食纤维：7克
- 胆固醇：0毫克
- 钠：587.2毫克

材料

土豆丁50克，菠菜段200克，胡萝卜丁20克，新鲜玉米粒30克

调味料

低钠盐1小匙

做法

1. 先将土豆丁、胡萝卜丁和适量水放入汤锅中熬煮熟。
2. 加入菠菜段和玉米粒一起煮。
3. 起锅前加入低钠盐略煮即可。

降低血压功效

每100克菠菜和土豆分别含有460毫克及300毫克钾，故这道汤可称为高钾饮食的代表，对调节体内血钠浓度，避免高血压的发生有益。

增强免疫＋调节血压

海鲜杏鲍菇

3人份

- 热量：395.2千卡
- 膳食纤维：2.3克
- 胆固醇：79.5毫克
- 钠：332毫克

材料

杏鲍菇块80克，蚝50克，鲭鱼片80克，蒜末10克

调味料

低钠盐1/4小匙

做法

1. 先将蒜末爆香。
2. 加入其余材料一起拌炒。
3. 起锅前加入低钠盐略炒即可。

降低血压功效

杏鲍菇富含纤维素及多糖，能增强免疫力、预防高血压，蚝的萃取物有降低实验动物收缩压及舒张压的效果，故这道菜对调节血压有益。

高纤消脂＋降低血压

燕麦饭

4人份

- 热量：1116千卡
- 膳食纤维：9.5克
- 胆固醇：0毫克
- 钠：9毫克

材料

燕麦2/3杯，发芽米1.3杯，水2.3杯

做法

1. 将燕麦、发芽米洗净备用。
2. 将燕麦、发芽米加入电锅内。
3. 再加水至锅中，煮熟即可。

降低血压功效

每天食用丰富纤维能预防高血压。燕麦和发芽米皆富含膳食纤维，以此取代每天吃的白饭，对降低血压与血脂有好处。

元气晚餐

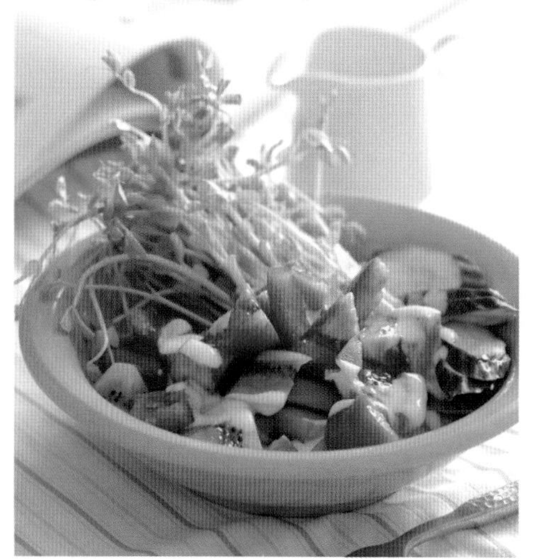

预防水肿＋帮助消化

番茄沙拉

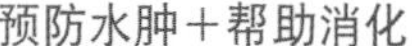

- 热量：82.9千卡
- 膳食纤维：2.2克 ● 胆固醇：4.5毫克
- 钠：35.7毫克

材料

大番茄1个（150克），黄瓜片40克，豌豆苗30克，猕猴桃20克

调味料

低脂原味酸奶3大匙

做法

1. 将番茄和猕猴桃切小块。
2. 将所有材料摆盘。
3. 最后淋上酸奶即可。

降低血压功效

这道沙拉的食材皆富含钾。黄瓜能利水清热，猕猴桃富含酶，故此沙拉不但对调节血压有帮助，还可预防水肿并帮助消化。

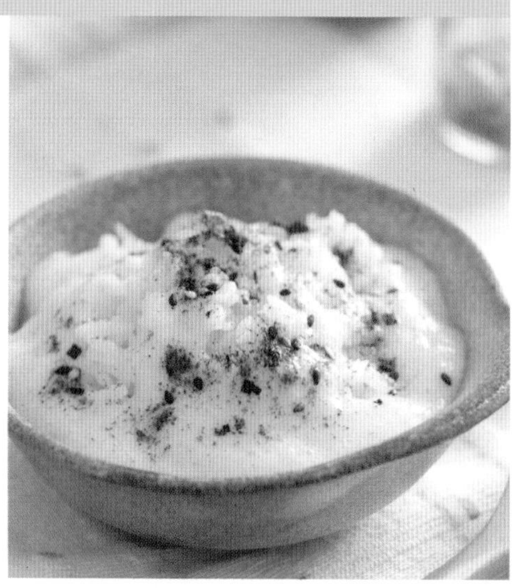

控制血压＋降低血脂

山药泡饭

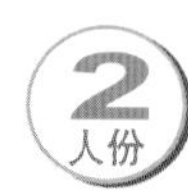

- 热量：585千卡
- 膳食纤维：4.2克 ● 胆固醇：0毫克
- 钠：116毫克

材料

山药泥300克，自制柴鱼高汤100毫升（柴鱼粉1/8小匙，水100毫升），白饭1碗

调味料

七味粉少许

做法

1. 先将山药泥和柴鱼高汤拌匀。
2. 将做法1拌匀的汤淋在白饭上，最后撒上七味粉即可。

降低血压功效

实验发现，山药萃取物在三周内可使实验动物血压降低25毫米汞柱，加上它富含多糖，对控制血脂与血压都有一定帮助。

元气晚餐

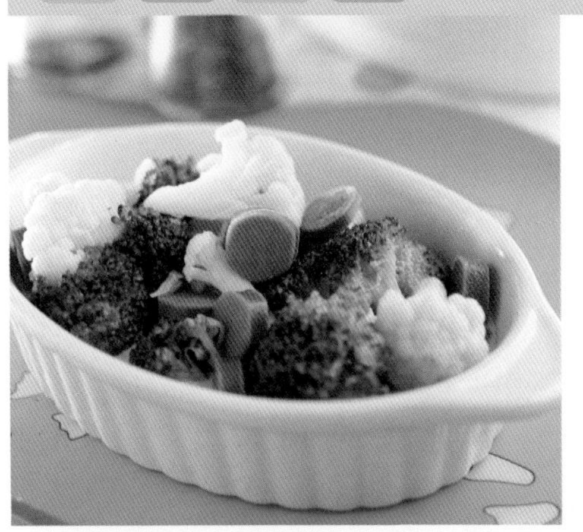

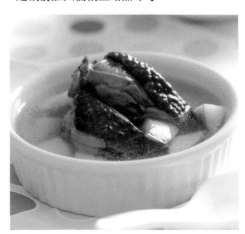

降压防癌＋高钙抗氧化

凉拌双花菜

- 热量：65.2千卡
- 膳食纤维：4.9克 ● 胆固醇：0毫克
- 钠：267.3毫克

材料

西蓝花100克，菜花100克，香肠20克

调味料

低钠盐1/4小匙，香油1/4小匙，胡椒粉1/4小匙

做法

1. 先将西蓝花、菜花分别汆烫备用。
2. 将材料加盐和胡椒粉拌炒。
3. 起锅前淋上香油即可。

降低血压功效

菜花富含钙，钙除了能预防骨质疏松，也能松弛肌肉及稳定血压，再加上西蓝花有强力抗氧化效果，二者搭配，使这道菜具有降压、防癌的辅助食疗功效。

高钾美味＋稳定血压

桃子乌鸡汤

- 热量：173.2千卡
- 膳食纤维：0.7克 ● 胆固醇：124.5毫克
- 钠：307.9毫克

材料

桃子30克，乌骨鸡150克

调味料

低钠盐1/4小匙

做法

1. 先将乌骨鸡切小块。
2. 将桃子和乌骨鸡块放入锅中一起熬煮。
3. 起锅前加入低钠盐略煮即可。

降低血压功效

每100克桃约含245毫克钾，经常食用钾质丰富的食物，有助于控制血压及预防高血压发生。

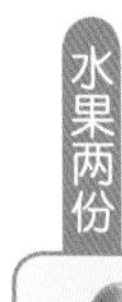

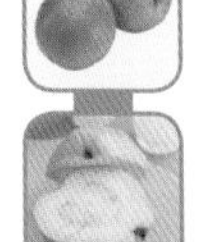

星期六 活力早餐

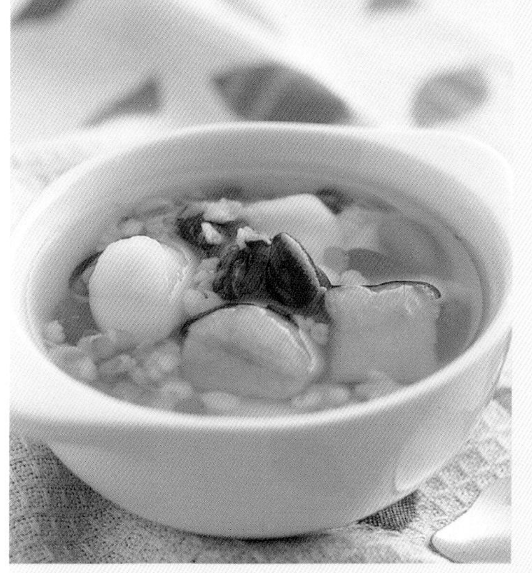

低油低盐＋控制血压

什锦圆甜汤

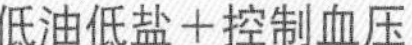

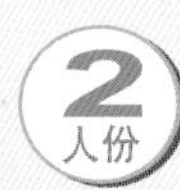

2人份

- 热量：569卡
- 膳食纤维：2.6克
- 胆固醇：0毫克
- 钠：6毫克

材料

南瓜50克，荞麦50克，甘薯粉50克，树薯粉（菱粉）50克，沸水适量，冰糖少许

做法

1. 将南瓜切块，蒸熟后去皮。
2 取树薯粉25克、甘薯粉25克，和南瓜一起揉成团，加入沸水再揉匀。
3. 将南瓜粉团切小份并搓成长条，切成数个一口大小的粉团，然后煮熟。
4. 重复前述步骤（从做法2起），南瓜换成荞麦即可。最后再加入冰糖调味。

降低血压功效

利用简单的烹调方式，将富含钾的南瓜、含抗氧化物的甘薯及纤维素的荞麦制作成什锦圆，降低盐分及油脂量，有助于控制血压与预防心血管疾病。

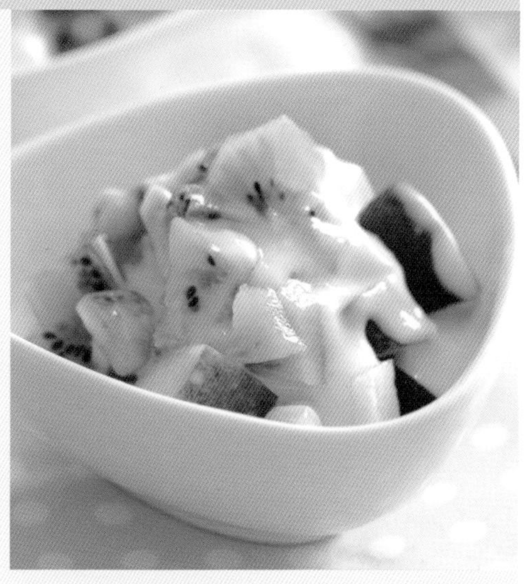

高钾高钙＋高纤可口

水果酸奶

3人份

- 热量：141.4千卡
- 膳食纤维：4.8克
- 胆固醇：6.3毫克
- 钠：49.4毫克

材料

桃子100克，猕猴桃100克，低脂酸奶3大匙

做法

1. 先将桃子和猕猴桃切小块。
2. 将一半猕猴桃加入低脂酸奶，拌成酸奶酱备用。
3. 最后将酸奶酱淋到桃子块和余下的猕猴桃块上即可。

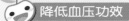

降低血压功效

依据高血压饮食原则，除必须减少钠的摄取外，同时须增加钾及钙的摄取，这道菜以高钾的桃子及猕猴桃搭配高钙的酸奶，是高血压饮食优质菜肴。

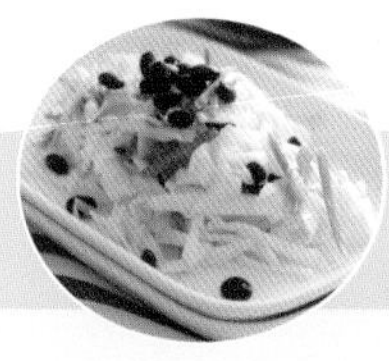
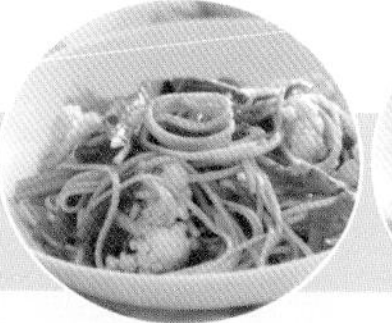
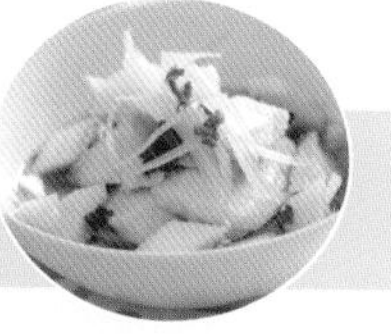

营养午餐

高钾营养＋控制血压

杏仁圆白菜

- 热量：**253.3千卡**
- 膳食纤维：2.8克
- 胆固醇：0毫克
- 钠：291.2毫克

材料

生杏仁30克，圆白菜片200克，黑豆少许

调味料

低钠盐1/4小匙，橄榄油2小匙

做法

1. 将杏仁切碎。
2. 将所有材料用橄榄油翻炒。
3. 起锅前加入其他调味料略炒即可。

降低血压功效

圆白菜含有丰富的钾，杏仁含丰富的矿物质及不饱和脂肪酸，两者都可以为高血压患者提供必需营养素，有助于控制血压。

调控血压＋抗凝血

杂烩面

2 人份

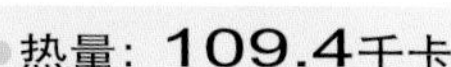

- 热量：**109.4千卡**
- 膳食纤维：3.9克
- 胆固醇：0毫克
- 钠：291.8毫克

材料

菠菜段30克，木耳丝20克，菜花块20克，全麦面50克

调味料

低钠盐1/4小匙，低盐酱油1/4小匙

做法

1. 先将全麦面煮熟备用。
2. 将菠菜段、木耳丝和菜花爆香，加入全麦面一起翻炒。
3. 起锅前加入调味料略炒即可。

降低血压功效

菠菜富含钾，有助于稳定血压，菜花含钙，能松弛肌肉及稳定血压，木耳能抗凝血，故这道主食对调控血压、降低心血管疾病发病率有好处。

调节血压＋预防心血管病

菠萝蒸鱼片

- 热量：**252千卡**
- 膳食纤维：1克
- 胆固醇：102毫克
- 钠：205.7毫克

材料

洋葱丝30克，新鲜菠萝片40克，鱼片150克，辣椒末2小匙

调味料

糖1/2小匙，低盐酱油1小匙

做法

1. 将辣椒末和调味料拌匀。
2. 将洋葱丝和菠萝片铺盘底，再放鱼片。
3. 将拌好的调料淋在鱼上，蒸15分钟即可。

降低血压功效

洋葱含类似前列腺素的化合物，可舒张血管且抗血栓，再搭配富含消化酶的菠萝及含多不饱和脂肪酸的鱼肉，使这道菜对调节血压和预防心血管疾病均有帮助。

元气晚餐

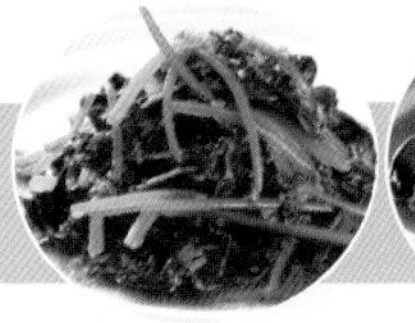
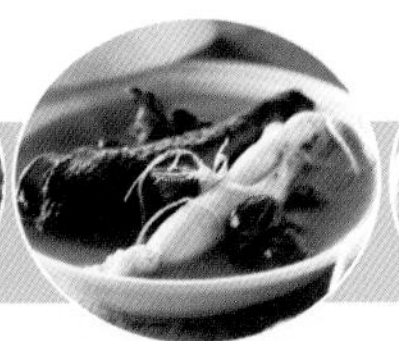
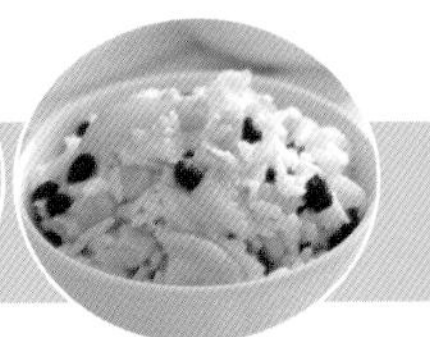

稳定血压＋强化血管

蒜爆甘薯叶

- 热量：105千卡
- 膳食纤维：9.3克
- 胆固醇：0毫克
- 钠：637.7毫克

材料

蒜末20克，甘薯叶300克

调味料

低盐酱油1小匙，低钠盐1/4小匙，香油1/4小匙，蘑菇粉1/4小匙

做法

1. 先将蒜末爆香。
2. 加入甘薯叶一起翻炒。
3. 起锅前加入调味料略炒即可。

降低血压功效

甘薯叶富含膳食纤维、维生素、矿物质和叶绿素，因此对预防高血压、强化血管壁非常有帮助，故这道菜有稳定血压及预防高血压的效果。

安神清热＋补血养气

百合乌鸡汤

- 热量：145.3千卡
- 膳食纤维：1.4克
- 胆固醇：83毫克
- 钠：66.6毫克

材料

百合20克，莲子10克，红枣2粒，乌骨鸡块100克

调味料

低钠盐1/4小匙

做法

1. 先将莲子、红枣和乌骨鸡块加适量水一起熬煮。
2. 加入百合略煮。
3. 起锅前加入低钠盐略煮即可。

降低血压功效

百合镇静安神，莲子清热降血压，而红枣补血养气。以药材烹调高血压饮食，除能加强疗效外，更不需添加调味料，就能达到低盐饮食的目的。

利尿消肿＋调节血压

丝瓜饭

- 热量：1154.9千卡
- 膳食纤维：15.5克
- 胆固醇：0毫克
- 钠：11.8毫克

材料

丝瓜片50克，玉米粒1/3杯，红豆1/2杯，白米1杯，水1.5杯

做法

1. 将丝瓜片、玉米粒、红豆、白米洗净备用。
2. 将做法1的材料加入电锅内。
3. 再加水至锅中，煮熟即可。

降低血压功效

丝瓜性凉，能促排出人体内多余水分，红豆能利尿消肿。两者均可帮助身体排出多余水分，缓解水肿，对降低与调节血压有益。

水果两份

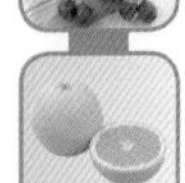

星期日 活力早餐

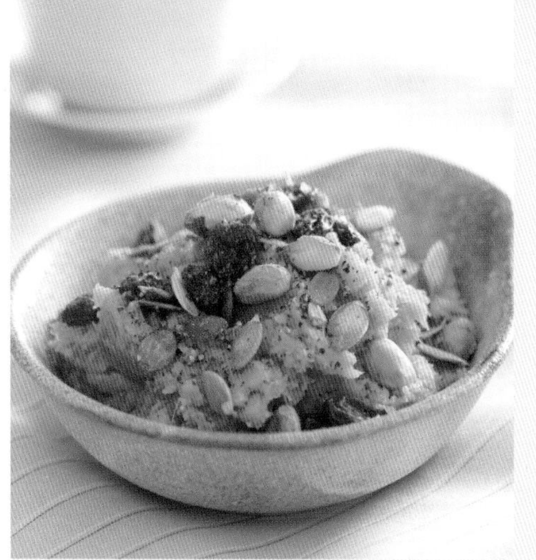

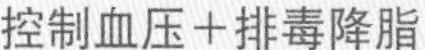

控制血压＋排毒降脂

三宝甘薯泥

- 热量：334.7千卡
- 膳食纤维：4.6克
- 胆固醇：0毫克
- 钠：147.1毫克

材料

南瓜子仁10克，开心果15克，葡萄干10克，甘薯100克

调味料

橄榄油1/2小匙，黑胡椒粗粉1/4小匙

做法

1. 将开心果切碎备用。
2. 将甘薯去皮后蒸熟备用。
3. 最后将所有食材与调味料混合即可。

降低血压功效

南瓜子仁、开心果均富含钾及钙，有助于稳定血压及放弛血管。甘薯含膳食纤维、β-胡萝卜素及钾，对控制血压、血脂及排毒很有帮助。

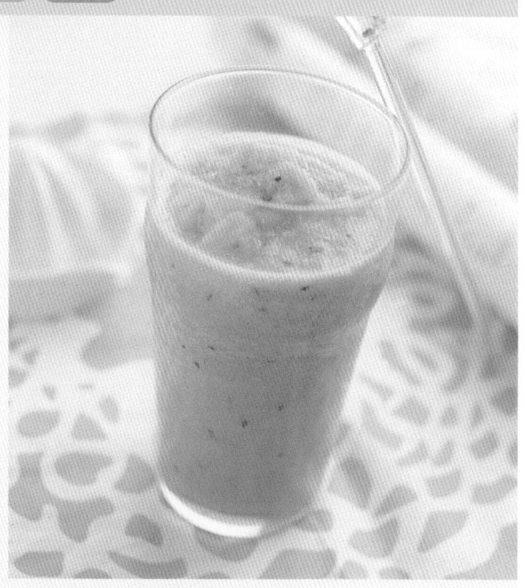

降低血脂＋稳定血压

黄豆番茄汁

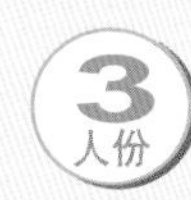

- 热量：143.8千卡
- 膳食纤维：5.6克
- 胆固醇：0毫克
- 钠：29.1毫克

材料

熟黄豆30克，番茄50克，红甜椒（带籽）20克，胡萝卜20克，水1/4杯

做法

1. 先将红甜椒、番茄和胡萝卜切成小块状。
2. 将所有材料放入果汁机中，打成果汁即可。

降低血压功效

黄豆含异黄酮，甜椒、番茄和胡萝卜都含钾，因此有助于维持血压的稳定及降低血脂，相当适合更年期且有高血压问题的女性饮用。

营养午餐

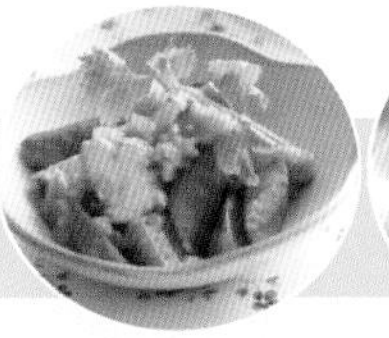
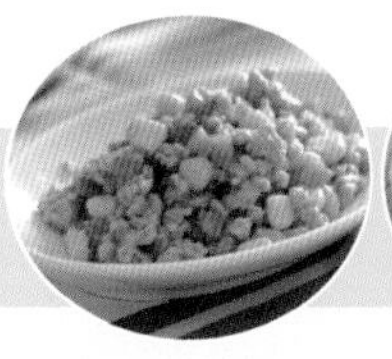
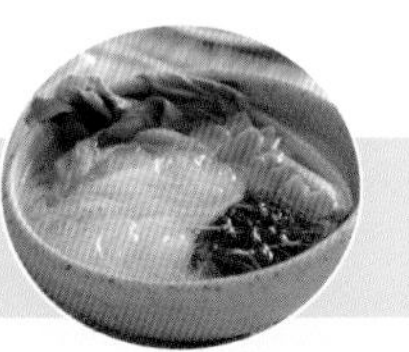

高钾美味+抗氧化

芥末茄子

- 热量：63.4千卡
- 膳食纤维：3.5克
- 胆固醇：0毫克
- 钠：181.4毫克

材料

茄子段150克，蒜末20克，芥末粉1/4小匙

调味料

低盐酱油1小匙，香油1/2小匙

做法

1. 先将茄子段汆烫备用，芥末粉加1大匙水调匀备用。
2. 将蒜末和芥末酱爆香，加入调味料一起拌炒，淋在茄子上即可。

降低血压功效

茄子富含黄酮类化合物及钾。这些营养素有助于增加血管的抗氧化力及预防高血压的发生。

调节血压+清热利尿

玉米炒肉末

- 热量：299.2千卡
- 膳食纤维：3克
- 胆固醇：106.5毫克
- 钠：332.6毫克

材料

玉米粒50克，胡萝卜丁30克，瘦肉末150克，辣椒碎10克

调味料

低钠盐1/4小匙，香油1/2小匙

做法

1. 先将辣椒碎和瘦肉末一起爆香。
2. 加入其余材料一起翻炒。
3. 起锅前加入调味料略炒即可。

降低血压功效

整株的玉米有利尿作用，而玉米须更有降血压与清热利尿的效果，搭配富含钾的胡萝卜，对调节血压有益。

高钾高钙+平衡血压

紫菜米粉汤

- 热量：219.7千卡
- 膳食纤维：3.8克
- 胆固醇：0毫克
- 钠：275.5毫克

材料

紫菜10克，胡萝卜片30克，油菜心20克，米粉50克

调味料

低钠盐1/4小匙

做法

1. 先将紫菜和胡萝卜片放入汤锅煮熟。
2. 再将米粉放入做法1的汤锅中。
3. 煮滚后，加入油菜心和低钠盐即可。

降低血压功效

紫菜富含钙，而胡萝卜、油菜心则含有丰富的钾。钙可以帮助放松血管肌肉，而钾可以调节血钠浓度，两者相辅相成，对控制血压有益。

元气晚餐

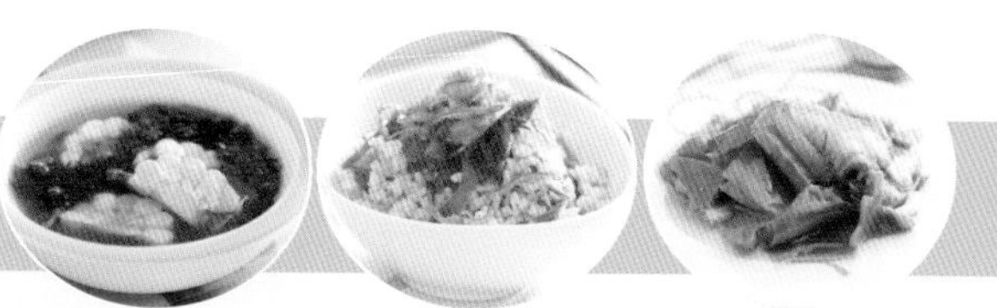

清热利尿＋稳定血压

紫菜玉米汤

- 热量：245千卡
- 膳食纤维：10.4克 ● 胆固醇：0毫克
- 钠：454.5毫克

材料

玉米200克，紫菜10克

调味料

低钠盐1/4小匙

做法

1. 先将玉米切块。
2. 将所有材料放入汤锅中，加适量水一起熬煮。
3. 起锅前加入低钠盐略煮即可。

降低血压功效

整株的玉米有利尿作用，而玉米须更有降血压与清热利尿的效果。故这道菜可借由清热利尿的作用达到稳定血压的功效。

镇静降压＋高纤消脂

木耳饭

- 热量：1095.5千卡
- 膳食纤维：7.3克 ● 胆固醇：0毫克
- 钠：9.5毫克

材料

泡软的木耳丝50克，胚芽米1.5杯，水2杯

做法

1. 将木耳丝、胚芽米洗净备用。
2. 将做法1的备料放入电锅内。
3. 再加水至锅中，煮熟即可。

降低血压功效

木耳富含多糖及水溶性膳食纤维，有镇静及预防高血压的作用；医学实验同时也发现其有降低血脂的效果。

高纤高钙＋高钾降压

鲔鱼炒山苏

- 热量：182.5千卡
- 膳食纤维：13.6克 ● 胆固醇：30毫克
- 钠：254.1毫克

材料

鲔鱼碎50克，山苏300克，蒜末10克，辣椒碎10克

调味料

蘑菇粉1/2小匙，纯米酒1/4小匙

做法

1. 先将蒜末、辣椒碎和鲔鱼碎爆香。
2. 加入山苏一起翻炒。
3. 起锅前加入调味料略炒即可。

降低血压功效

山苏是一种蕨类，富含纤维素、钾及钙，因此有调节血压、松弛血管的功效。鲔鱼含有丰富的鱼油成分，有助于稳定血压。

水果两份

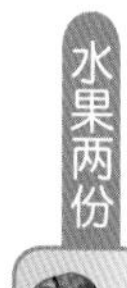

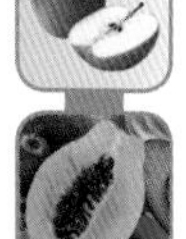

星期一 活力早餐

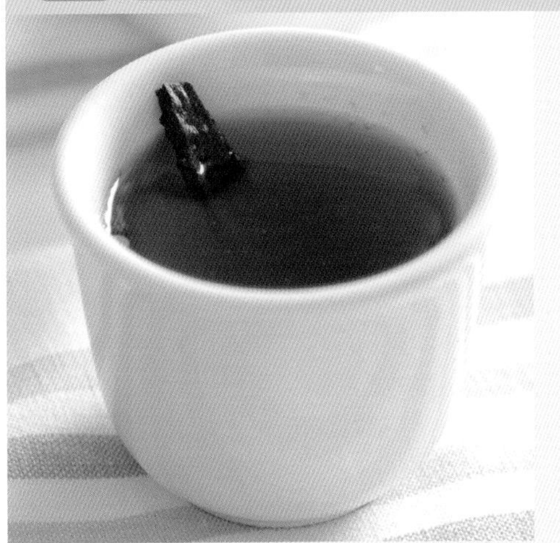

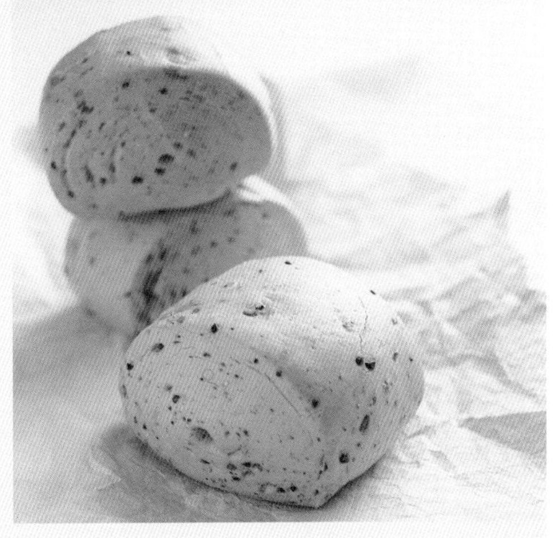

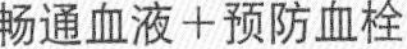

畅通血液+预防血栓

桂椒活血茶

3人份

- 热量：50.1千卡
- 膳食纤维：0克
- 胆固醇：0毫克
- 钠：0.2毫克

材料

桂皮15克，花椒5克，水300毫升

调味料

糖1小匙，蜂蜜2小匙

做法

1. 在汤锅内加水煮沸。
2. 加入桂皮、花椒和调味料略煮。
3. 最后放凉即可饮用。

降低血压功效

桂皮、花椒都属于温热性的中药材，有助于促进血液循环，因此对稳定血压及预防血管栓塞有益，最适合在冬季饮用。

健胃整肠+调节血压

全麦酸奶馒头

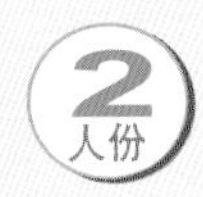

2人份

- 热量：467.2千卡
- 膳食纤维：3.4克
- 胆固醇：1毫克
- 钠：7.4毫克

材料

全麦面粉50克，糖24克，酵母6克，泡打粉3克，全麦粉50克

调味料

酸奶20克，水40克

做法

1. 将所有材料及调味料混合，揉成面团。
2. 如果是冬天要发酵10分钟；如果是夏天，因为气温较高，面团在搓揉时已开始发酵，所以要搓揉快一点，发酵5分钟。
3. 将面团搓成长条（要扎实），再切段整型，放上铺有蒸笼纸的蒸盘。
4. 最后发酵20分钟，以大火蒸10分钟即可。

降低血压功效

全麦面粉含有丰富的膳食纤维，故具调节血压的作用。酸奶富含钙，可帮助稳定血压及促进胃肠道蠕动。

营养午餐

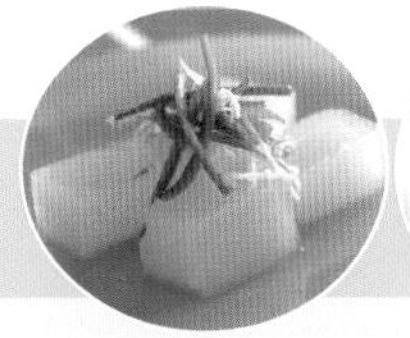
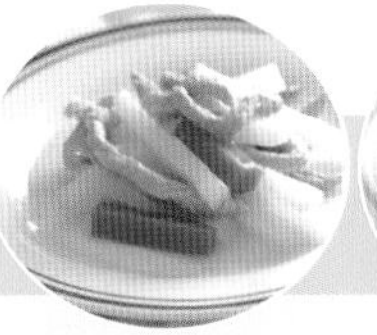
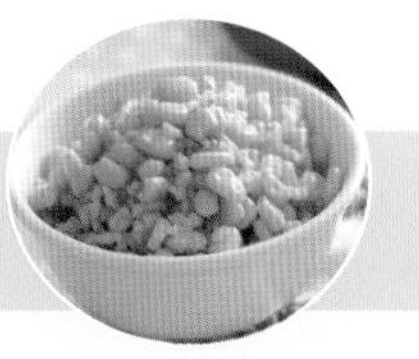

去湿利尿+稳定血压

清蒸冬瓜

3 人份

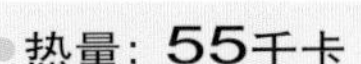

- 热量：55千卡
- 膳食纤维：3.8克　● 胆固醇：0毫克
- 钠：246.2毫克

材料

冬瓜300克，葱丝10克，姜丝10克，辣椒丝10克

调味料

低钠盐1/4小匙，香油1/4小匙

做法

1. 将冬瓜切块备用。
2. 将葱丝、姜丝和辣椒丝爆香，再加入调味料炒匀。
3. 最后将做法2淋在冬瓜上，大约蒸20分钟即可。

降低血压功效

冬瓜性凉，能祛湿利尿，可帮助身体去除多余水分，其萃取物具有抑制血压上升的作用，故这道菜有稳定、调节血压的作用。

降低血脂+平衡血压

山药炒肉

3 人份

- 热量：250.2千卡
- 膳食纤维：1.8克　● 胆固醇：106.5毫克
- 钠：345.3毫克

材料

山药50克，胡萝卜50克，猪肉150克

调味料

低钠盐1/4小匙，香油1/2小匙

做法

1. 先将山药、胡萝卜和猪肉切条备用。
2. 将做法1的材料放入锅中一起翻炒。
3. 起锅前加入调味料略炒即可。

降低血压功效

实验发现，山药萃取物可使实验动物的血压降低，更有降低血脂的效果。胡萝卜可提供钾，帮助平衡血钠浓度、稳定血压。

降低血压+降低血脂

黄豆玉米饭

- 热量：1092千卡
- 膳食纤维：40.3克　● 胆固醇：0毫克
- 钠：18毫克

材料

黄豆1/2杯，发芽米1/2杯，玉米粒1/2杯，水2.5杯

做法

1. 将黄豆、发芽米、玉米洗净，将黄豆泡水2小时备用。
2. 将做法1的食材都放入电锅内。
3. 再加水至锅中，煮熟即可。

降低血压功效

医学研究发现，黄豆中的异黄酮能降低血压，尤其对舒张压更明显，且有降低血中低密度脂蛋白（坏胆固醇）作用，故能预防心血管疾病。

元气晚餐

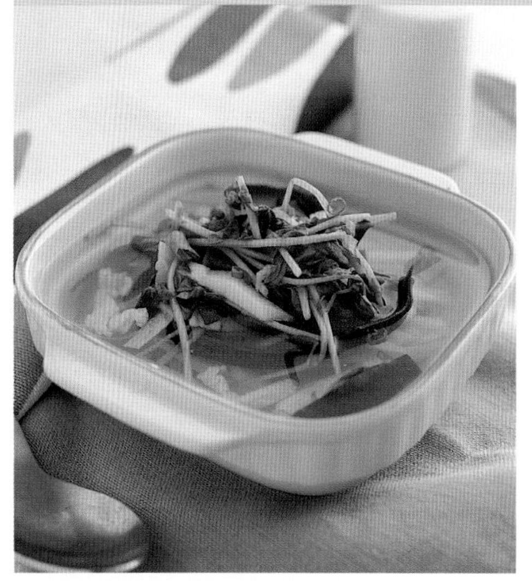

高钾防癌＋控制血压

大蒜豆苗汤

●热量：61.7千卡
●膳食纤维：3.8克 ●胆固醇：0毫克
●钠：405.3毫克

材料

大蒜20克，豌豆苗100克，新鲜玉米笋50克

调味料

低钠盐1/4小匙，香油1/2小匙，蘑菇粉1/4小匙

做法

1. 将大蒜切片、玉米笋切斜段备用。
2. 将蒜片爆香加水煮开，再加入其余材料一起熬煮。
3. 起锅前加入调味料略煮即可。

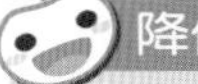

降低血压功效

豌豆苗、玉米笋皆富含钾，能增加饮食中钾量，以达到扩血管、排钠的作用，进而稳定血压。大蒜所含大蒜素不但能抗癌，对控制血压也有帮助。

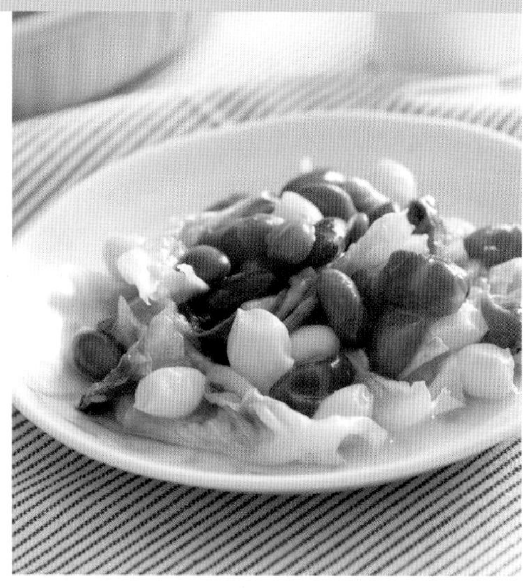

利尿消肿＋稳定神经

大红豆炒生菜

●热量：139.4千卡
●膳食纤维：6.4克 ●胆固醇：0毫克
●钠：468.3毫克

材料

大红豆30克，生菜片200克，白果30克

调味料

低钠盐1/4小匙，蘑菇粉1/4小匙，香油1/2小匙

做法

1. 大红豆蒸熟备用。
2. 炒锅加热后，再加入所有食材略炒。
3. 最后加入调味料拌炒即可

降低血压功效

大红豆能利尿消肿，因为具有排水效果，也因此可降低血压。白果能松弛平滑肌，再搭配高钾的生菜，使这道菜有平衡血钠浓度及降低血压的食疗功效。

元气晚餐

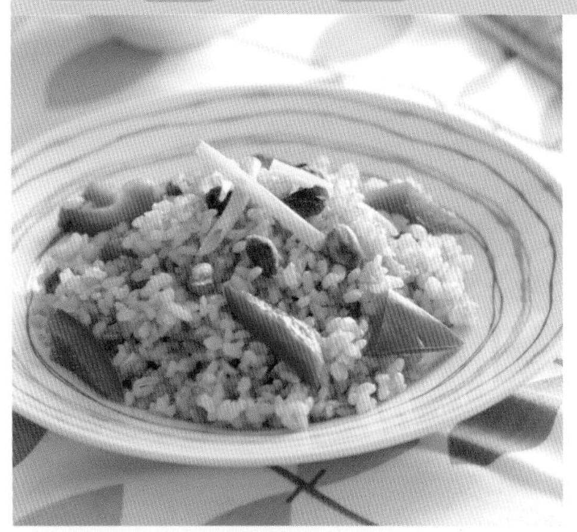

调节血压＋帮助排毒

开心果炒饭

- 热量：307.2千卡
- 膳食纤维：3.3克 胆固醇：0毫克
- 钠：482.2毫克

材料

无盐开心果10克，红甜椒片30克，葱段20克，发芽米饭150克

调味料

低钠盐1/4 小匙，蘑菇粉1/2小匙，胡椒粉1/2小匙，橄榄油1/2小匙

做法

1. 先将葱段用橄榄油爆香，加入红甜椒片拌炒。
2. 加入发芽米饭一起翻炒。
3. 最后加入开心果和其他调味料翻炒即可。

降低血压功效

开心果富含钾及钙，均有助于稳定血压；红甜椒和发芽米含钾及丰富膳食纤维。故这道炒饭可增加钾、钙及膳食纤维的量，进而达到调节血压与排毒的作用。

低盐美味＋清热排毒

苹果醋拌莲藕

- 热量：227.3千卡
- 膳食纤维：4克 胆固醇：0毫克
- 钠：296.5毫克

材料

莲藕片100克，辣椒段30克，芹菜段30克

调味料

苹果醋2大匙，糖2小匙，低钠盐1/4小匙，香油1/4小匙

做法

1. 先将莲藕片汆烫，冲凉备用。
2. 将苹果醋、糖和盐拌匀之后，再加入盛藕片的盘中。
3. 将其余材料加入盘中，最后拌入香油即可。

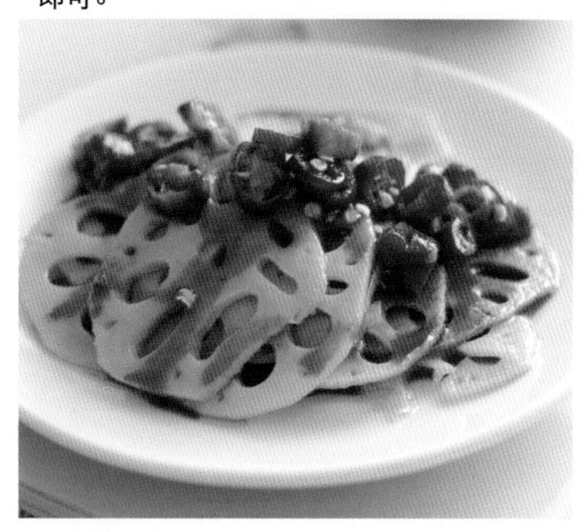

降低血压功效

芹菜富含钾及膳食纤维，搭配富含维生素C的莲藕，在夏季食用可清热、降血压及排毒，且这道凉菜多利用食物原味，用盐较少，相当适合高血压患者食用。

水果两份

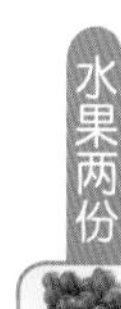

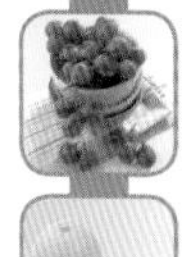

星期二 活力早餐

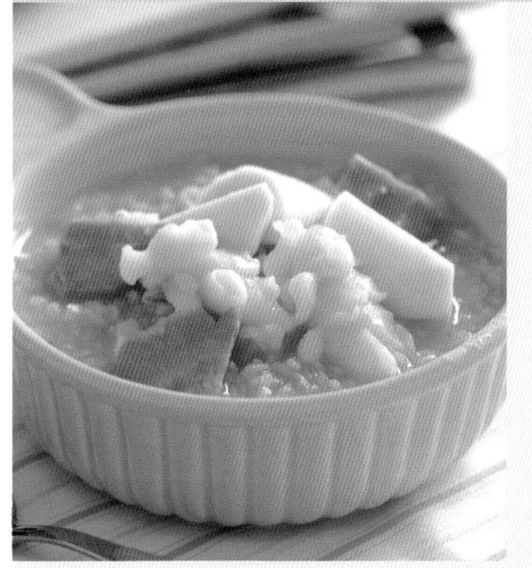

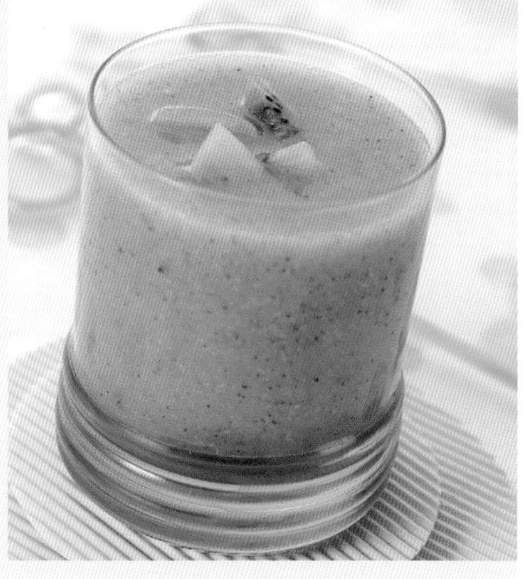

高纤高钾+低钠降压

茭白鱿鱼粥

3人份

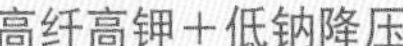

- 热量：269.3千卡
- 膳食纤维：5.1克 胆固醇：162.4毫克
- 钠：103.9毫克

材料

茭白块100克，胡萝卜块50克，鱿鱼花片80克，发芽米30克，燕麦20克

调味料

低钠盐1/2小匙

做法

1. 用适量的沸水将发芽米和燕麦一起煮软。
2. 再加入胡萝卜块和茭白块一起熬煮。
3. 最后加入鱿鱼花片和低钠盐，熬煮至熟即可。

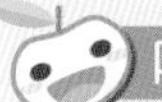

降低血压功效

低热量的茭白富含纤维及钾（平均每100克含钾180毫克），属于清热利水的夏季食材之一。钾可调节身体的血钠浓度，以预防高血压。

调节血压+营养可口

高纤蔬果汁

3人份

- 热量：169千卡
- 膳食纤维：1.9克 胆固醇：0毫克
- 钠：21.7毫克

材料

猕猴桃30克，蓝莓10克，木耳菜30克，圆白菜20克，蒜1瓣，姜3克，水1/6杯，橄榄油1大匙

做法

1. 先将猕猴桃、蓝莓、木耳菜、蒜、姜和圆白菜切小块备用。
2. 将所有食材加入果汁机里。
3. 先搅动后停止，略拌一下，再搅动，如此反复打成汁即可。

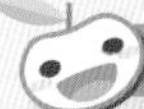

降低血压功效

猕猴桃和圆白菜皆富含膳食纤维、钾及消化酶，而木耳菜则富含矿物质。由于这些特殊的营养素，使此饮品可帮助稳定和调节血压。

营养午餐

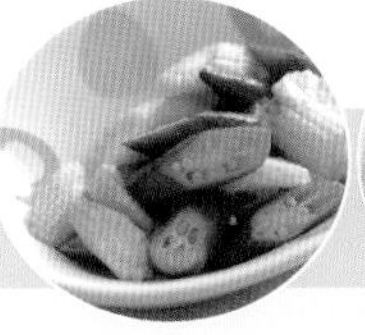
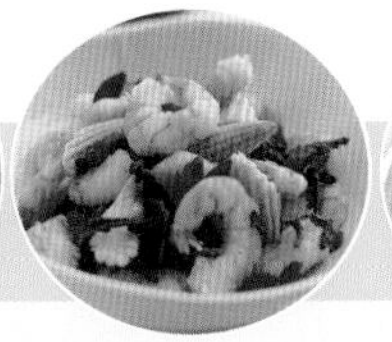
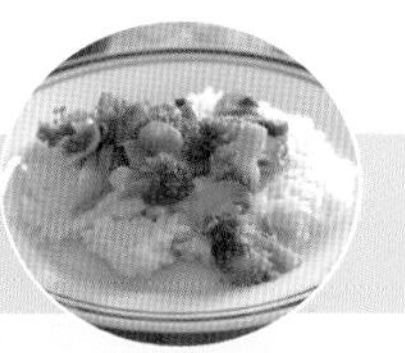

高钾低卡＋控制血压

凉拌秋葵玉米笋

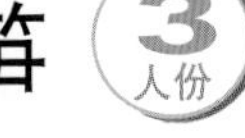

3人份

- 热量：141.1千卡
- 膳食纤维：11.3克
- 胆固醇：0毫克
- 钠：210.1毫克

材料

秋葵200克，新鲜玉米笋100克

调味料

芥末1小匙，低盐酱油1小匙，香油1/4小匙

做法

1. 先将秋葵和玉米笋切成段，汆烫备用。
2. 将调味料一起拌匀备用。
3. 最后将材料与调味料拌入即可。

降低血压功效

低热量的秋葵含钙量甚至比牛奶还高，而钙除了预防骨质疏松外，还能放松血管平滑肌和稳定血压；富含钾的玉米笋，对控制血压有帮助。

稳定血压＋预防心血管疾病

核桃虾仁

3人份

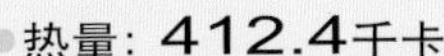

- 热量：412.4千卡
- 膳食纤维：2.8克
- 胆固醇：169毫克
- 钠：877.3毫克

材料

熟核桃50克，虾仁100克

调味料

低钠盐1/4小匙，纯米酒1小匙，香油1/4小匙

做法

1. 先用盐和米酒腌虾仁备用。
2. 将虾仁拌炒后，再加入熟核桃拌炒。
3. 起锅前，加入香油略炒即可。

降低血压功效

每日食用适量坚果类有助于控制血压，降低患冠状动脉心脏病或其他慢性病的概率，故这道菜有助于稳定血压。

安定神经＋强化心血管

蘑菇菜饭

4人份

- 热量：1090千卡
- 膳食纤维：3.5克
- 胆固醇：0毫克
- 钠：43毫克

材料

巴西蘑菇（姬松茸）50克，西蓝花50克，白米2杯，水1.6杯

做法

1. 先将蘑菇切片、西蓝花切碎备用。
2. 将蘑菇、西蓝花、白米洗净后加入电锅内。
3. 再加水至锅中，煮熟即可。

降低血压功效

巴西蘑菇含特殊神经传导抑制物，能安定神经及调节交感神经，故可稳定血压和预防心血管疾病，搭配高钾的西蓝花，对降血压、预防心血管病有帮助。

元气晚餐

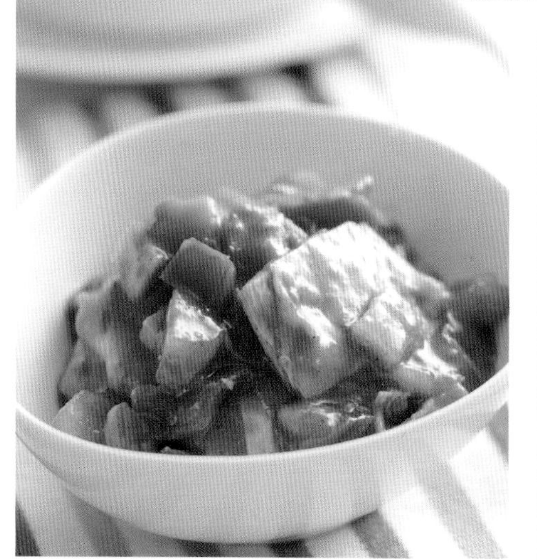

降低血脂＋调节血压

豆泡番茄

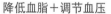

● 热量：529.5千卡
● 膳食纤维：1.6克 ● 胆固醇：0毫克
● 钠：964.2毫克

材料

豆泡（未炸）50克，番茄200克

调味料

低钠盐1/8小匙，橄榄油2小匙

做法

1. 先将豆泡切丁，番茄切块备用。
2. 将豆泡、番茄放入锅中用橄榄油翻炒。
3. 起锅前加入其他调味料略煮即可。

降低血压功效

豆泡是黄豆制品，黄豆含异黄酮，能降低血压、减少坏胆固醇，番茄富含钾，可调节血压。故这道菜对预防心血管疾病及降低血压有帮助。

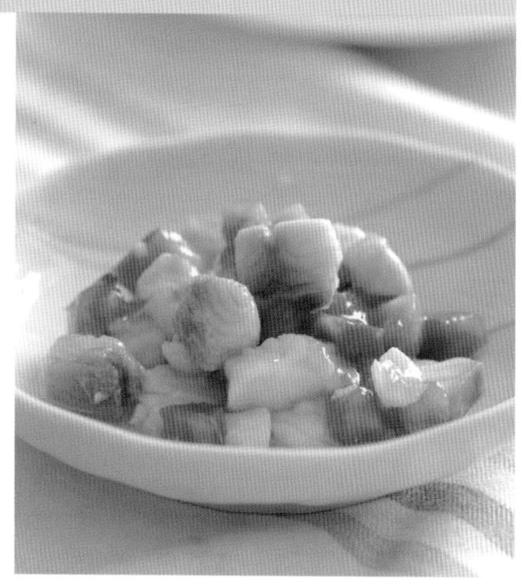

低盐美味＋控制血压

番茄鲈鱼

● 热量：151.1千卡
● 膳食纤维：1.2克 ● 胆固醇：60毫克
● 钠：220毫克

材料

番茄100克，鲈鱼丁100克

调味料

蘑菇粉1/2小匙，胡椒粉1/2小匙，香油1/2小匙

做法

1. 先将番茄切丁备用。
2. 将鲈鱼丁汆烫之后，再与番茄丁一起翻炒。
3. 起锅前加入调味料略炒即可。

降低血压功效

鲈鱼含鱼油成分，其代谢衍生物能松弛平滑肌，有稳定血压的效果。以番茄的天然酸甜味佐菜，能降低盐的用量，对控制血压有益。

元气晚餐

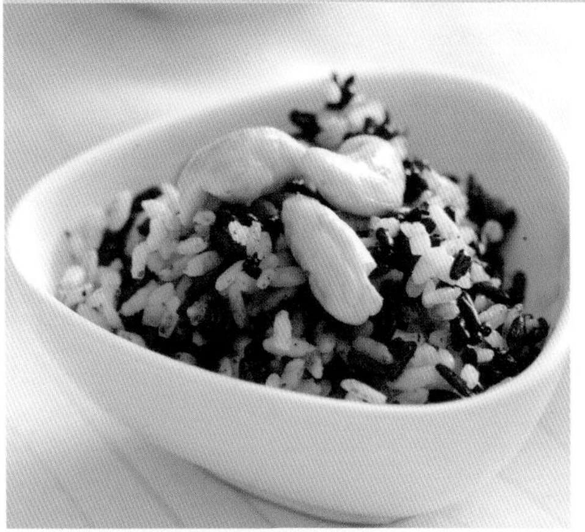

美味开胃＋预防心血管疾病

腰果饭

- 热量：1092.2千卡
- 膳食纤维：3.6克 ● 胆固醇：0毫克
- 钠：11.2毫克

材料

生腰果1/3杯，紫米1/3杯，白米1.3杯，水2.5杯

做法

1. 将腰果、紫米、白米洗净备用。
2. 将做法1的材料加入电锅内。
3. 再加水至锅中，煮熟即可。

降低血压功效

坚果富含不饱和脂肪酸，每日食用适量坚果类有助于控制血压，降低患冠状动脉心脏病或其他慢性病的概率。

稳定血压＋高纤高钾

红葱山苏

- 热量：140.5千卡
- 膳食纤维：13.5克 ● 胆固醇：0毫克
- 钠：291.5毫克

材料

红葱头碎20克，山苏300克

调味料

低钠盐1/4小匙

做法

1. 将红葱头碎爆香。
2. 加入山苏一起翻炒。
3. 起锅前加入低钠盐略炒即可。

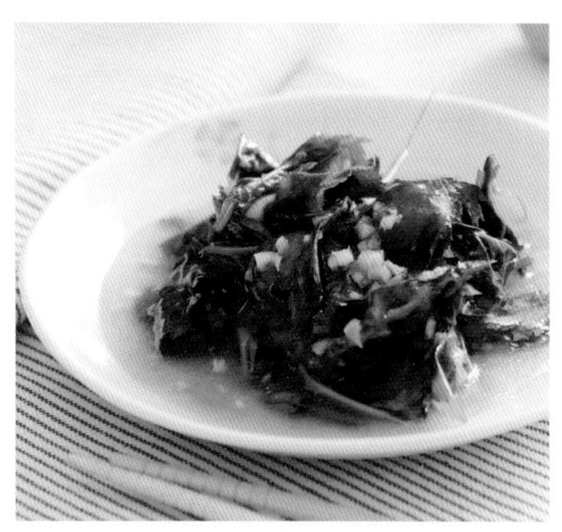

降低血压功效

山苏是一种蕨类，富含膳食纤维、钾及钙，因此山苏有调节血压、松弛血管壁的功效。

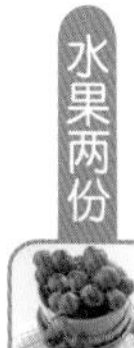

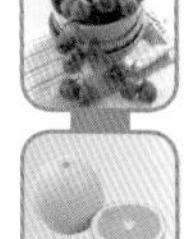

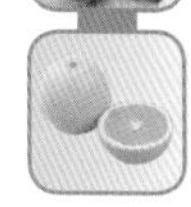

星期三 活力早餐

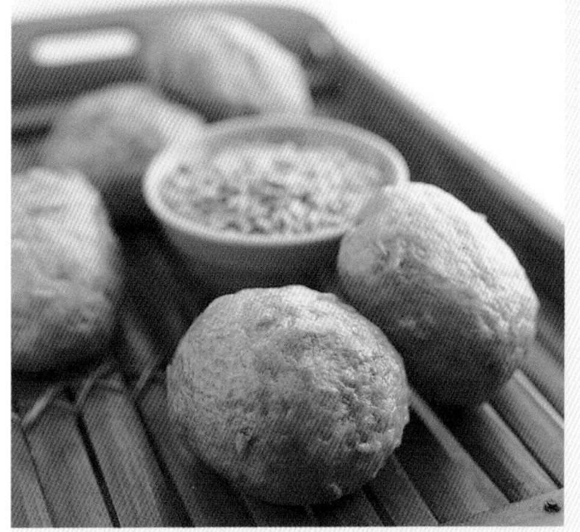

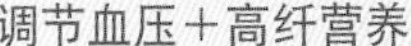

调节血压+高纤营养

大麦桂圆馒头

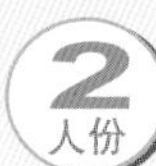

- 热量：654千卡
- 膳食纤维：5.6克
- 胆固醇：0毫克
- 钠：55.3毫克

材料

桂圆20克，枸杞子10克，大燕麦片粉30克，低筋面粉100克，糖24克，酵母6克（1小匙），泡打粉3克（1小匙），水55克

做法

1. 桂圆和枸杞子泡水，沥干备用。
2. 将所有干料混合，再加水，揉成面团。
3. 冬天要发酵10分钟；因夏天气温较高，发酵5分钟。
4. 将面团搓成长条（要扎实），切段整型，再放上铺有蒸笼纸的蒸盘，发酵20分钟，最后以大火蒸10分钟即可。

降低血压功效

大燕麦片富含膳食纤维，能协助稳定血压，枸杞子萃取物则具有降低血压的作用。比起一般的白馒头，这道杂粮馒头调节血压的食疗效果更好。

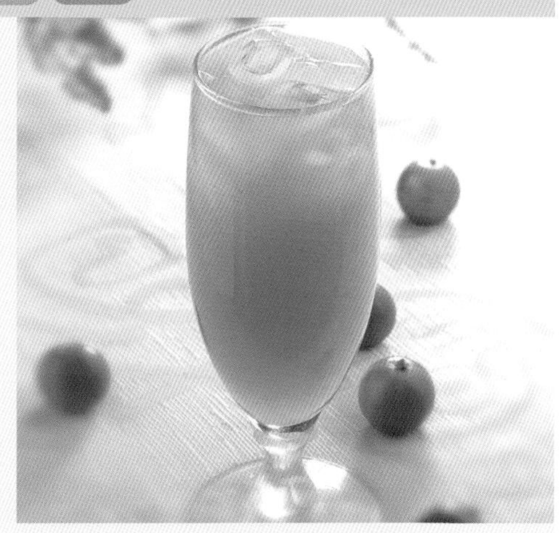

健胃整肠+稳定血压

降压蔬果汁

- 热量：213.7千卡
- 膳食纤维：4.1克
- 胆固醇：0毫克
- 钠：120.6毫克

材料

西芹100克，菠萝50克，葡萄30克，紫甘蓝100克，水1/6杯，橄榄油1大匙

做法

1. 先将西芹、菠萝、葡萄和紫甘蓝切小块备用。
2. 将所有食材加入果汁机里。
3. 先搅动后停止，略拌一下，再继续搅动，反复打成汁即可。

降低血压功效

西芹、紫甘蓝和葡萄皆富含钾，可帮助排钠，达到稳定血压的效果。菠萝则含有丰富的膳食纤维及消化酶，有助于促进肠道蠕动。

营养午餐

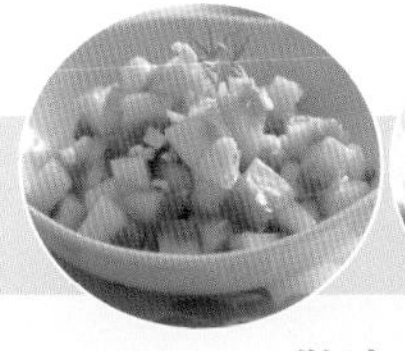
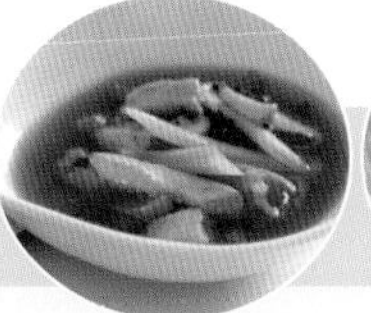
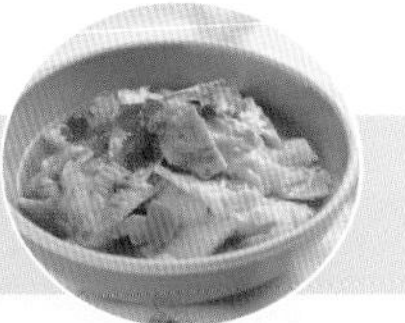

清热退火＋降低血压

清炒西瓜翠衣

- 热量：22.2千卡
- 膳食纤维：0克
- 胆固醇：0毫克
- 钠：399.3毫克

材料

蒜末20克，西瓜皮200克

调味料

低钠盐1/4小匙，香油1/4小匙，蘑菇粉1/4小匙

做法

1. 将西瓜皮切丁备用。
2. 将蒜末爆香，再加入西瓜皮丁一起翻炒。
3. 起锅前加入调味料略炒即可。

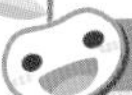

降低血压功效

西瓜皮又称翠衣，有清热、降血压的作用。大蒜所含的大蒜素也具有稳定血压的功效。

明目解毒＋清热利尿

决明子烩鱼

- 热量：672.1千卡
- 膳食纤维：1.2克
- 胆固醇：90毫克
- 钠：318.4毫克

材料

决明子茶汤300毫升，葱段20克，红甜椒条30克，沙丁鱼条150克

调味料

淀粉2小匙，水2小匙，低钠盐1/4小匙

做法

1. 先将葱段爆香，再加入决明子茶汤烧开。
2. 加入沙丁鱼条、红甜椒条一起翻炒。
3. 起锅前加入调味料勾芡略煮即可。

降低血压功效

决明子清热、利尿，沙丁鱼含特殊结构的短链蛋白质分子，能降低血压。二者搭配，使这道菜成为有益于稳定血压的优质菜肴。

降胆固醇＋降压抗癌

醋熘白菜

- 热量：147.4千卡
- 膳食纤维：2.7克
- 胆固醇：0毫克
- 钠：275.6毫克

材料

白菜300克，姜丝15克，葱段10克，辣椒片5克

调味料

糖1小匙，纯米醋3小匙，低钠盐1/4小匙，橄榄油2小匙，淀粉1小匙

做法

1. 先将姜丝、葱段和辣椒片用橄榄油爆香。
2. 加入白菜一起拌炒。
3. 起锅前再加入其他调味料略炒即可。

降低血压功效

白菜富含抗癌成分及钾，可调节血钠浓度，并减少水分滞留，进而预防高血压。富含大蒜素的蒜对降低血脂有帮助。

营养午餐

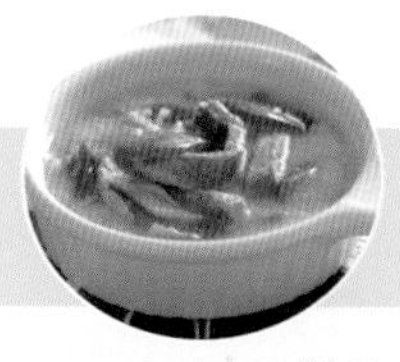

调节血压+预防水肿

双椒牛肉粥

- 热量：281.5千卡
- 膳食纤维：5.1克
- 胆固醇：26毫克
- 钠：267.1毫克

材料

红甜椒片70克，青椒片50克，牛柳50克，白米30克，绿豆20克

调味料

低钠盐1/4小匙

做法

1. 将白米和绿豆放入沸水中熬煮至软。
2. 加入其余材料熬煮。
3. 起锅前加入低钠盐略煮即可。

降低血压功效

甜椒和青椒皆富含钾，可调节体内的血钠浓度、调节血压。绿豆具有清热解毒、利湿的作用，故这道粥对稳定血压及预防水肿有益。

元气晚餐

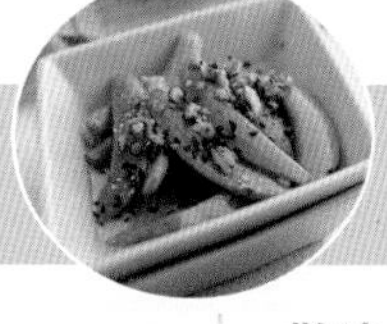

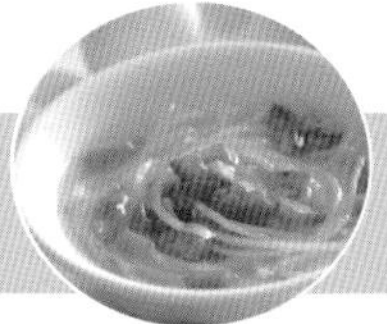

健胃整肠+降低血脂

黑胡椒甜豆

3人份

- 热量：170.5千卡
- 膳食纤维：5.4克
- 胆固醇：0毫克
- 钠：241.3毫克

材料

甜豆荚200克，蒜末10克

调味料

黑胡椒粉1/4小匙，橄榄油2小匙，低钠盐1/4小匙

做法

1. 先将蒜末爆香。
2. 加入甜豆荚一起翻炒。
3. 起锅前加入调味料略炒即可。

降低血压功效

这道菜富含膳食纤维和钾。膳食纤维可帮助肠胃蠕动，钾有调控血钠及降低血压的作用。

高钾低钠+降低血压

番茄米粉汤

- 热量：226.1千卡
- 膳食纤维：1.3克
- 胆固醇：0毫克
- 钠：405.6毫克

材料

番茄丁50克，粗米粉60克

调味料

低钠盐1/4小匙，蘑菇粉1/4小匙

做法

1. 锅中加适量清水，将番茄丁煮滚，再加入粗米粉熬煮。
2. 起锅前加入调味料略煮即可。

降低血压功效

番茄富含钾，可稳定血压，且番茄含天然的果酸，可以增加食物的风味，并减少含盐调味料的用量。

元气晚餐

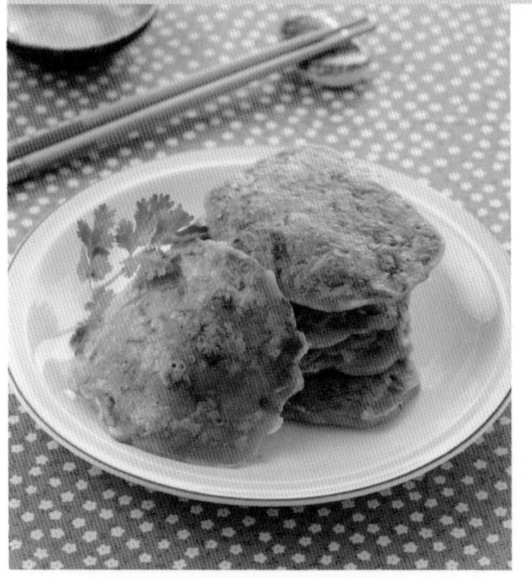

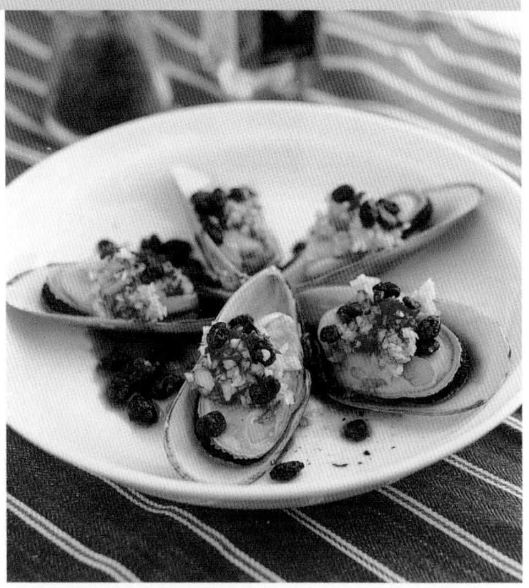

降低血压+预防心血管疾病

豆腐煎饼

- 热量：162.3千卡
- 膳食纤维：3.1克
- 胆固醇：0毫克
- 钠：297.8毫克

材料

豆腐1块，菠菜碎50克，胡萝卜碎50克

调味料

低钠盐1/4小匙，橄榄油1小匙

做法

1. 将豆腐的水分挤干。
2. 加入菠菜碎、胡萝卜碎和盐拌匀。
3. 最后整型成饼状，用橄榄油煎至金黄色即可。

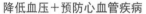

降低血压功效

黄豆能降低血压（尤其是舒张压），而菠菜和胡萝卜则富含钾与膳食纤维。故这道菜对降低血压及预防心血管疾病有帮助。

高钙降压+养颜美容

柠檬淡菜

- 热量：159.4千卡
- 膳食纤维：0.4克
- 胆固醇：152毫克
- 钠：252.5毫克

材料

淡菜200克，番茄丁30克，罗勒碎10克，香菜碎5克

调味料

柠檬汁10克，低盐酱油1小匙

做法

1. 将调味料与番茄丁、罗勒碎和香菜碎拌匀。
2. 淡菜汆烫后以冰块水泡凉，沥干。
3. 在做法1的调料淋到淡菜上即可。

降低血压功效

淡菜是一种蚌类，因富含鲜味氨基酸，烹调时不需加入太多调味料，故名为淡菜。淡菜富含钙，对稳定血压很有帮助，适合喜食海鲜又怕血压高的人。

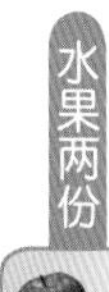

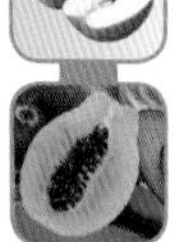

星期四 活力早餐

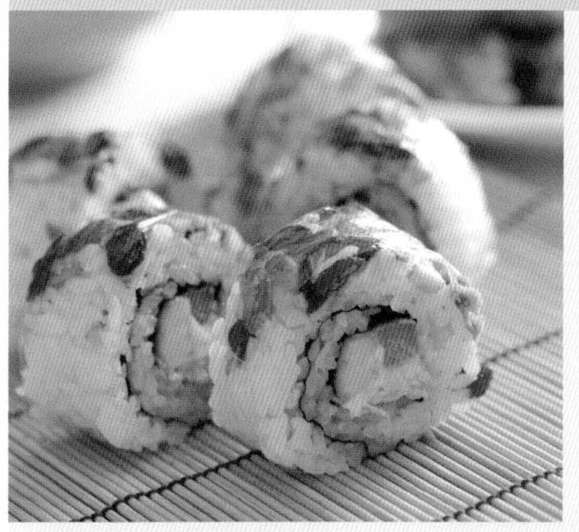

稳定血压＋松弛肌肉

核果寿司

●热量：370.5千卡
●膳食纤维：4.3克 ●胆固醇：12毫克
●钠：233.3毫克

材料

南瓜子仁10克，生腰果碎5克，枸杞子10克，黄瓜条30克，胡萝卜条30克，鲑鱼条20克，白饭100克，海苔1张

调味料

纯米醋1大匙，零脂沙拉酱2小匙

做法

1. 先将纯米醋拌入白饭作为寿司饭备用。
2. 将生腰果碎、鲑鱼条烤熟，胡萝卜条汆烫后搓散，备用。
3. 将寿司饭平铺在海苔上，铺上一层保鲜膜后翻面，再铺上少许寿司饭，再将其余材料分别排列在饭上，淋上零脂沙拉酱，连保鲜膜卷起即可。

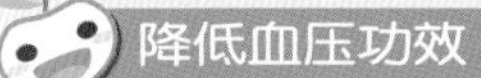

降低血压功效

鲑鱼所含多不饱和脂肪酸可稳定血压。枸杞子萃取物具明显降低血压的效果。

调节血压＋排水利尿

活力蔬果汁

●热量：186.6千卡
●膳食纤维：2.2克 ●胆固醇：0毫克
●钠：9.5毫克

材料

番茄50克，苹果（带皮带籽）50克，大黄瓜50克，菜瓜50克，蒜1瓣，姜3克，水1/6杯，橄榄油1大匙

做法

1. 将番茄、苹果、大黄瓜和菜瓜切小块。
2. 将所有食材加入果汁机里。
3. 先搅动后停止，略拌一下，再继续搅动，反复打成汁即可。

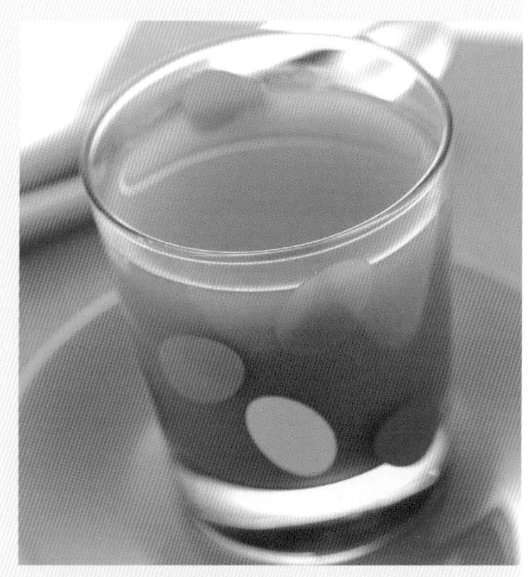

降低血压功效

大黄瓜、菜瓜排水利尿，因此有调节血压的作用，番茄富含钾，而苹果富含膳食纤维，故这道蔬果汁对控制血压很有帮助。

营养午餐

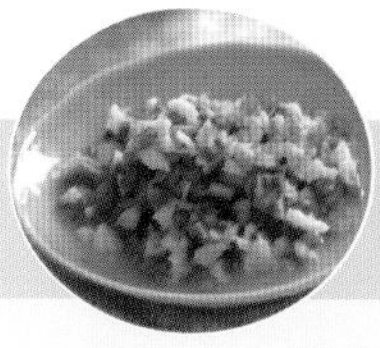
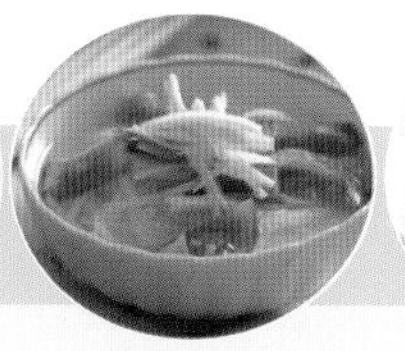
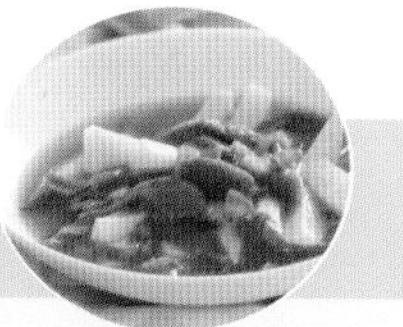

清热利水＋预防心血管疾病

马蹄韭菜花

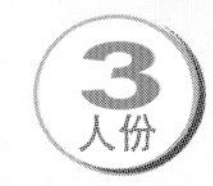

- 热量：196.1千卡
- 膳食纤维：7.5克
- 胆固醇：0毫克
- 钠：198.5毫克

材料

马蹄30克，韭菜薹300克

调味料

橄榄油2小匙，胡椒粉1/2小匙，蘑菇粉1/4小匙

做法

1. 先将马蹄切碎，韭菜薹切段备用。
2. 将做法1的材料放入锅中加橄榄油拌炒。
3. 起锅前加入其他调味料拌匀即可。

降低血压功效

马蹄性凉，能清热利水，韭菜薹富含钾和膳食纤维。前者帮助身体排出多余水分，后者平衡血钠浓度及协助胆固醇代谢，故这道菜对控制血压和预防心血管疾病发生有帮助。

降低血脂＋稳定血压

芹菜米粉汤

- 热量：194.1千卡
- 膳食纤维：1.6克
- 胆固醇：0毫克
- 钠：249毫克

材料

芹菜20克，番茄40克，韭菜10克，米粉50克

调味料

低钠盐1/4小匙

做法

1. 将芹菜切丝，番茄切块，韭菜切段备用。
2. 把芹菜丝和番茄块放入汤中煮滚，再加入米粉一起熬煮。
3. 起锅前加入低钠盐和韭菜段略煮即可。

降低血压功效

芹菜和番茄富含钾及膳食纤维，钾可帮助稳定血压，膳食纤维有助于降低血脂，对控制血压与预防心血管疾病有帮助。

高钾抗癌＋强化肝脏

番茄炒海参

- 热量：119.7千卡
- 膳食纤维：1.3克
- 胆固醇：76.5毫克
- 钠：608毫克

材料

番茄50克，新鲜玉米笋30克，海参150克

调味料

低盐酱油1小匙，橄榄油1小匙

做法

1. 先将番茄切成丁，玉米笋和海参切成斜段备用。
2. 将海参加橄榄油略炒后，加入其余材料一起翻炒。
3. 起锅前再加入其他调味料略炒即可。

降低血压功效

实验发现，海参含特殊多糖，故有降低胆固醇、低密度脂蛋白及强化肝脏功能，搭配富含钾的番茄及玉米笋，对稳定血压有帮助。

元气晚餐

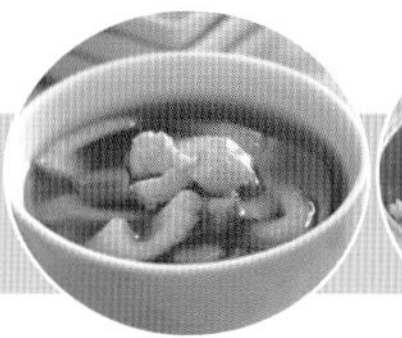
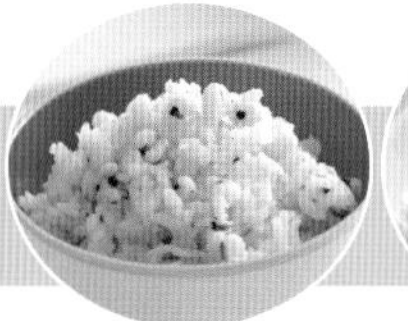
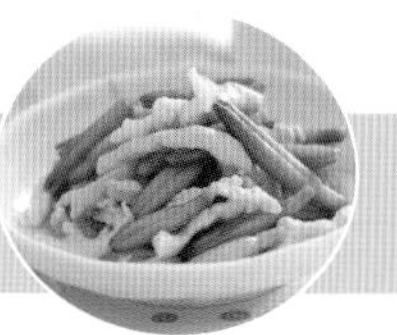

调节血压+低钠降脂

红曲蔬菜鸡肉汤

- 热量：181.1千卡
- 膳食纤维：0.6克
- 胆固醇：108毫克
- 钠：68.5毫克

材料

鸡肉150克，番茄20克，芹菜20克

调味料

自制红曲酱2小匙

做法

1. 先将鸡肉和番茄切丁，芹菜切段备用。
2. 将红曲加适量水煮成汤。
3. 将所有材料加入做法2的汤中熬煮即可。

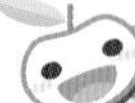

降低血压功效

红曲可使先天性高血压实验动物的血压降低，还含能降低胆固醇的红曲菌素K。故这道汤是调节血压与血脂的优质菜肴。

解热利尿+高纤降压

高粱饭

- 热量：1078千卡
- 膳食纤维：7.2克
- 胆固醇：0毫克
- 钠：505毫克

材料

红高粱1/2杯，白高粱1/2杯，白米1杯，水2.5杯

做法

1. 将红高粱、白高粱、白米洗净备用。
2. 把做法1的材料加入电锅内。
3. 再加水至锅中，煮熟即可。

降低血压功效

高粱富含非水溶性膳食纤维，有解热利尿效果，因此对于排出身体内多余水分及盐分很有帮助，也使这道杂粮饭比一般白米饭更具预防及稳定血压的辅助食疗功效。

促进代谢+降低血脂

金针炒肉

- 热量：169.2千卡
- 膳食纤维：2.5克
- 胆固醇：71毫克
- 钠：280.3毫克

材料

金针菜100克，瘦肉100克

调味料

低钠盐1/4小匙，橄榄油1/2小匙

做法

1. 先将瘦肉切丝备用。金针菜入沸水煮熟透，用清水浸泡。
2. 将瘦肉丝用橄榄油爆香后，加入金针菜一起拌炒。
3. 起锅前加入其他调味料略炒即可。

降低血压功效

金针菜含有丰富的钙及膳食纤维，钙具有松弛血管平滑肌的作用，而膳食纤维能促进胆固醇代谢，故这道菜对调控血压、降低血脂有益。

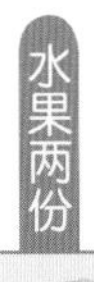

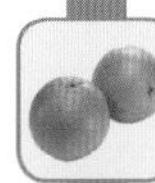
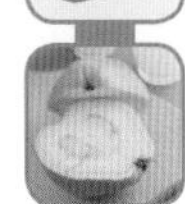

星期五 活力早餐

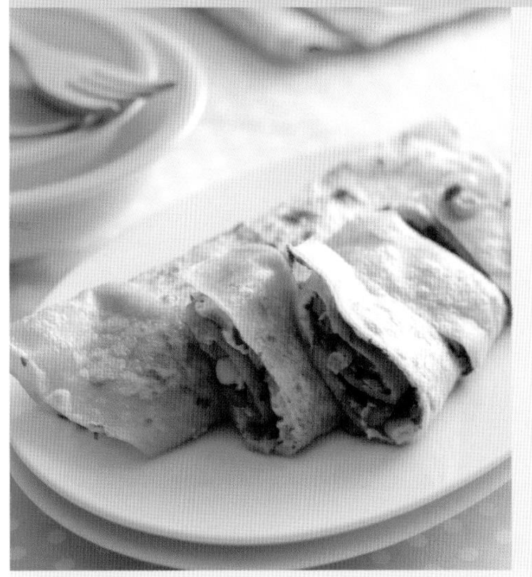

高纤低钠+稳定血压

芦荟玉米蛋饼

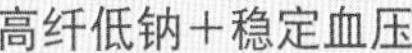

- 热量：288.2千卡
- 膳食纤维：2.7克
- 胆固醇：216.5毫克
- 钠：79.5毫克

材料

芦荟50克，新鲜玉米粒20克，鸡蛋50克，自制蛋饼皮1张（高筋面粉30克、淀粉10克、全麦面粉10克、水100毫升）

做法

1. 先将芦荟切成丁备用。
2. 将芦荟丁和玉米粒拌入蛋液备用。
3. 起油锅煎蛋饼皮后，将做法2倒入锅中煎熟，最后将蛋饼皮卷起即可。

降低血压功效

市售蛋饼皮的钠含量是自制的数倍，罐头玉米粒钠含量是新鲜玉米的40倍以上。饮食中钠量过高，血压易上升，故建议使用新鲜、自制食材，更有利于稳定血压。

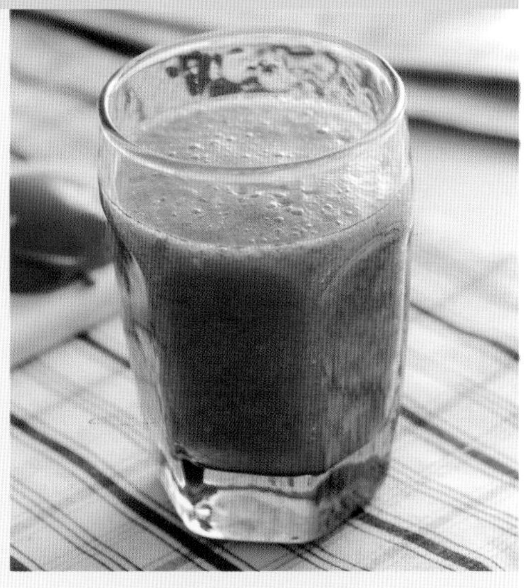

控制血压+抗氧化

红色蔬果汁

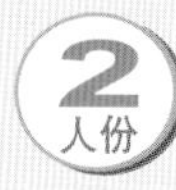

- 热量：128.5千卡
- 膳食纤维：4.8克
- 胆固醇：0毫克
- 钠：130.9毫克

材料

明日叶30克，胡萝卜30克，葡萄50克，
枸杞子20克，番茄50克，柠檬20克，
水1/2杯

做法

1. 将明日叶、胡萝卜、葡萄、番茄和柠檬切小块或小片备用。
2. 把所有食材放入果汁机里。
3. 先搅动再停止，略拌一下，再继续搅动，反复打成汁即可。

降低血压功效

明日叶富含有机锗及维生素，更具强力抗氧化力，有控制血压的效果，枸杞子可降低血压，故这道饮品对稳定血压有益。

营养午餐

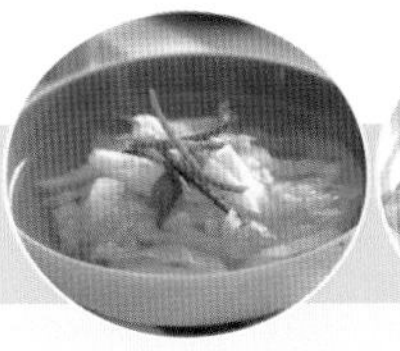
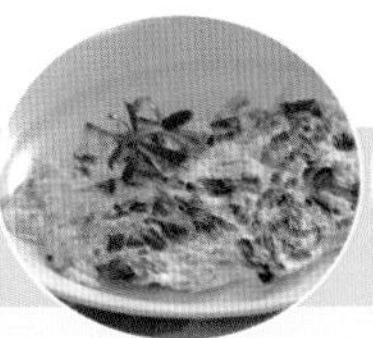
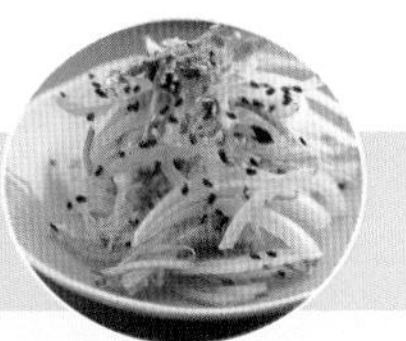

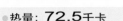

抗癌降压＋降低血脂

大白菜汤

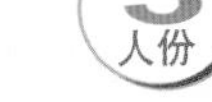

3人份

- 热量：72.5千卡
- 膳食纤维：3.3克
- 胆固醇：0毫克
- 钠：435.6毫克

材料

大白菜丝200克，蒜片20克，葱段10克，辣椒丝10克

调味料

低钠盐1/4小匙，香油1/2小匙，蘑菇粉1/4小匙

做法

1. 先将蒜片、葱段和辣椒丝一起爆香。
2. 再加汤水、大白菜一起熬煮。
3. 起锅前加入调味料即可。

降低血压功效

大白菜属十字花科，除了富含抗癌物质外，还含许多钾，因此能预防高血压。富含蒜素的蒜则对降低血脂有帮助。

杀菌抗氧化＋降低血压

洋葱炒蛋

3人份

- 热量：87.7千卡
- 膳食纤维：1克
- 胆固醇：216.5毫克
- 钠：342.9毫克

材料

洋葱20克，胡萝卜20克，鸡蛋液50克，海带芽5克

调味料

低钠盐1/4小匙

做法

1. 将胡萝卜切碎。
2. 将胡萝卜碎、海带芽和低钠盐加入鸡蛋液中拌匀。
3. 将洋葱爆香，最后加入做法2的蛋液煎至双面金黄色即可。

降低血压功效

洋葱含有舒张血管的特殊成分，胡萝卜含钾，海带芽含多糖，使这道菜有调节及降低血压的功效。

抑制血栓＋护心降压

凉拌粉丝

3人份

- 热量：292.3千卡
- 膳食纤维：1.8克
- 胆固醇：0毫克
- 钠：252.4毫克

材料

洋葱丝30克，冬粉50克，红葱头碎5克，芹菜段30克，熟松子5克

调味料

粗辣椒粉1/2小匙，糖1小匙，低钠盐1/4小匙，纯米醋2小匙

做法

1. 先将调味料调匀后备用。
2. 冬粉汆烫后冲凉备用。
3. 在冬粉上淋上调味料，再撒上其他材料即可。

降低血压功效

芹菜富含钾及膳食纤维，而搭配的洋葱能舒张血管，同时可抑制血栓形成，再加上有护心效果的松子，即得一道兼具降血压与保护心血管作用的优质菜肴。

营养午餐

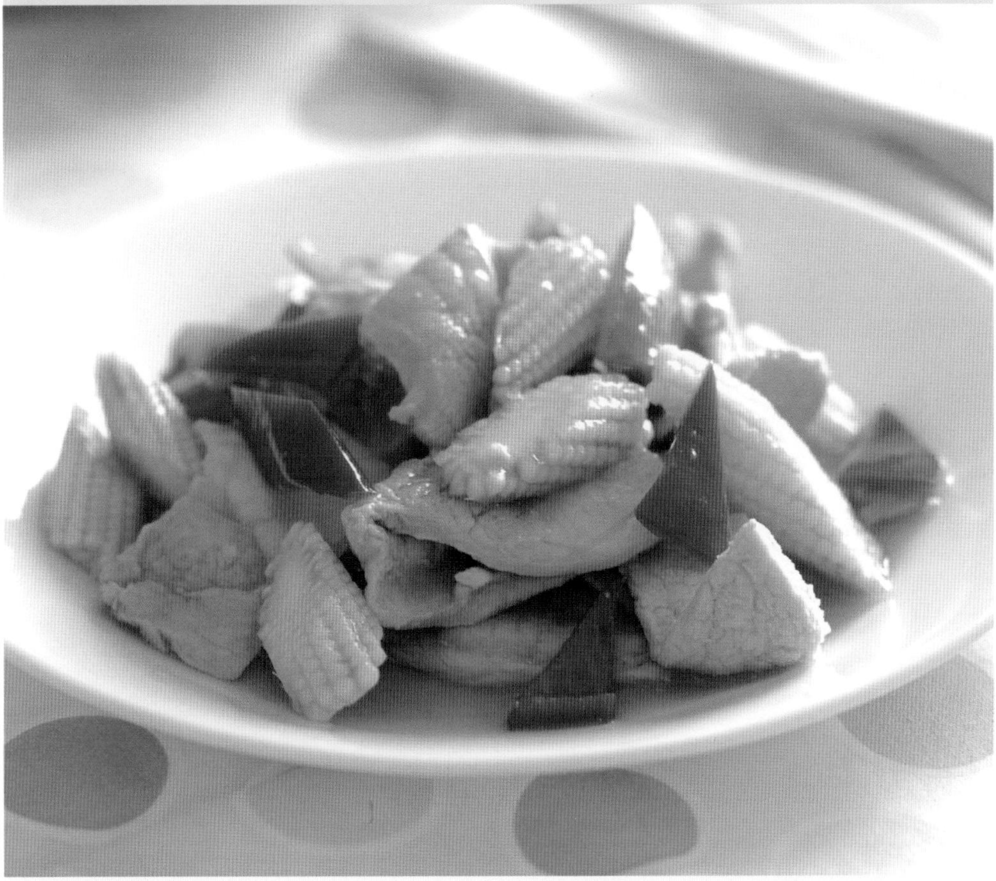

稳定血压+高纤低钠

三色炒肉片

- 热量：**227.1**千卡
- 膳食纤维：2.5克
- 胆固醇：106.5毫克
- 钠：438.4毫克

材料

新鲜玉米笋片50克，红甜椒片30克，青椒片30克，瘦猪肉片150克

调味料

低盐酱油1小匙，胡椒粉1/2小匙，橄榄油1/2小匙

做法

1. 先将瘦猪肉片爆炒。
2. 加入其他材料拌炒。
3. 起锅前加入调味料即可。

降低血压功效

玉米笋、红甜椒和青椒皆富含钾，可通过扩张血管、尿钠排出降低血压，故这道菜非常适合血压偏高或想预防高血压的人食用。

元气晚餐

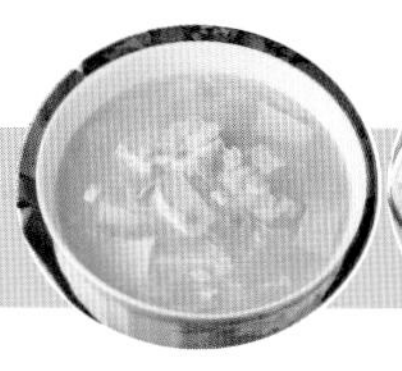
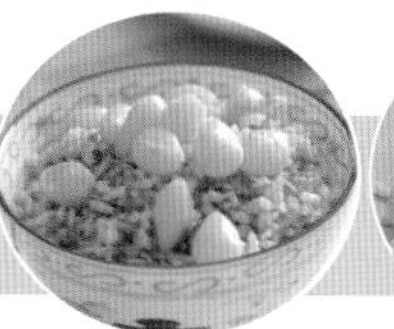
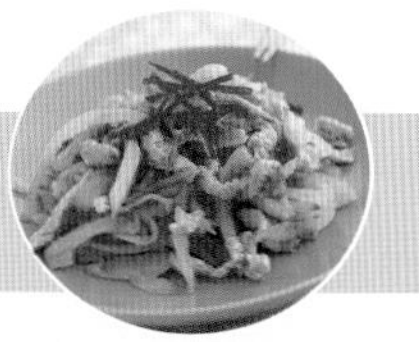

高钾美味＋调节血压

胚芽玉米汤

- 热量：314.4千卡
- 膳食纤维：5.6克　●胆固醇：0毫克
- 钠：252毫克

材料

玉米粒30克，小麦胚芽粉30克，胡萝卜丁20克，腰果20克，青豆10克

调味料

低钠盐1/4小匙

做法

1. 先将小麦胚芽粉加水拌匀。
2. 依序加入胡萝卜丁、腰果、青豆和玉米粒一起煮。
3. 煮滚后，再加入低钠盐即可。

降低血压功效

小麦胚芽粉和腰果含有丰富的不饱和脂肪酸及维生素E，而胡萝卜则含有丰富的钾，故这道汤具有协助人体调节血压的作用。

降低血脂＋排毒清肠

养生高纤饭

- 热量：1107千卡
- 膳食纤维：16.9克　●胆固醇：0毫克
- 钠：146.5毫克

材料

白果1/2杯，燕麦2/3杯，发芽米1杯，水2杯

做法

1. 将白果、燕麦、发芽米洗净备用。
2. 将做法1的材料加入电锅内。
3. 再加入2杯水至锅中，煮熟即可。

降低血压功效

燕麦含水溶性纤维β-葡聚糖，能抑制肠道中胆固醇吸收，发芽米富含非水溶性纤维，可促进排出体内废物，加上可松弛平滑肌的白果，使这道杂粮饭对调节血压及排毒有帮助。

低盐低热量＋控制血压

胡萝卜炒豆芽

- 热量：330.9千卡
- 膳食纤维：3.8克　●胆固醇：305.2毫克
- 钠：546.6毫克

材料

鸡蛋50克，黄豆芽100克，猪肉丝100克，胡萝卜丝30克，水翅30克，桂花10克

调味料

低钠盐1/4小匙，蘑菇粉1/4小匙，橄榄油1小匙

做法

1. 将猪肉丝和胡萝卜丝分别汆烫后备用。
2. 炒锅加热后加橄榄油，先爆香鸡蛋。
3. 最后加入其他食材，再加入其余调味料煮熟即可。

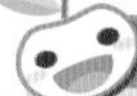

降低血压功效

使用天然鲜甜味的黄豆芽，可减少盐的用量，也丰富膳食纤维含量，加上高钾的胡萝卜，使这道菜不但低热量而且低盐，对控制血压有帮助。

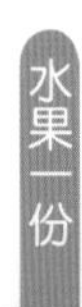

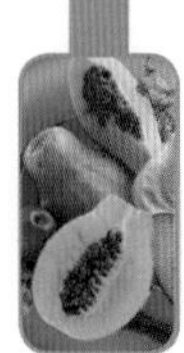

星期六 活力早餐

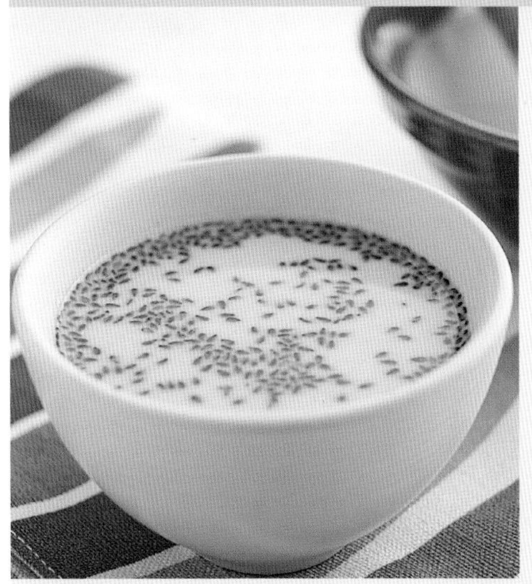

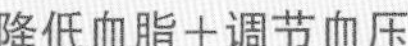

降低血脂＋调节血压

麦片芝麻牛奶

●热量：273.9千卡
●膳食纤维：2.4克 ●胆固醇：12毫克
●钠：148.7毫克

材料

燕麦片30克，熟芝麻5克，热脱脂牛奶300毫升

做法

1. 将热脱脂牛奶冲入燕麦片中。
2. 再撒上熟芝麻即可。

降低血压功效

燕麦中含有β-葡聚糖，能抑制肠道中胆固醇吸收；牛奶含丰富的钙，钙在调节血管收缩上扮演重要角色。故这道饮品对调节血压有帮助。

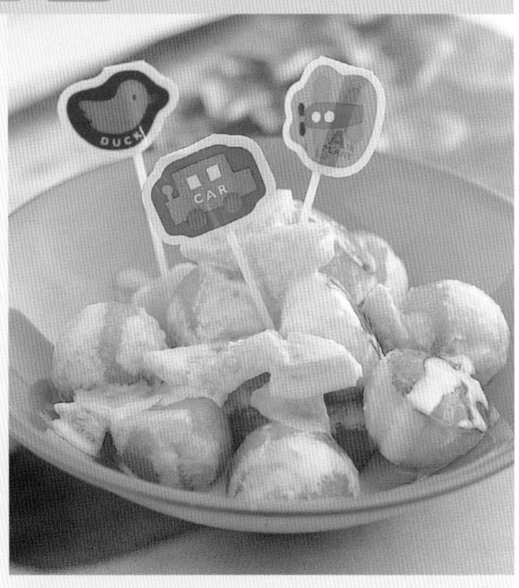

稳定血压＋促进排便

水果沙拉

●热量：123.6千卡
●膳食纤维：3.3克 ●胆固醇：1.8毫克
●钠：50毫克

材料

哈密瓜100克，梨50克，西瓜100克，桃50克

调味料

脱脂酸奶2大匙

做法

1. 将哈密瓜、梨和西瓜切块，桃切成小丁状备用。
2. 将所有材料摆盘后，淋上酸奶即可。

降低血压功效

哈密瓜、西瓜和桃都富含钾，可扩血管、排钠，而梨富含膳食纤维，相辅相成，对稳定血压及促进排便有益。

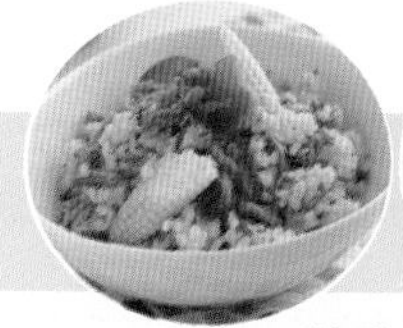
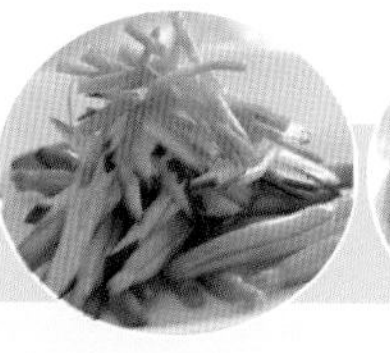
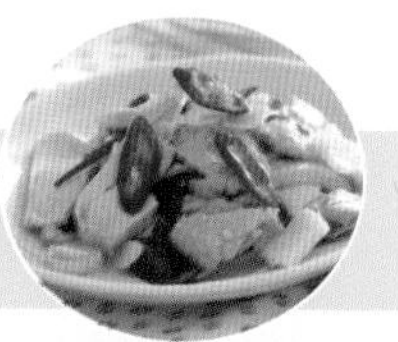

营养午餐

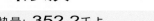

降低血压+强化免疫力

罗勒饭

3人份

●热量：352.2千卡
●膳食纤维：3.1克 ●胆固醇：0毫克
●钠：255.5毫克

材料

罗勒30克，发芽米50克，薏米30克，熟核桃5克，洋葱丁20克，蔬菜高汤适量

调味料

低钠盐1/4小匙，胡椒粉1/2小匙，橄榄油1小匙

做法

1. 在炒锅倒入橄榄油，以中火加热，再加入洋葱拌炒香。
2. 倒入发芽米和薏米，边拌炒边加入高汤，煮20～25分钟，直到呈浓稠光滑状。
3. 最后加入其他调味料、罗勒及熟核桃拌匀即可。

降低血压功效

薏米萃取物能预防高血压、高脂血症，罗勒可抗病毒，有助于增强免疫力，洋葱含特殊化合物，能松弛血管壁，故这道饭对降低血压及强化免疫力有益。

利尿排水+预防心血管疾病

凉拌金针黄瓜

3人份

●热量：105.2千卡
●膳食纤维：7.7克 ●胆固醇：0毫克
●钠：335.6毫克

材料

新鲜金针菜150克，黄瓜100克，胡萝卜50克

调味料

低钠盐1/4小匙，蘑菇粉1/2小匙，香油1/2小匙

做法

1. 先将黄瓜和胡萝卜切成丝备用。金针菜在沸水中煮熟透。
2. 将金针菜汆烫，放凉备用。
3. 将所有材料拌入调味料即可。

降低血压功效

金针菜富含钙，能松弛血管平滑肌，搭配可祛湿利尿的黄瓜，可排出体内多余水分，也因此能帮助稳定血压、预防心血管疾病。

低钠降压+抵抗病毒

臭豆腐炒肉片

3人份

●热量：361.9千卡
●膳食纤维：4.1克 ●胆固醇：90毫克
●钠：370.9毫克

材料

臭豆腐片100克，瘦猪肉片150克，辣椒片20克，蒜片20克，姜片10克，罗勒叶40克

调味料

低盐酱油2小匙，香油1/2小匙

做法

1. 辣椒片、蒜片和姜片爆香后加入油膏。
2. 再放入臭豆腐片和瘦猪肉片一起熬煮。
3. 起锅前再加入罗勒叶和香油即可。

降低血压功效

豆制品中的异黄酮能降低血压，尤其对舒张压更明显，罗勒有抗病毒的作用，有助于增强免疫力，故这道菜对降低血压及强化免疫力有益。

元气晚餐

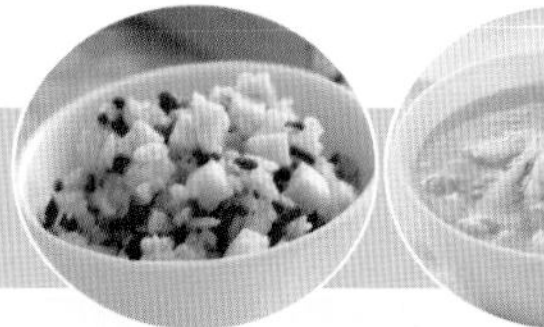
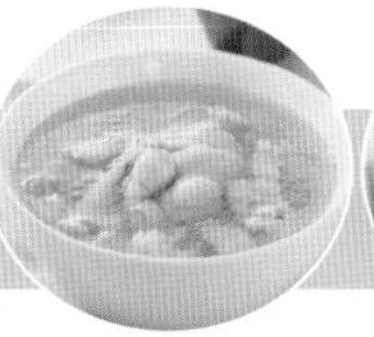
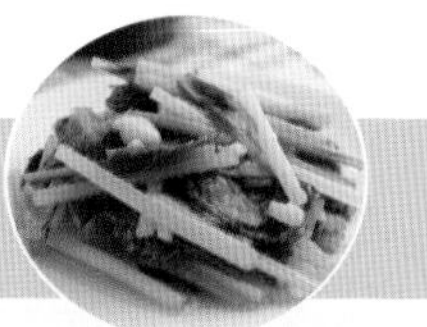

清热解毒+控制血压

竹筒米糕

●热量：275.5千卡
●膳食纤维：2.8克 ●胆固醇：0毫克
●钠：458.5毫克

材料

糯米20克，紫米20克，绿豆10克，芋头丁20克，白果10克

调味料

低盐酱油1/4小匙，低钠盐1/6小匙，蘑菇粉1/4小匙，香油1/2小匙

做法

1. 将糯米、紫米和绿豆洗净，浸水3小时。
2. 将芋头炒香后，和白果、做法1的材料与调味料混合。
3. 竹筒内先抹油，接着放入拌好的材料至七分满，最后加水至八分满。
4. 竹筒放蒸锅内，以大火蒸30分钟，焖15分钟让糯米熟透，最后将米糕扣出食用。

降低血压功效

紫米和芋头富含膳食纤维，绿豆能清热解毒兼利水，白果有预防老年痴呆症及改善血液循环的效果，也能松弛平滑肌。故这道菜对控制血压有益。

低盐美味+降低血压

干贝鸡汤

●热量：205.8千卡
●膳食纤维：1.4克 ●胆固醇：99毫克
●钠：458.5毫克

材料

鲜干贝10克，鸡腿100克，枸杞子10克

调味料

低钠盐1/4小匙

做法

1. 先将鸡肉切块备用。
2. 将所有材料放入汤锅中加适量水一起熬煮。
3. 起锅前加入低钠盐略煮即可。

降低血压功效

鸡肉含特殊的短链氨基酸，因此可降低血压；枸杞子萃取物也可明显降低血压。故这道汤对稳定血压有帮助。

预防心血管疾病+控制体重

姜丝油菜

●热量：90.3千卡
●膳食纤维：4.3克 ●胆固醇：0毫克
●钠：409.1毫克

材料

油菜300克，姜20克

调味料

低钠盐1/4小匙，橄榄油1小匙

做法

1. 将油菜切段、姜切丝备用。
2. 用橄榄油将姜丝爆香，加入油菜段一起翻炒。
3. 起锅前加入盐略炒即可。

降低血压功效

油菜富含钾及膳食纤维。增加饮食中膳食纤维及钾的量，可帮助控制血压和体重，对于心血管疾病的预防也很有助益。

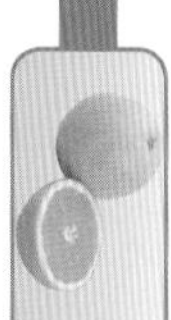

星期日 活力早餐

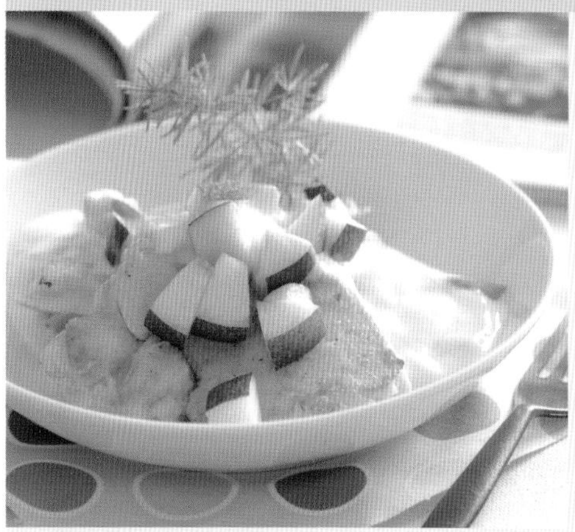

控制血压＋高钾美味

桃子饼

- 热量：524.4千卡
- 膳食纤维：5.3克
- 胆固醇：222.8毫克
- 钠：111.9毫克

材料

桃子100克，低筋面粉100克，鸡蛋1个，水适量

调味料

原味低脂酸奶3大匙

做法

1. 将桃子切丁。
2. 将所有材料一起拌匀成面团状。
3. 接着将做法2的面团捏成小圆饼状，煎至双面金黄色。
4. 最后在做法3的饼上淋上酸奶即可。

降低血压功效

桃子的钾搭配酸奶的钙正符合高血压饮食原则，增加饮食中钾及钙的量，有助于帮助控制血压。

健胃整肠＋代谢毒素

果菜汁

- 热量：48.5千卡
- 膳食纤维：2.1克
- 胆固醇：0毫克
- 钠：7.2毫克

材料

菠萝50克，苹果（带皮带籽）30克，苦瓜（带籽）30克，黄瓜30克，蒜2克，姜3克，水1/6杯

做法

1. 先将所有蔬果材料切小块备用。
2. 将所有材料加入果汁机里。
3. 先搅动后停止，略拌一下，再继续搅动，反复打成汁即可。

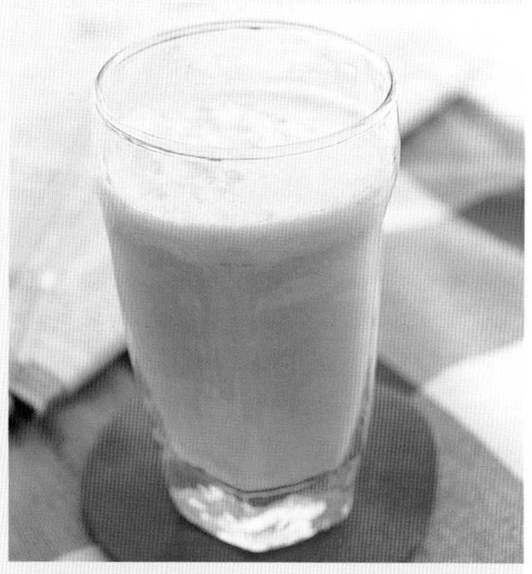

降低血压功效

菠萝和苹果分别能帮助消化及促进肠道蠕动；苦瓜热量极低，富含维生素C、叶酸及钾，可代谢身体毒素；黄瓜能够祛湿利尿。故这道饮品对控制血压有益。

营养午餐

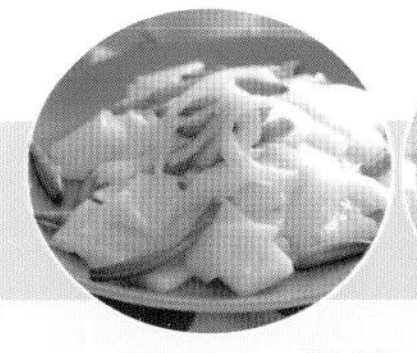
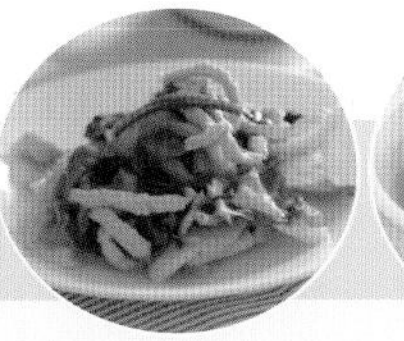
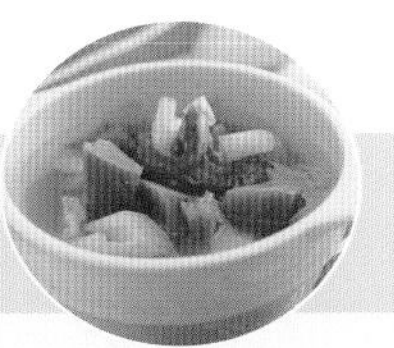

降低血脂＋调节血压

洋葱金针年糕

●热量：181千卡
●膳食纤维：1.1克 ●胆固醇：0毫克
●钠：407.9毫克

材料
洋葱30克，新鲜金针菜20克，年糕片100克

调味料
低钠盐1/4小匙，橄榄油1小匙

做法
1. 先将洋葱切成丝备用。金针菜在沸水中煮熟透。
2. 将洋葱丝用橄榄油爆香后，再加入金针菜、少许水和盐略煮。
3. 最后加入年糕片拌炒，等到收汁后即可。

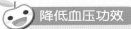

降低血压功效

金针菜富含钙，洋葱含硫化物，分别能松弛血管平滑肌及代谢胆固醇，故这道菜对调控血压、降低血脂有益。

控制血压＋代谢血脂

瘦肉炒生菜

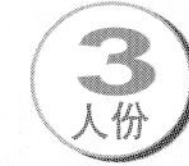

●热量：182.6千卡
●膳食纤维：2.2克 ●胆固醇：71毫克
●钠：479.9毫克

材料
生菜段100克，瘦猪肉丝100克，红辣椒丝20克

调味料
低钠盐1/4小匙，蘑菇粉1/4小匙，橄榄油1小匙

做法
1. 先将红辣椒丝用橄榄油爆香。
2. 加入其余材料一起拌炒。
3. 起锅前加入其他调味料略炒即可。

降低血压功效

生菜富含钾及膳食纤维，前者可控制血压，后者可加强代谢胆固醇。故这道菜具对稳定血压、预防心血管疾病有帮助。

控制血脂＋稳定血压

番茄蔬菜汤

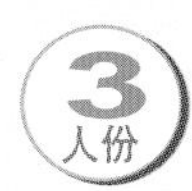

●热量：83.2千卡
●膳食纤维：2.5克 ●胆固醇：21.6毫克
●钠：272.6毫克

材料
圆白菜片50克，洋葱片20克，蘑菇片30克，番茄丁80克，香菜段5克，鸡肉丝30克

调味料
低钠盐1/4小匙

做法
1. 先将洋葱片爆香。
2. 将其余材料加入做法1中一起翻炒，再加入适量水一起熬煮。
3. 起锅前加入低钠盐略煮即可。

降低血压功效

圆白菜、洋葱、蘑菇和番茄都富含钾及膳食纤维，故稳定血压，同时也兼具控制血脂的作用。

元气晚餐

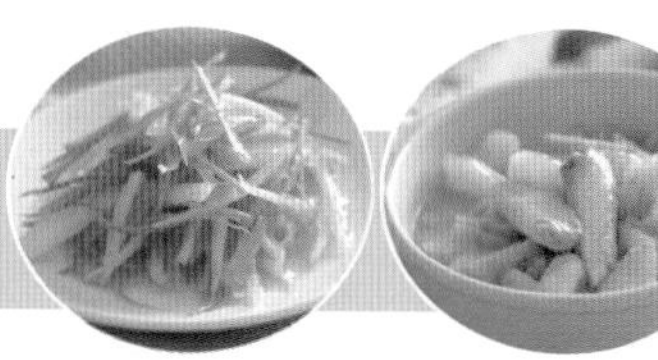
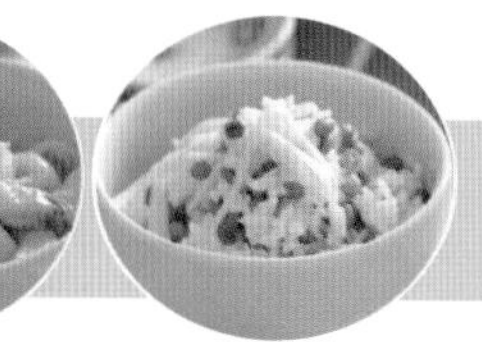

降低血压＋抗血栓

胡萝卜炒洋葱

- 热量：185千卡
- 膳食纤维：6克
- 胆固醇：0毫克
- 钠：557.3毫克

材料

胡萝卜200克，洋葱50克

调味料

橄榄油2小匙，低钠盐1/4小匙，蘑菇粉1/4小匙

做法

1. 先将胡萝卜和洋葱切成丝，然后用橄榄油翻炒。
2. 最后起锅前再加入其他调味料略炒即可。

降低血压功效

胡萝卜富含钾，而洋葱含有类似前列腺素的化合物。前者能排钠，后者则具有舒张血管及抗血栓的作用，两者相辅相成，对降血压有益。

调节血压＋预防水肿

丝瓜沙丁鱼

- 热量：377.9千卡
- 膳食纤维：1.2克
- 胆固醇：81.8毫克
- 钠：402.7毫克

材料

丝瓜200克，沙丁鱼80克，虾仁20克

调味料

低钠盐1/4小匙，胡椒粉1/4小匙

做法

1. 将丝瓜切片、沙丁鱼切条备用。
2. 将丝瓜、沙丁鱼和虾仁一起翻炒。
3. 起锅前加入调味料略炒即可。

水果两份

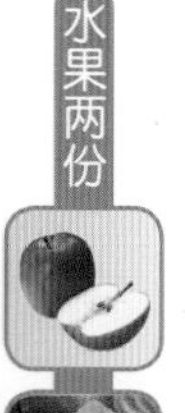

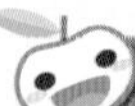

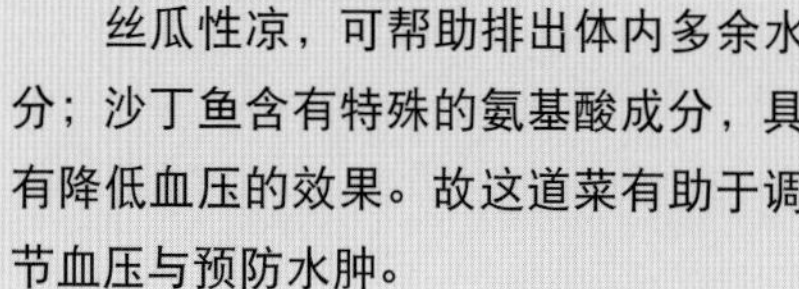

丝瓜性凉，可帮助排出体内多余水分；沙丁鱼含有特殊的氨基酸成分，具有降低血压的效果。故这道菜有助于调节血压与预防水肿。

高钾降压＋预防心血管疾病

竹笋绿豆饭

- 热量：1063千卡
- 膳食纤维：13.7克
- 胆固醇：0毫克
- 钠：4.5毫克

材料

新鲜竹笋50克，白米1杯，绿豆1杯，水2.3杯

做法

1. 先将竹笋切成丝备用。
2. 将笋丝、白米、绿豆洗净后，放入电锅中。
3. 最后加水至锅中，煮熟即可。

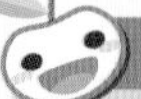

竹笋富含钾及膳食纤维，每100克竹笋含超过200毫克钾，可稳定血压、降低血脂。绿豆清热解毒、利湿。故这道饭对控制血压及预防心血管疾病有帮助。

星期一 活力早餐

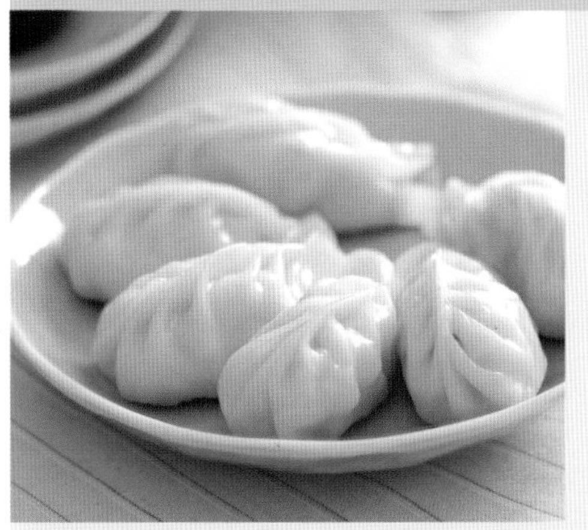

调节血压＋降低血脂

山药一口饺子

3人份

- 热量：493.4千卡
- 膳食纤维：3克
- 胆固醇：56.8毫克
- 钠：305.9毫克

材料

水饺皮80克（10张），山药碎50克，胡萝卜碎20克，圆白菜丝50克，瘦肉馅100克

调味料

胡椒粉1/2小匙，低钠盐1/4小匙，香油1/4小匙

做法

1. 先将山药碎、胡萝卜碎、圆白菜丝、瘦肉馅和调味料一起拌匀备用。
2. 将做法1的馅包入水饺皮中，煎至金黄色即可。

降低血压功效

圆白菜和胡萝卜富含钾，可调节血压，山药萃取物可使实验动物的血压降低，且有降低血脂的效果，故这道菜对维护心血管健康及降低血压有益。

抗氧化＋清热利水

花粉蔬果汁

3人份

- 热量：63千卡
- 膳食纤维：3.1克
- 胆固醇：0毫克
- 钠：23.5毫克

材料

番茄100克，白萝卜50克，猕猴桃50克，花粉1大匙，水1/2杯

做法

1. 先将番茄、白萝卜和猕猴桃切成小块状备用。
2. 将所有食材加入果汁机里。
3. 先搅动后停止，略拌一下，再继续搅动，反复打成汁即可。

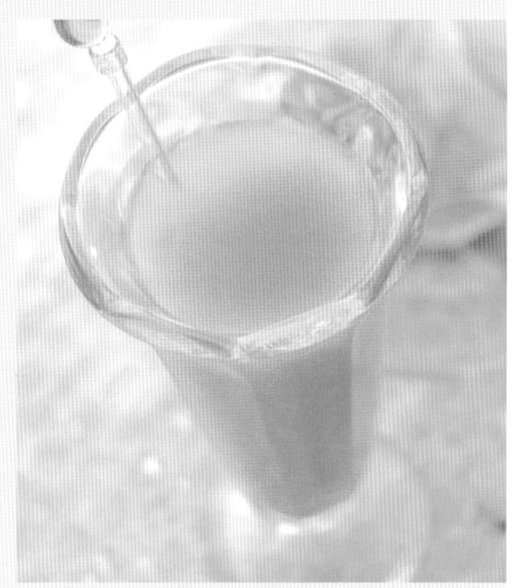

降低血压功效

番茄含丰富的抗氧化物和钾，猕猴桃含丰富的消化酶，而白萝卜有清热利水的效果，故这道果汁有助于高血压患者控制血压。

营养午餐

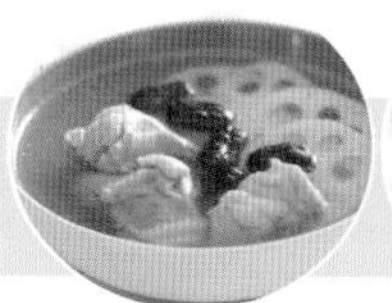
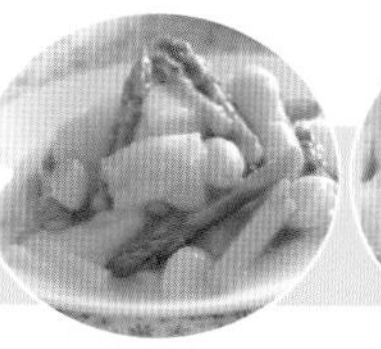
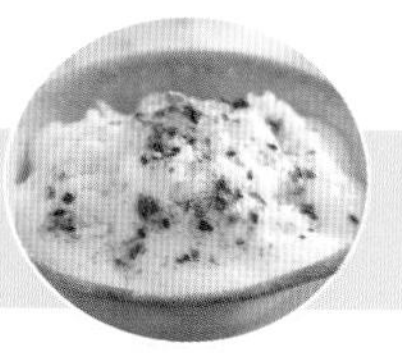

清热退火＋稳定血压

莲藕鸡汤

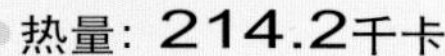

3人份

- 热量：214.2千卡
- 膳食纤维：3.5克
- 胆固醇：72毫克
- 钠：53毫克

材料

莲藕100克，鸡肉100克，红枣2粒

调味料

低钠盐1/4小匙

做法

1. 先将莲藕切片、鸡肉切块备用。
2. 将莲藕、鸡块和红枣放入汤锅中，加适量水一起熬煮。
3. 起锅前加入低钠盐略煮即可。

降低血压功效

莲藕味甘、性寒，富含维生素C、B族维生素与氨基酸，夏季食用莲藕可清热及降低血压。

利尿抗癌＋高纤降压

竹荪蘑菇芦笋

3人份

- 热量：145千卡
- 膳食纤维：13.3克
- 胆固醇：0毫克
- 钠：317.4毫克

材料

切碎的泡水竹荪50克，蘑菇30克，枸杞子10克，芦笋段200克

调味料

低钠盐1/4小匙，香油1/2小匙，胡椒粉1/4小匙，水淀粉1小匙

做法

1. 先将所有材料爆香，再加入盐、胡椒粉和少许水焖煮。
2. 加水淀粉勾芡。
3. 起锅前淋上香油即可。

降低血压功效

芦笋富含膳食纤维、叶酸及多种氨基酸，具有降低血压、利尿及抗癌的多重效果，因此对于预防或控制高血压等慢性疾病非常有助益。

控制血压＋降低血脂

山药泡饭

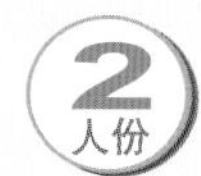

2人份

- 热量：585千卡
- 膳食纤维：4.2克
- 胆固醇：0毫克
- 钠：116毫克

材料

山药泥300克，自制柴鱼高汤100毫升（柴鱼粉1/8小匙，水100毫升），白饭1碗

调味料

七味粉少许

做法

1. 先将山药泥和柴鱼高汤拌匀。
2. 将做法1淋在白饭上，撒上七味粉即可。

降低血压功效

实验发现，山药萃取物在三周内可使实验动物血压降低25毫米汞柱，加上其富含多糖，因此对控制血脂与血压都极有帮助。

元气晚餐

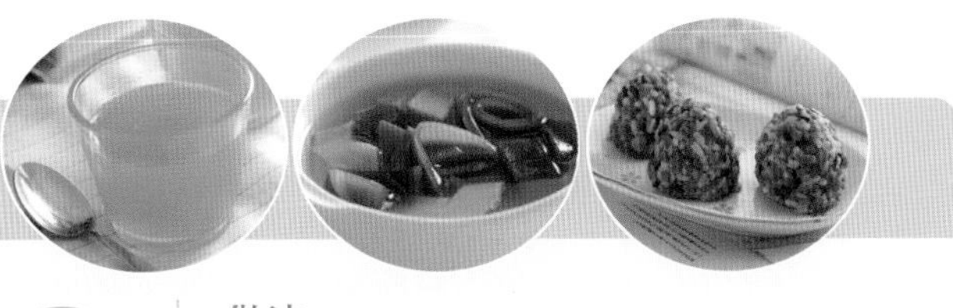

控制体重＋稳定血压

冰梅洋菜

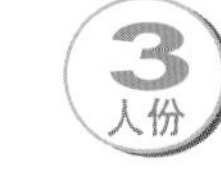

●热量：243.5千卡
●膳食纤维：37.3克 ●胆固醇：0毫克
●钠：37.1毫克

材料

洋菜50克

调味料

梅醋1大匙，糖1小匙，橄榄油1/2小匙

做法

1. 先将洋菜泡软备用。
2. 将调味料拌匀备用。
3. 将调味料、材料拌匀即可。

降低血压功效

洋菜又名寒天，是海藻萃取物，每100克洋菜约含80克膳食纤维以及丰富的钙、镁、钾，因此除了能控制体重外，也能够帮助稳定血压。

高纤低热量＋控制血压

海带南瓜汤

●热量：49.4千卡
●膳食纤维：2.9克 ●胆固醇：0毫克
●钠：587.1毫克

材料

海带苗50克，红甜椒30克，南瓜50克

调味料

低钠盐1/8小匙，蘑菇粉1/4小匙

做法

1. 先将红甜椒和南瓜切片备用。
2. 将所有材料放入锅中，加适量水一起熬煮。
3. 起锅前加入调味料略煮即可。

降低血压功效

海带苗又称裙带菜，富含褐藻酸、钾及多种维生素、矿物质。褐藻酸可结合多余的钠排出体外，钾可扩张血管，故这道汤对稳定血压有帮助。

降低血压＋预防心血管疾病

什锦麦片饭团

●热量：1103.3千卡
●膳食纤维：5.7克 ●胆固醇：0毫克
●钠：557毫克

材料

什锦麦片1/2杯，白米1.5杯，水1.6杯

做法

1. 将麦片、白米洗净备用。
2. 将麦片、白米放入电锅中，加水煮熟。
3. 最后捏成饭团即可。

降低血压功效

什锦麦片中富含燕麦片及全谷类，因此含有钾、镁、钙和膳食纤维等，在白米饭中添加什锦麦片，对降低血压及预防心血管疾病有益。

元气晚餐

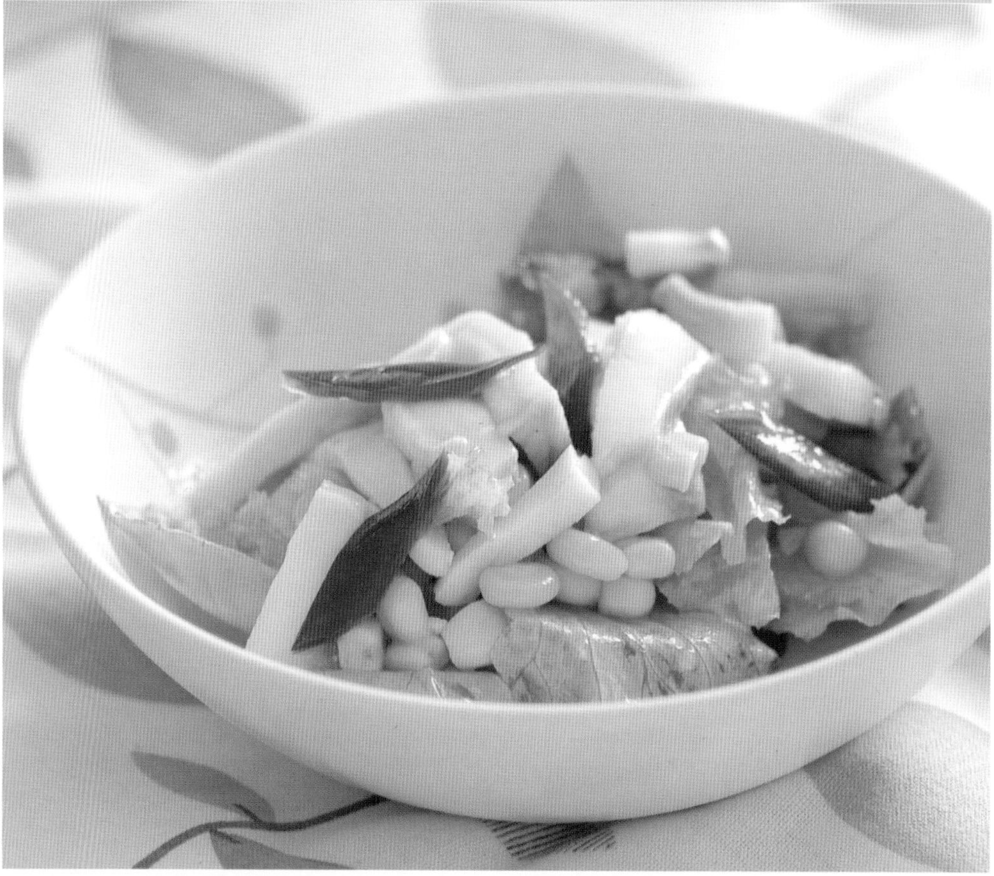

控制血压＋降低血脂

鲭鱼炒生菜

- 热量：**517.3**千卡
- 膳食纤维：3.1克
- 胆固醇：60毫克
- 钠：306.6毫克

水果两份

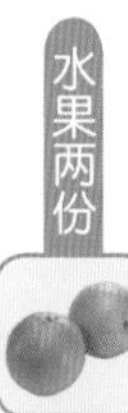

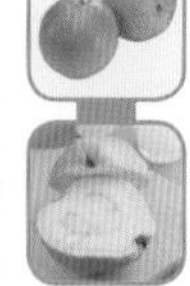

材料

新鲜鲭鱼条100克，生菜条50克，玉米粒20克，辣椒片20克

调味料

低钠盐1/4小匙，橄榄油1小匙

做法

1. 先将辣椒片用橄榄油爆香。
2. 加入其他材料一起拌炒。
3. 起锅前加入低钠盐略炒即可。

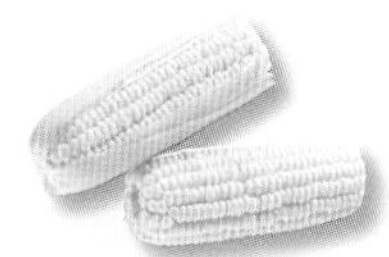

降低血压功效

鲭鱼富含鱼油，其代谢衍生物能松弛血管平滑肌，稳定血压；生菜含丰富的钾。故两者搭配，可烹调出有利于控制血压的优质食疗菜肴。

星期二 活力早餐

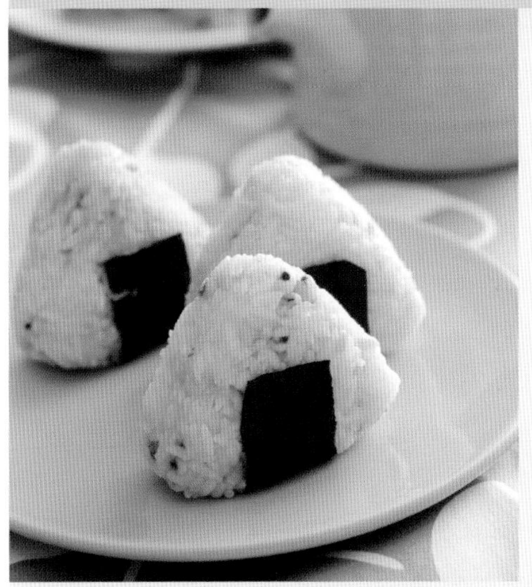

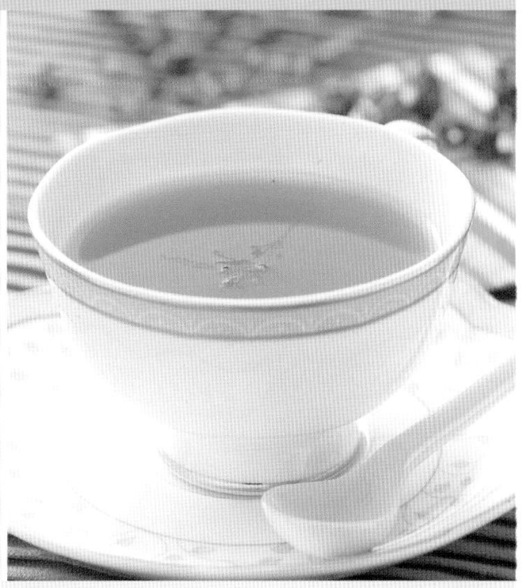

稳定血压＋高纤营养

鲔鱼烤饭团

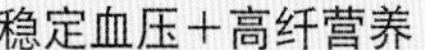

- 热量：481.4千卡
- 膳食纤维：2.6克
- 胆固醇：30毫克
- 钠：374.8毫克

材料

新鲜鲔鱼50克，胚芽米饭1碗，海苔粉2克，熟芝麻2克

调味料

低盐酱油2大匙，纯米醋1小匙，水5大匙，甘薯粉1大匙

做法

1. 将酱油、纯米醋和水煮开，加入甘薯粉勾芡备用。
2. 将胚芽米拌入其余材料，整型成三角形备用。
3. 将做法1的芡汁刷在做法2的饭团上，最后将双面烤至金黄色即可。

降低血压功效

深海鱼类富含的多不饱和脂肪酸有松弛平滑肌效果，故可稳定血压，而鲔鱼的脂肪酸含量是鱼类之冠，搭配高纤食材，使这道饭团更具调节血压的效果。

抗氧化＋增强免疫力

玄米茶

- 热量：107.1千卡
- 膳食纤维：0.7克
- 胆固醇：0毫克
- 钠：0毫克

材料

煎茶100克，炒过的麦芽35克

做法

1. 先将煎茶磨成粉状。
2. 再将麦芽磨成粉状。
3. 最后再以热开水冲煮煎茶粉和麦芽汤，其茶汤即可饮用。

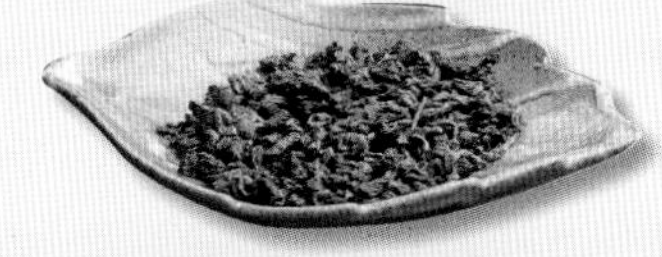

降低血压功效

煎茶是未发酵茶，故能保留丰富的茶多酚，帮助身体抗氧化，还可强化血管。麦芽富含维生素E及B族维生素，不但能消除疲劳，也能增强人体免疫力。

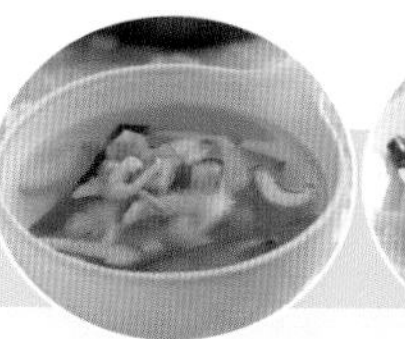
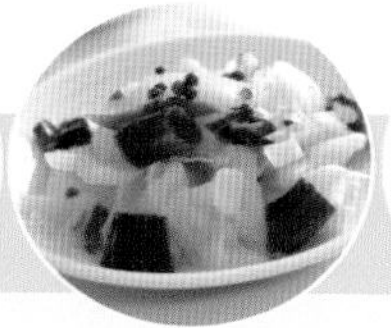
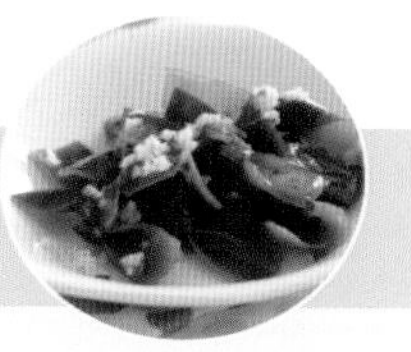

营养午餐

稳定血压＋降低血脂

番茄金针汤

- 热量：66.5千卡
- 膳食纤维：2.7克
- 胆固醇：0毫克
- 钠：440.5毫克

材料

番茄100克，金针菜50克，海带芽1克

调味料

低钠盐1/4小匙，香油1/2小匙，蘑菇粉1/4小匙

做法

1. 将番茄切丁备用。金针菜入沸水中煮熟透。
2. 将所有材料加适量水放入汤锅中一起熬煮。
3. 起锅前加入调味料略煮即可。

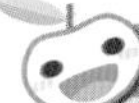

降低血压功效

富含钾的番茄有预防血压上升以及预防其他心血管疾病的作用。金针菜富含钙，具有松弛血管平滑肌以及促进胆固醇代谢的作用。

低钠降压＋降低血脂

炝白菜

3
人份

- 热量：230.7千卡
- 膳食纤维：3.2克
- 胆固醇：0毫克
- 钠：276.1毫克

材料

大白菜300克，葱段10克，干辣椒5克，姜片20克，蒜片10克，花椒5克

调味料

橄榄油1大匙，低钠盐1/4小匙，糖1/2小匙，纯米醋2小匙

做法

1. 大白菜洗净、切块；干辣椒切小段。
2. 用橄榄油爆香干辣椒、姜、蒜和花椒，先加入大白菜块，待菜变软后，加糖、盐、醋拌炒使之入味。

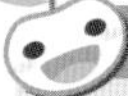

降低血压功效

大白菜富含抗癌分子及钾，可帮助排钠，减少水分滞留，以预防高血压。富含大蒜素的蒜头则对降低血脂有帮助。

高纤消脂＋控制血压

蒜味海带

- 热量：71.5千卡
- 膳食纤维：4.9克
- 胆固醇：0毫克
- 钠：790.8毫克

材料

蒜末20克，海带结100克，辣椒碎20克

调味料

低盐酱油1小匙，香油1/2小匙

做法

1. 将海带结汆烫备用。
2. 先将蒜末和辣椒碎爆香，再加入海带一起翻炒。
3. 起锅前加入调味料炒匀即可。

降低血压功效

海带富含膳食纤维，可帮助排出体内废物及代谢脂肪。肠道的健康也与控制血压有关，故多食用海带能预防血压上升，同时也具有保护心血管的功效。

元气晚餐

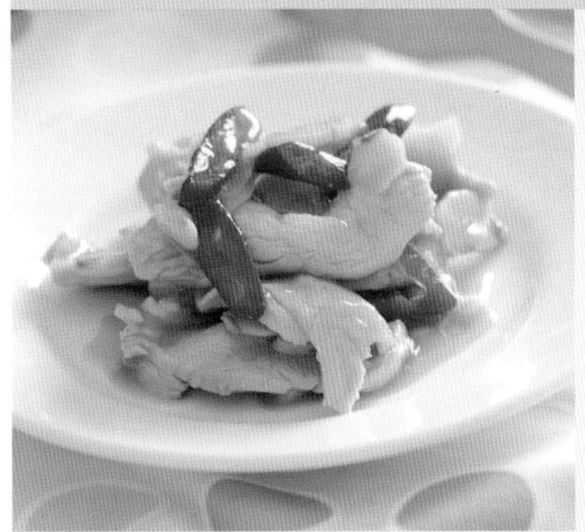

控制血压+降低血脂

蒜爆鸡肉片

●热量：232.8千卡
●膳食纤维：1.4克 ●胆固醇：108毫克
●钠：147.4毫克

材料

蒜片40克，鸡肉片150克，辣椒片20克

调味料

低盐酱油1/2小匙，纯米酒1/4小匙，胡椒粉少许，橄榄油1小匙

做法

1. 先将蒜片和辣椒片用橄榄油爆香。
2. 加入鸡肉片一起翻炒。
3. 起锅前加入其他调味料略炒即可。

降低血压功效

研究发现，鸡肉含特殊的短链氨基酸，能降低血压，且其不饱和脂肪酸含量较高，搭配富含大蒜素的蒜，不但有利于控制血压，还有降低血脂的效果。

清热排水+帮助消化

白萝卜蔬菜面

●热量：182.9千卡
●膳食纤维：1.6克 ●胆固醇：0毫克
●钠：561.2毫克

材料

白萝卜块30克，蔬菜面50克

调味料

低钠盐1/4小匙，蘑菇粉1小匙

做法

1. 先将蔬菜面煮熟备用。
2. 将白萝卜块加入汤锅煮熟。
3. 将蔬菜面加入做法2的汤锅中，再加调味料调味即可。

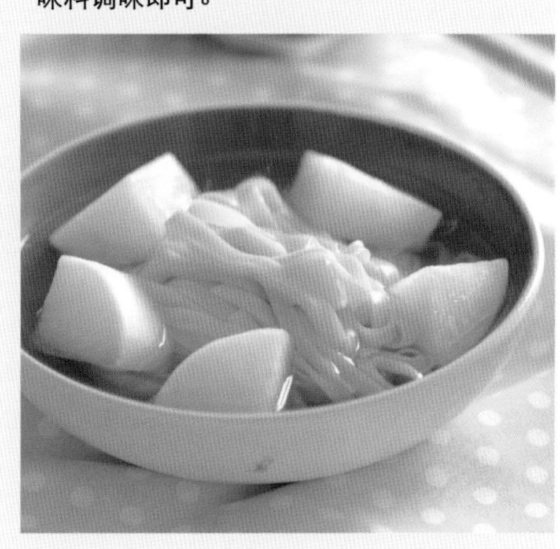

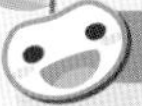

降低血压功效

中医认为凉血平肝的食材多能降血压，而白萝卜就是其中之一。白萝卜富含酶，故能清热、利水及帮助消化，也有调节血压、帮助排便的效果。

水果两份

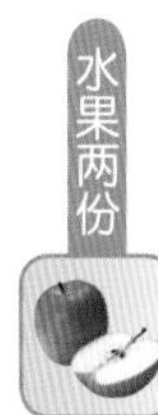

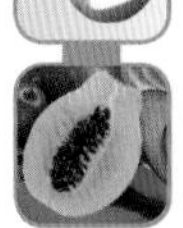

星期三 活力早餐

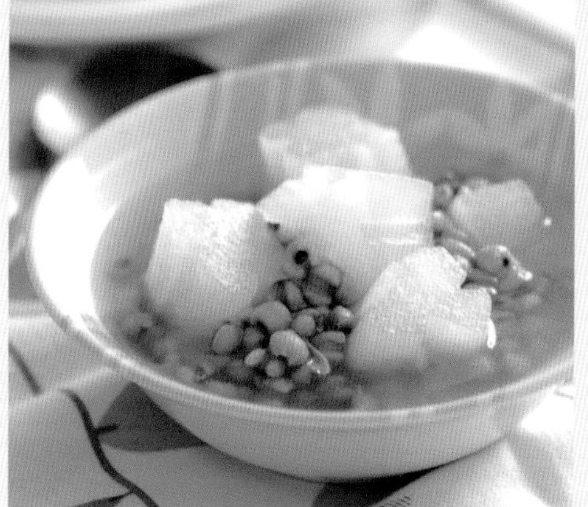

去湿利尿＋调节血压

薏米冬瓜粥

●热量：199.6千卡
●膳食纤维：1.8克 ●胆固醇：0毫克
●钠：234.8毫克

材料
薏米50克，冬瓜块100克

调味料
低钠盐1/4小匙

做法
1. 汤锅中加入适量的水煮滚，再加入薏米煮至半熟。
2. 加入冬瓜块煮熟。
3. 起锅前加入低钠盐略煮即可。

降低血压功效

冬瓜和薏米都能祛湿利尿，且冬瓜萃取物能抑制血压上升，而薏米萃取物可预防高血压及高脂血症。故这道粥有稳定、调节血压的辅助食疗作用。

清热解毒＋高纤可口

蔬果汁

●热量：202.6千卡
●膳食纤维：6.9克 ●胆固醇：0毫克
●钠：29.2毫克

材料
菠菜叶30克，莲子心5克，苹果300克，菠萝100克，矿泉水300毫升

做法
1. 先将菠菜叶切段状，苹果、菠萝切块状备用。
2. 将做法1的材料和莲子心放入果汁机中，再加入矿泉水。
3. 最后打成果汁即可。

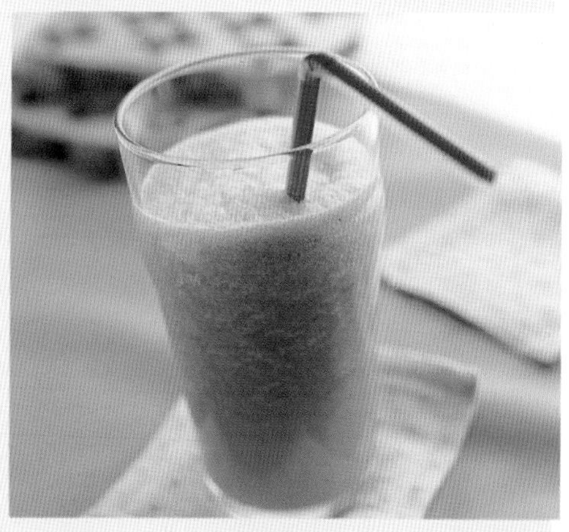

降低血压功效

菠萝富含消化酶，与苹果一样富含膳食纤维及果胶，菠菜含钾量很高，再加上清热解毒的莲子心，使这道果汁适合饭后或常熬夜的人食用。

营养午餐

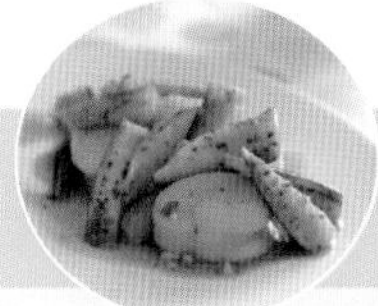

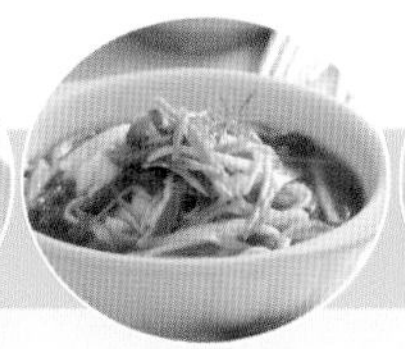

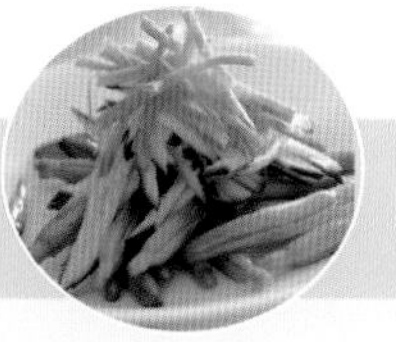

抗氧化+高钾降压

鲜贝爆茄子

- 热量：146.5千卡
- 膳食纤维：4.8克
- 胆固醇：33.6毫克
- 钠：888.6毫克

材料

鲜干贝30克，茄子段150克，辣椒碎20克，蒜末10克

调味料

低盐酱油1小匙，胡椒粉少许

做法

1. 先将辣椒碎和蒜末一起爆香。
2. 加入其余材料一起翻炒。
3. 起锅前加入调味料略炒即可。

降低血压功效

茄子富含黄酮类化合物质，还含有丰富的钾，因此有助于增加血管的抗氧化力及预防高血压发生。但干贝含钠量较高，须注意控制食用量。

控制血压+抗凝血

蔬菜河粉

- 热量：213.1千卡
- 膳食纤维：2.5克
- 胆固醇：0毫克
- 钠：257.6毫克

材料

胡萝卜30克，新鲜竹笋20克，木耳10克，河粉50克

调味料

米醋1/4小匙，低盐酱油1/4小匙，低钠盐1/4小匙，胡椒粉1/2小匙，香油1/4小匙

做法

1. 将胡萝卜、竹笋和木耳切成丝后，放入锅中加适量水熬煮。
2. 将做法1微滚后，加入河粉熬煮。
3. 起锅前加入调味料略煮即可。

降低血压功效

胡萝卜和竹笋富含钾及膳食纤维，有助于控制血压。木耳有抗凝血及通便作用。这些蔬菜让这道菜有控制血压及预防心血管疾病的辅助食疗效果。

利尿排水+预防心血管疾病

凉拌金针黄瓜

- 热量：105.2千卡
- 膳食纤维：7.7克
- 胆固醇：0毫克
- 钠：335.6毫克

材料

新鲜金针菜150克，黄瓜100克，胡萝卜50克

调味料

低钠盐1/4小匙，蘑菇粉1/2小匙，香油1/2小匙

做法

1. 先将黄瓜和胡萝卜切成丝备用。金针菜在沸水中煮熟透。
2. 将金针菜氽烫放凉，备用。
3. 将所有材料一起拌入调味料即可。

降低血压功效

金针菜富含钙，能松弛血管平滑肌，搭配可祛湿利尿的黄瓜，有助于排出体内多余水分，也因此能帮助稳定血压、预防心血管疾病发生。

元气晚餐

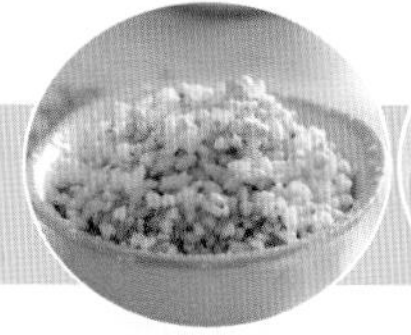
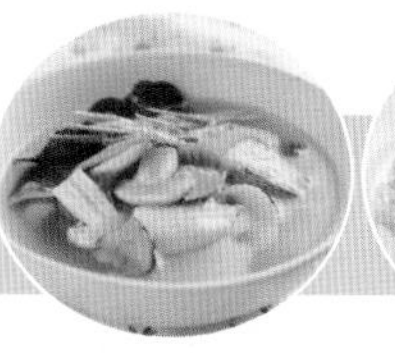
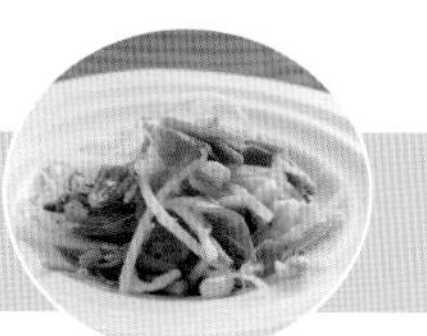

高纤美味＋调节血压

荞麦饭

- 热量：1074千卡
- 膳食纤维：7.4克
- 胆固醇：0毫克
- 钠：8毫克

材料

荞麦1/2杯，胚芽米1.5杯，水2杯

做法

1. 将荞麦、胚芽米洗净后备用。
2. 将做法1的材料加入电锅内。
3. 再加水至锅中，煮熟即可。

降低血压功效

荞麦和胚芽米一样含有丰富的膳食纤维，且荞麦可提炼出一种特殊的苷类化合物，因此具有调节血压的辅助食疗效果。

稳定血压＋降低血脂

海鲜汤

- 热量：431.3千卡
- 膳食纤维：0.4克
- 胆固醇：93.8毫克
- 钠：414.1毫克

材料

沙丁鱼块100克，虾仁20克，香菇片10克

调味料

白胡椒粉1小匙、低钠盐1/2小匙

做法

1. 先将香菇片放入加水的汤锅中微煮。
2. 将虾仁和沙丁鱼块加入做法1的香菇汤中一起煮。
3. 煮滚后加入调味料即可。

降低血压功效

沙丁鱼中含沙丁鱼多肽，此特殊成分是个短链蛋白质分子，有辅助降低血压的食疗效果。

高纤可口＋控制血压

蒜苗豆芽

- 热量：150.5千卡
- 膳食纤维：5.8克
- 胆固醇：0毫克
- 钠：332.5毫克

材料

蒜苗片20克，豆芽300克

调味料

低钠盐1/4小匙，胡椒粉1/4小匙，橄榄油1小匙

做法

1. 先将蒜苗片用橄榄油爆香。
2. 加入豆芽一起拌炒。
3. 起锅前加入其他调味料略煮即可。

降低血压功效

豆芽萃取物能抑制血管收缩素生成，故多吃豆芽，除可摄取充足的膳食纤维，还有利于控制血压。

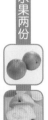

水果两份

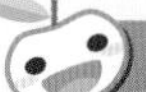

星期四 活力早餐

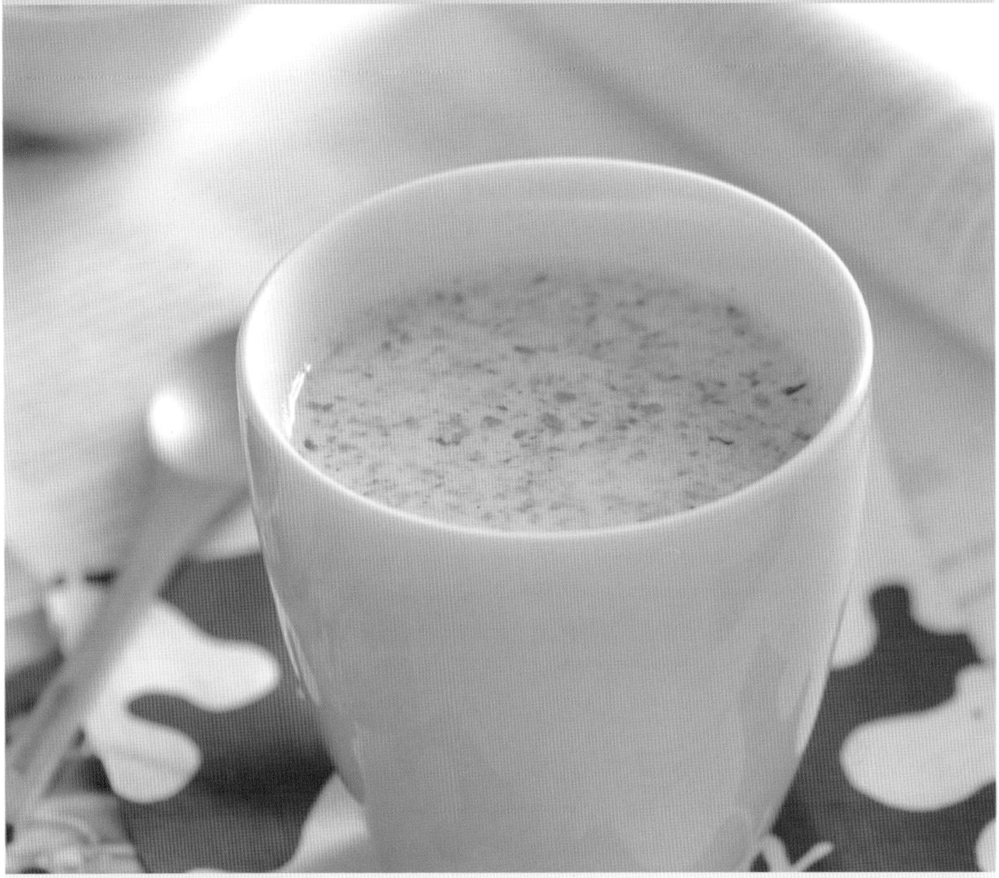

预防老年痴呆+稳定血压

南瓜子白果饮

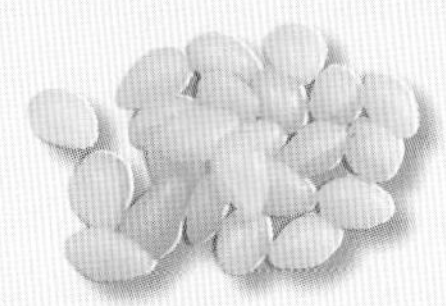

- 热量：216.3千卡
- 膳食纤维：0.9克
- 胆固醇：0毫克
- 钠：121毫克

材料

南瓜子10克，白果浆400毫升

做法

1. 将南瓜子加入果汁机中打碎备用。
2. 加入白果浆略微打散即可。

降低血压功效

白果被视为预防老年性痴呆及促进血液循环的最佳药膳食材，它也能松弛平滑肌。而南瓜子富含的不饱和脂肪酸具有协同稳定血压的作用。

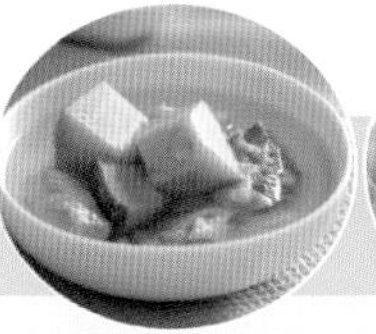
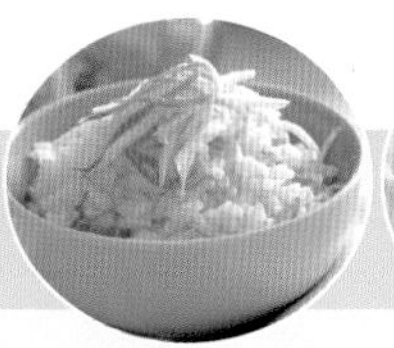
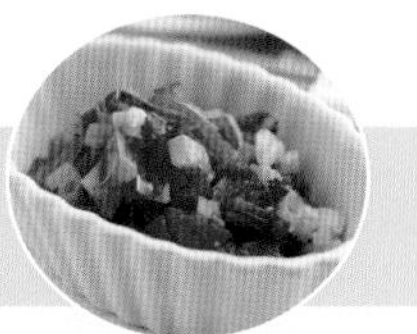

营养午餐

控制血压＋预防心血管疾病

南瓜排骨汤

3人份

- 热量：313.1千卡
- 膳食纤维：1.7克
- 胆固醇：73毫克
- 钠：309.3毫克

材料

南瓜块100克，排骨块100克

调味料

低钠盐1/4小匙

做法

1. 先将排骨块汆烫备用。
2. 将所有材料放入汤锅中加适量水一起熬煮，起锅前调味即可。

降低血压功效

南瓜及胡萝卜皆富含钾。研究发现，增加饮食中钾的摄取量，可帮助控制血压，对于预防心血管疾病很有帮助。

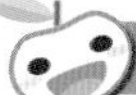

清热利水＋高钾降压

茭白饭

4人份

- 热量：1081.4千卡
- 膳食纤维：7.5克
- 胆固醇：0毫克
- 钠：16.9毫克

材料

茭白30克，胡萝卜10克，胚芽米2杯，水1.6杯

做法

1. 先将茭白和胡萝卜切丝备用。
2. 将茭白丝、胡萝卜丝、洗净的胚芽米放入电锅内。
3. 再加水至锅中，煮熟即可。

降低血压功效

低热量的茭白富含纤维及钾（平均每100克含钾180毫克），且属清热利水的夏季食材之一，有预防血压升高的辅助食疗作用。

高纤通肠＋降低血压

酸辣炒金丝

3人份

- 热量：97.3千卡
- 膳食纤维：8.1克
- 胆固醇：0毫克
- 钠：320.8毫克

材料

黑木耳丝30克，笋丁100克，红甜椒丁100克，姜丝30克，葱丝30克

调味料

低钠盐1/6小匙，纯绍兴酒1/2小匙，低盐酱油1/2小匙，胡椒粉1/2小匙，纯米醋1小匙，香油1/4小匙

做法

1. 先将姜丝和葱丝爆香。
2. 加入其他材料一起拌炒。
3. 加入除香油外的调味料焖炒，起锅前淋上香油。

降低血压功效

黑木耳能凉血、润肠，且含抑制血小板凝集的特殊成分，因此可降血压、通肠软便，搭配高纤维的笋丝，适合活动量少、常便秘、血压高的上班族食用。

元气晚餐

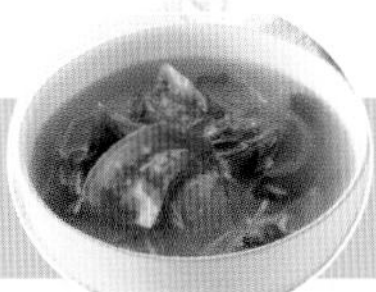
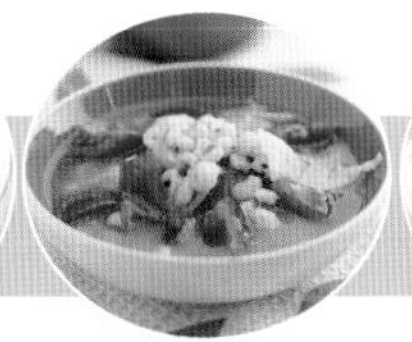
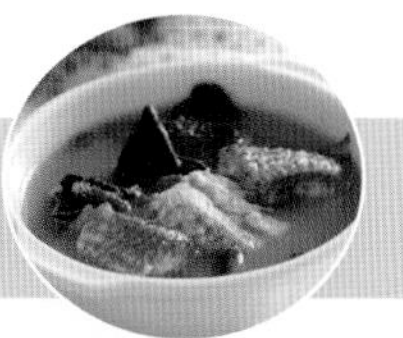

健胃整肠+降低血脂

番茄皮蛋汤

- 热量：126.2千卡
- 膳食纤维：3.1克
- 胆固醇：299.5毫克
- 钠：579.3毫克

材料

番茄80克，皮蛋50克，甜豆荚80克

调味料

低钠盐1/4小匙

做法

1. 先将番茄和皮蛋切丁，甜豆荚切斜段备用。
2. 将做法1的材料放入汤锅中，加适量水熬煮。
3. 起锅前加入低钠盐略煮即可。

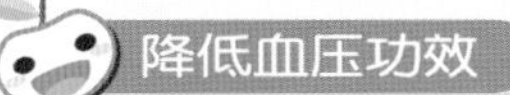

这道汤富含膳食纤维和钾。膳食纤维可帮助肠胃蠕动、降低血脂，而钾可扩张血管、促进钠排出，帮助稳定血压，故有控制血压与降低血脂的辅助食疗效果。

调节血压+预防心血管疾病

意式番茄炖饭

3 人份

- 热量：323.7千卡
- 膳食纤维：3.4克
- 胆固醇：0毫克
- 钠：410.8毫克

材料

番茄丁100克，薏米30克，胚芽米50克，蒜苗片20克，去油高汤300毫升

调味料

低钠盐1/4 小匙，蘑菇粉1/2小匙，胡椒粉1/2小匙，意大利综合香料1/2小匙，月桂叶1叶

做法

1. 先将蒜苗片爆香，加入薏米及胚芽米一起拌炒。
2. 再将番茄丁、去油高汤和调味料加入做法1中熬煮至收汁即可。

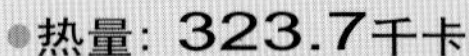

薏米萃取物能预防高血压、高脂血症，富含的膳食纤维可抑制肠道中胆固醇吸收，搭配富含钾的番茄，有稳定血压、预防心血管疾病的辅助食疗效果。

低钠美味+稳定血压

何首乌炖鱼

- 热量：270.7千卡
- 膳食纤维：4.3克
- 胆固醇：63毫克
- 钠：177毫克

材料

制何首乌5克，乌鱼块100克，枸杞子30克

调味料

纯米酒1/2小匙

做法

1. 先将制何首乌和枸杞子放入水中煮出味道。
2. 再将乌鱼块加入做法1中熬煮。
3. 起锅前加入米酒略煮即可。

降低血压功效

枸杞子萃取物能降低及稳定血压，而乌鱼富含鱼油成分，其代谢衍生物有松弛平滑肌的作用，因此有稳定血压的效果。

水果两份

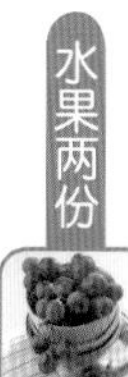
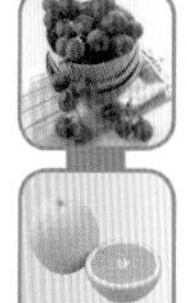

星期五 活力早餐

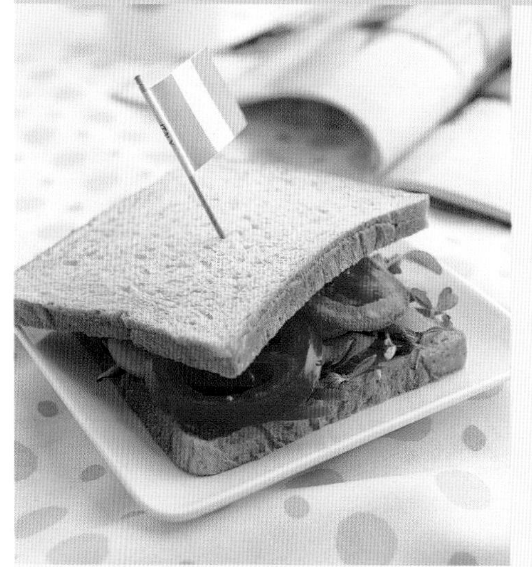

调节血压＋预防动脉粥样硬化

玉米鲔鱼三明治

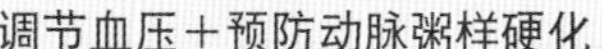

3人份

- 热量：604.3千卡
- 膳食纤维：6.9克
- 胆固醇：18毫克
- 钠：519.4毫克

材料

新鲜玉米粒50克，番茄丁20克，洋葱丁20克，鲔鱼30克，全麦吐司2片

调味料

零脂沙拉酱2大匙，橄榄油1/2小匙

做法

1. 先将鲔鱼淋上橄榄油，烤熟后，再与除吐司外的材料拌匀备用。
2. 将零脂沙拉酱涂抹在吐司上。
3. 最后将所有材料铺在吐司上即可。

降低血压功效

鲔鱼富含多不饱和脂肪酸，能松弛平滑肌，因此有稳定血压的辅助食疗作用，而洋葱、番茄和玉米则富含钾及钙，对控制血压有益。

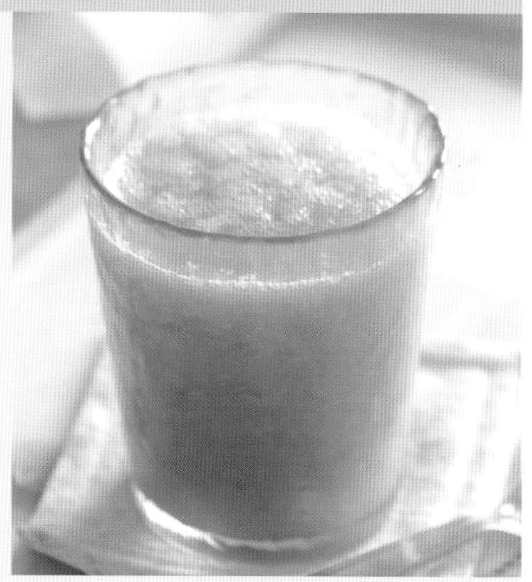

清热利尿＋稳定血压

橙子莲雾汁

2人份

- 热量：154千卡
- 膳食纤维：1克
- 胆固醇：0毫克
- 钠：59.8毫克

材料

莲雾100克，橙汁1杯

做法

1. 将莲雾切小块备用。
2. 将莲雾和一半橙汁放入果汁机中搅拌均匀。
3. 最后再加入另一半果汁打匀即可。

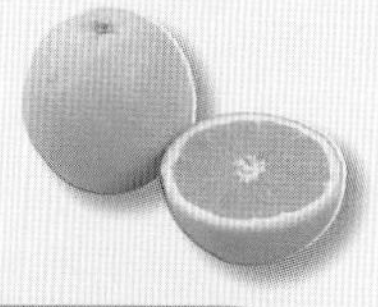

降低血压功效

低热量的莲雾有清热、利尿的效果，橙子含有丰富的钾，故这道饮品能帮助排出体内多余水分，进而达到稳定血压的效果。

营养午餐

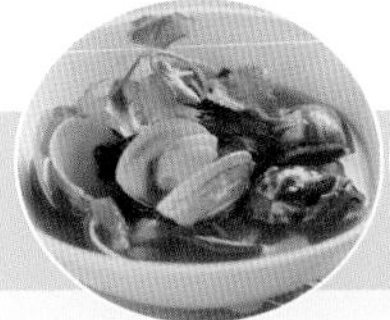
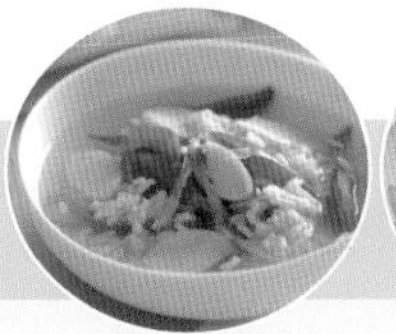
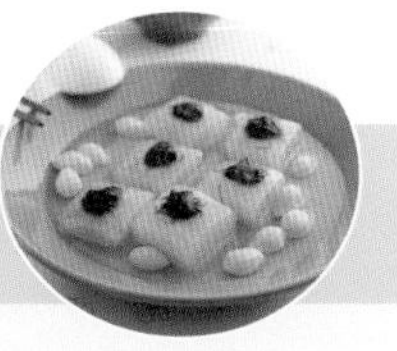

稳定血压＋降低血脂

烧烤蛤蜊

- 热量：158.1千卡
- 膳食纤维：0.6克
- 胆固醇：84毫克
- 钠：704.9毫克

材料

蛤蜊300克（含壳），香菇丝10克，蒜片20克，柠檬片20克

调味料

橄榄油1小匙

做法

1. 先将所有材料拌入调味料，放入锡箔纸中备用。
2. 将做法1放入烤箱中烤15分钟即可，食用时可淋上柠檬汁。

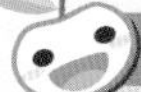

降低血压功效

蛤蜊含与胆固醇结构相似的成分，因此可在小肠发挥作用，抑制胆固醇吸收。所以适量地食用蛤蜊，有助于降低血脂、稳定血压。

增强免疫力＋高纤降压

苦茶油菇蕈粥

- 热量：244.8千卡
- 膳食纤维：6.2克
- 胆固醇：0毫克
- 钠：247.5毫克

材料

木耳丝30克，杏鲍菇片40克，新鲜草菇片40克，红甜椒片40克，胚芽米50克

调味料

低钠盐1/4小匙，苦茶油1/2小匙

做法

1. 先用适量的水将胚芽米熬煮至软。
2. 将木耳丝、杏鲍菇片、草菇片和红甜椒片爆香后，加入做法1中熬煮。
3. 起锅前加入调味料略煮即可。

降低血压功效

木耳、杏鲍菇和草菇都属菇蕈类，不仅富含纤维及多糖体，还有增强免疫力及预防高血压的效果，搭配高纤胚芽米及高钾的甜椒，对控制血压有益。

代谢毒素＋强化抵抗力

紫菜冬瓜

- 热量：123.5千卡
- 膳食纤维：7.5克
- 胆固醇：0毫克
- 钠：292.8毫克

材料

冬瓜300克，紫菜5克，白果少许

调味料

低钠盐1/4小匙，胡椒粉1/2小匙，橄榄油1小匙，淀粉1小匙

做法

1. 冬瓜切段，挖出籽后切块备用；紫菜泡水后沥干。
2. 锅热后用橄榄油炒香冬瓜，先加水再放入紫菜、白果与除淀粉外的调味料拌匀，最后用淀粉勾芡即可。

降低血压功效

冬瓜热量极低，富含维生素C、叶酸及钾，可帮助身体代谢毒素，搭配高钙的紫菜，更能降低血压和增强抵抗力，适合血压高、失眠、火气大的人食用。

元气晚餐

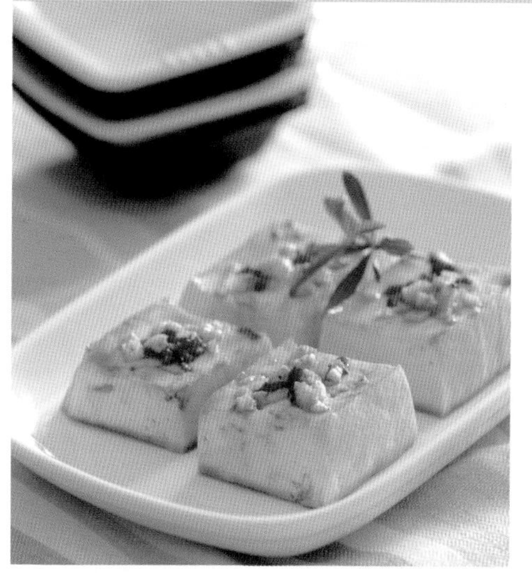

稳定血压＋降低血脂

蒜香烤豆腐

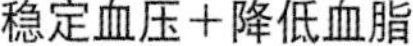

- 热量：188.4千卡
- 膳食纤维：1.2克　胆固醇：0毫克
- 钠：300.4毫克

材料

豆腐2块，辣椒碎10克，蒜末10克，香菜10克

调味料

低盐酱油2小匙

做法

1. 先将辣椒碎和蒜末爆香。
2. 加入酱油略炒，备用。
3. 最后把豆腐涂上做法2，烤至双面焦酥即可。

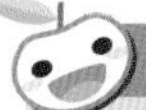

降低血压功效

富含异黄酮及钙的豆腐最适合高血压、高脂血症患者食用，豆腐中的异黄酮能降低舒张压，钙可调节肌肉收缩，相辅相成下对稳定血压、降低血脂有益。

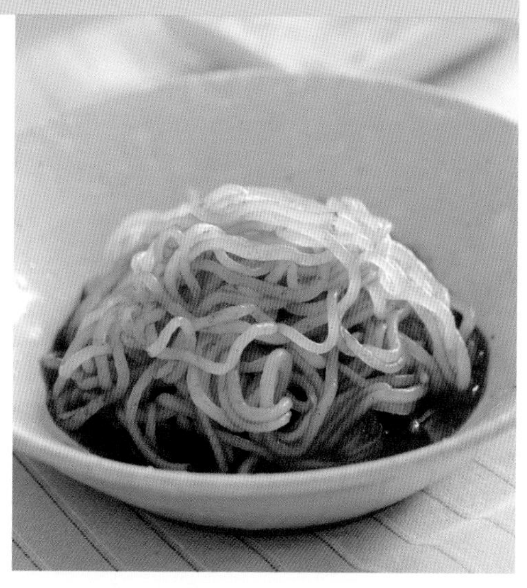

调节血压＋控制体重

红曲酱拌面

- 热量：66.3千卡
- 膳食纤维：4.4克　胆固醇：0毫克
- 钠：581.4毫克

材料

魔芋面100克，自制红曲酱2小匙

调味料

糖2小匙，低盐酱油1/4小匙

做法

1. 先将调味料与红曲酱拌匀备用。
2. 将做法1的酱料淋在魔芋面上，拌匀即可。

降低血压功效

红曲能降低血压，因含有红曲菌素K，故可降低血中胆固醇，魔芋高纤又低热量，故这道菜为调节血压与控制体重的优质菜肴。

元气晚餐

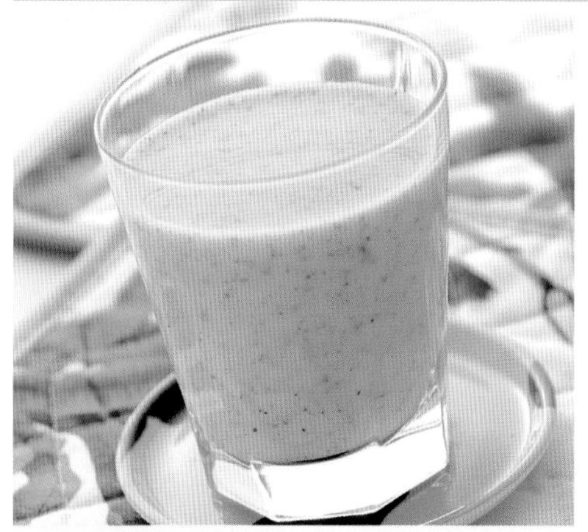

抗氧化＋控制血压

芝麻香蕉牛奶

●热量：306.4千卡
●膳食纤维：3.6克 ●胆固醇：12毫克
●钠：151.6毫克

材料

黑芝麻粉15克，香蕉100克，脱脂高钙牛奶300毫升

做法

1. 将香蕉切小块备用。
2. 将所有材料放入果汁机中打成果汁即可。

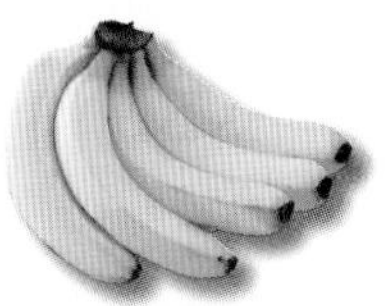

降低血压功效

芝麻含芝麻素，能抗氧化及降血压，香蕉富含钾，牛奶含钙。三者搭配，有助于高血压患者控制血压。

低盐低油＋降低血压

虾仁炒芦笋

●热量：93.2千卡
●膳食纤维：1.4克 ●胆固醇：169毫克
●钠：883.1毫克

材料

虾仁100克，芦笋段50克，红甜椒片30克

调味料

低钠盐1/4小匙，胡椒粉1/4小匙，香油1/2小匙

做法

1. 虾仁汆烫备用。
2. 将所有材料加入除香油外的调味料拌炒。
3. 起锅前淋上香油即可。

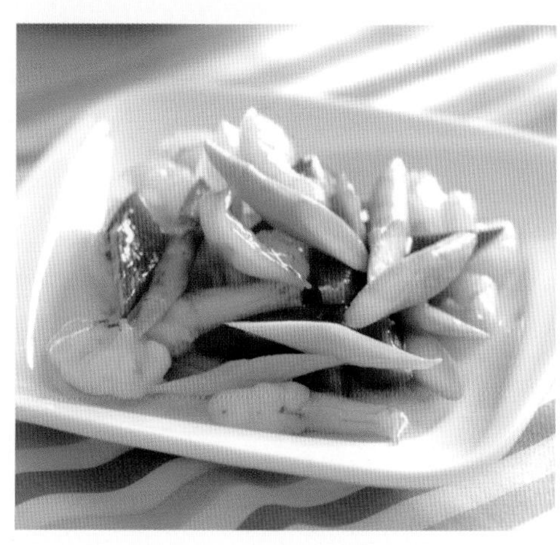

降低血压功效

芦笋富含膳食纤维及钾，能稳定血压，以它作为佐菜，利用虾仁原有的鲜味，可降低盐分及油脂的用量，对控制血压与控制体重有益。

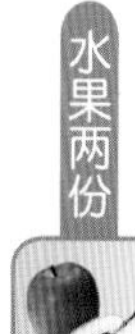

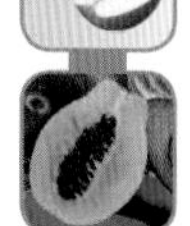

星期六 活力早餐

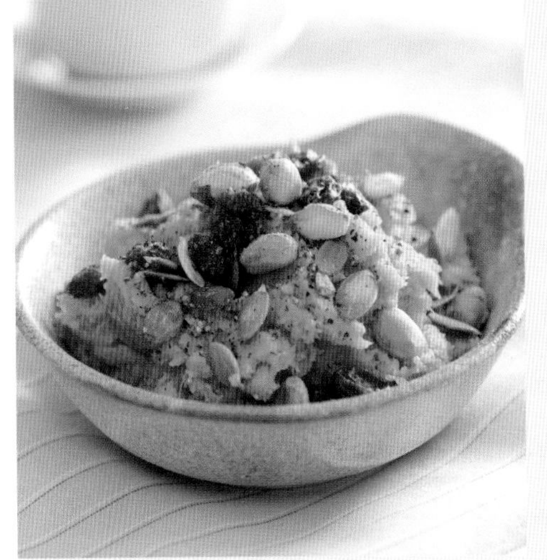

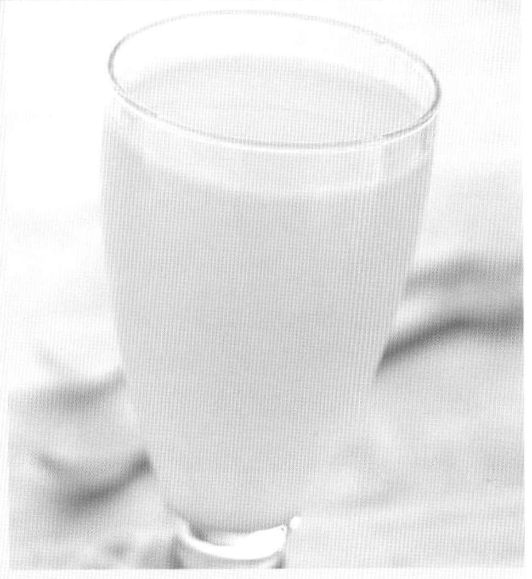

控制血压＋排毒降脂

三宝甘薯泥

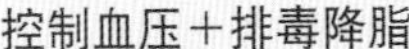

- 热量：334.7千卡
- 膳食纤维：4.6克
- 胆固醇：0毫克
- 钠：147.1毫克

材料

南瓜子仁10克，开心果15克，葡萄干10克，甘薯100克

调味料

橄榄油1/2小匙，黑胡椒粗粉1/4小匙

做法

1. 将开心果切碎备用。
2. 将甘薯去皮后蒸熟备用。
3. 最后将所有食材与调味料混合即可。

降低血压功效

南瓜子仁、开心果均富含钾及钙，可稳定血压及放松血管肌肉。甘薯含膳食纤维、β-胡萝卜素及钾。故这道菜对控制血压、降低血脂与排毒很有帮助。

去湿利尿＋调节血压

冬瓜菠萝汁

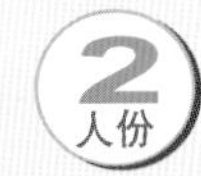

- 热量：36千卡
- 膳食纤维：1.8克
- 胆固醇：0毫克
- 钠：5.5毫克

材料

冬瓜（带皮）100克，新鲜菠萝50克，矿泉水250毫升

做法

1. 先将冬瓜和菠萝切成块备用。
2. 将做法1的材料和矿泉水加入果汁机中，打散成果汁即可。

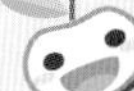

降低血压功效

冬瓜性凉，能祛湿利尿，其萃取物有抑制血压上升的作用，能调节血压。菠萝富含蛋白质分解酶，可帮助消化，故适合在炎夏的饭后饮用。

营养午餐

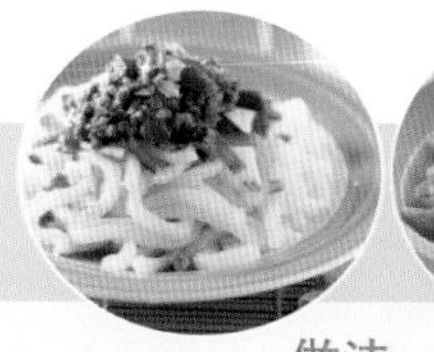
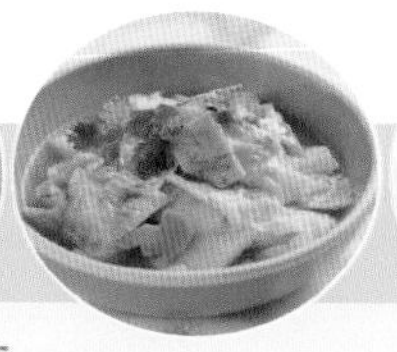
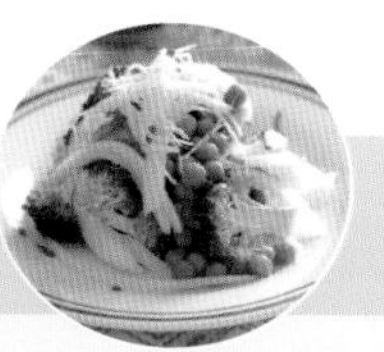

低热量高纤＋健胃整肠

蔬菜米线

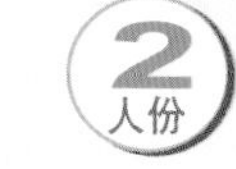

- 热量：276.7千卡
- 膳食纤维：4.4克　● 胆固醇：0毫克
- 钠：518毫克

材料

树薯粉（菱粉）30克，大米粉120克，水110毫升，胡萝卜块50克，四季豆段100克，洋葱片30克

调味料

低钠盐1/4小匙，香油1小匙

做法

1. 将所有食材混合成粉团。
2. 煮一锅沸水，用挤压器（或洞较大的漏勺）将粉团直接挤到水里，同时搅拌以防粘锅，浮起就捞出泡冷水，沥干备用。
3. 汆烫熟胡萝卜、四季豆和洋葱后，再加入制好的米线及调味料拌匀。

降低血压功效

低热量高纤的四季豆、高钾的胡萝卜，可以舒张血管壁的洋葱，搭配米线，具有促进胃肠道蠕动、平衡血压以及预防便秘的食疗功效。

降低血压＋帮助消化

海鲜酸白菜

- 热量：263.1千卡
- 膳食纤维：2.7克　● 胆固醇：70.1毫克
- 钠：611.2毫克

材料

鲜牡蛎10克，沙丁鱼条50克，虾仁20克，自制酸白菜300克（半棵白菜，低钠盐1小匙，白开水1000毫升）

调味料

低钠盐1/2小匙

做法

1. 将酸白菜切丝备用。
2. 所有材料放入锅中一起翻炒。
3. 起锅前加入低钠盐略煮即可。

降低血压功效

沙丁鱼可萃取出特殊的短链蛋白质分子，该成分具降低血压的作用；白菜富含钾，能稳定血压，酸白菜含丰富乳酸，还能帮助消化。

抗癌抗氧化＋稳定血压

拌炒蔬菜

- 热量：214千卡
- 膳食纤维：10.5克　● 胆固醇：0毫克
- 钠：219.9毫克

材料

西蓝花200克，新鲜豌豆50克，洋葱丝50克，姜丝10克，辣椒碎10克

调味料

低盐酱油2小匙，香油1小匙

做法

1. 先将洋葱丝、姜丝和辣椒碎爆香。
2. 加入其余材料一起拌炒。
3. 起锅前加入调味料略炒即可。

降低血压功效

西蓝花富含钙，有松弛肌肉及稳定血压的作用；豌豆富含膳食纤维；洋葱富含降血压化合物；加上西蓝花抗氧化，使这道菜具稳定血压、抗癌的辅助食疗作用。

元气晚餐

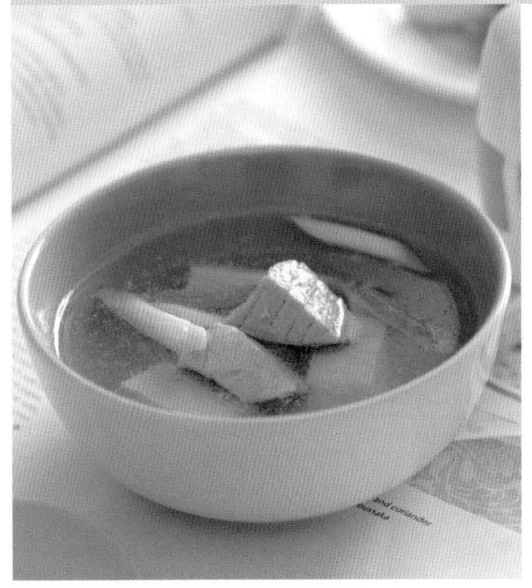

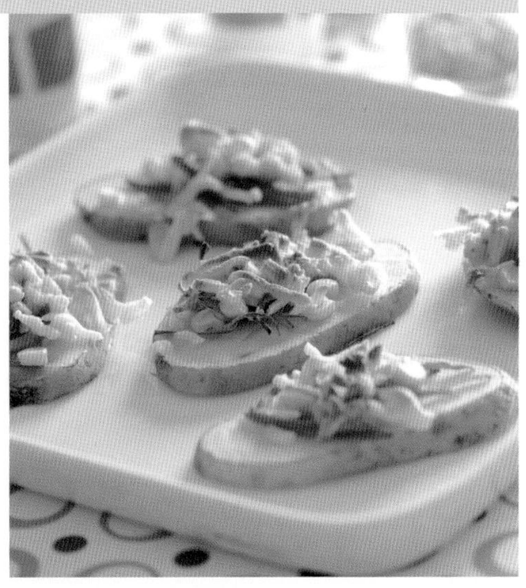

稳定血压+控制血脂

葱姜鲜鱼汤

- 热量：181.6千卡
- 膳食纤维：1.1克 ● 胆固醇：90毫克
- 钠：296毫克

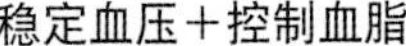

材料

鲔鱼块150克，葱段20克，姜片30克

调味料

纯米酒1小匙，胡椒粉1/2小匙，低钠盐1/4小匙

做法

1. 先用姜片加水煮开。
2. 将鲔鱼块加入做法1的汤中熬煮。
3. 起锅前加入调味料和葱段略煮即可。

降低血压功效

深海鱼类富含的多不饱和脂肪酸有松弛平滑肌效果，对稳定血压有益，而鲔鱼的脂肪酸含量是鱼类之冠，搭配含膳食纤维食材，使这道汤更有和缓血压之效。

高钾低钠+消炎解毒

土豆比萨

- 热量：303.2千卡
- 膳食纤维：5.3克 ● 胆固醇：12毫克
- 钠：512毫克

材料

土豆（带皮）200克，低脂奶酪片30克，新鲜玉米粒30克，胡萝卜20克

调味料

黑胡椒粗粒1/4粒，橄榄油少许

做法

1. 土豆（带皮）切成片，胡萝卜切成丝，奶酪片切成丝备用。
2. 土豆为底，撒上其他食材及调味料。
3. 入烤箱以上下火180℃烤熟即可。

降低血压功效

每100克土豆含300毫克钾及5毫克钠，高钾低钠，最适合高血压患者食用。但奶酪片的含钠量较高，要注意不要食用过多。

元气晚餐

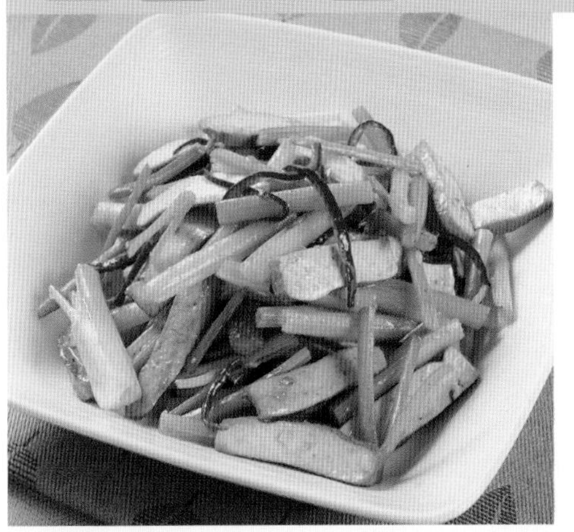

调节血压＋降低血脂

豆干炒芹菜

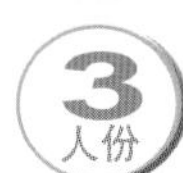

- 热量：294.4千卡
- 膳食纤维：7.9克　● 胆固醇：0毫克
- 钠：496.3毫克

材料

小方豆干片150克，芹菜段100克，辣椒碎20克，蒜末10克

调味料

蘑菇粉1/4小匙，低盐酱油1小匙，橄榄油1小匙

做法

1. 先将蒜末和辣椒碎用橄榄油爆香。
2. 加入其余材料一起拌炒。
3. 起锅前加入其他调味料一起拌炒即可。

降低血压功效

这道菜完全不含动物性油脂或胆固醇，其中豆干所含的黄酮素及芹菜中的钾使这道菜有调节血压、降低血脂及预防心血管疾病的作用。

高纤降糖＋预防便秘

鲜菇炒豇豆

- 热量：119.2千卡
- 膳食纤维：7.8克　● 胆固醇：0毫克
- 钠：350.1毫克

材料

姬菇片80克，豇豆段150克，胡萝卜片50克，姜末10克，葱末10克

调味料

低钠盐1/4小匙，纯绍兴酒1/2小匙，橄榄油1小匙

做法

1. 先将姜末和葱末用橄榄油爆香。
2. 再加入其他食材一起翻炒。
3. 起锅前加入其他调味料略炒即可。

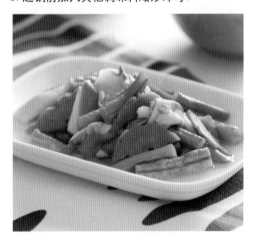

降低血压功效

姬菇的代谢物有降血压与血糖功效，四季豆富含膳食纤维及矿物质，两者能和缓血压上升，促进肠道蠕动，故适合想控制血压及预防便秘者食用。

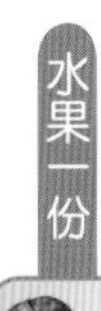

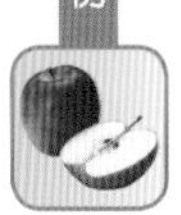

星期日 活力早餐

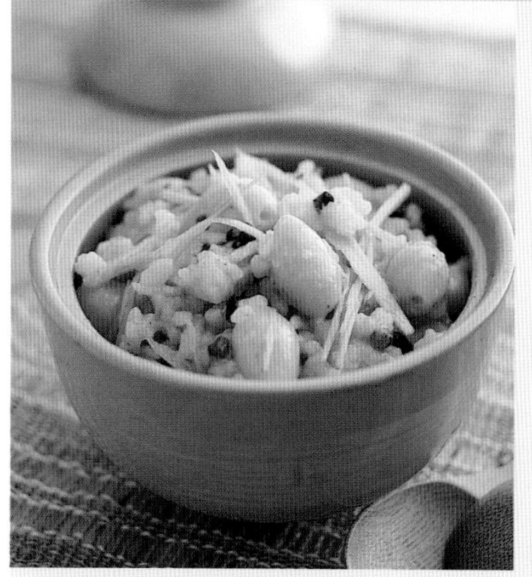

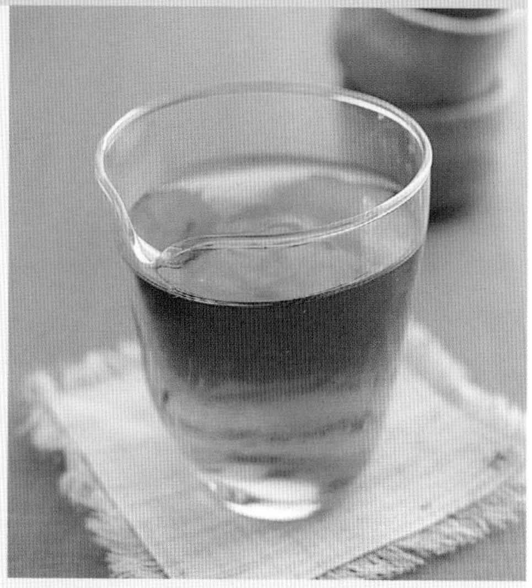

稳定血压＋消肿利尿

菱角白果粥

●热量：158千卡
●膳食纤维：5.5克 ●胆固醇：0毫克
●钠：301.5毫克

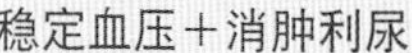

材料

菱角肉50克，白果50克，竹笋丝50克，白米50克

调味料

低钠盐1/4小匙，苦茶油1/2小匙

做法

1. 将适量的水煮沸，加入白米小火熬煮。
2. 将菱角肉、白果、竹笋丝加入做法1的白米中略煮。
3. 加入调味料略煮即可。

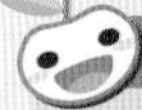

降低血压功效

白果俗称银杏，被视为预防老年性痴呆及促进血液循环的最佳食材，也能松弛平滑肌，搭配不含油脂且能消肿利尿的菱角，有利于安定情绪、稳定血压。

酸甜止渴＋预防高血压

柠檬草茶

●热量：2千卡
●膳食纤维：0克 ●胆固醇：0毫克
●钠：0毫克

材料

柠檬草5克，柠檬片5克，水500毫升

做法

1. 在汤锅内加水煮沸。
2. 将柠檬草和柠檬片加入锅内略煮。
3. 放凉后即可饮用。

降低血压功效

制作高血压饮食时，常利用食物本身的香鲜或酸甜味减少盐的用量。这道饮品利用柠檬天然果酸增添风味，且柠檬含钾，比起其他饮料，显然更适合高血压患者。

营养午餐

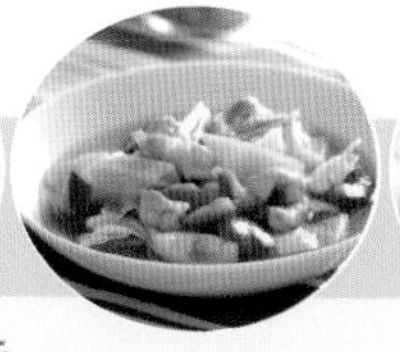
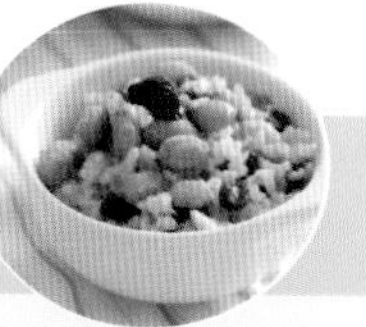

安神清热＋降低血压

金针莲子汤

2人份

- 热量：294.8千卡
- 膳食纤维：9.1克
- 胆固醇：56.8毫克
- 钠：454.2毫克

材料

新鲜金针菜50克，莲子100克，猪肉片80克，枸杞子10克

调味料

低钠盐1小匙，香油1/4小匙

做法

1. 先将金针菜在沸水中煮熟，再泡水备用。
2. 将所有材料放入汤锅中，加适量水一起熬煮。
3. 起锅前加入调味料略煮即可。

降低血压功效

金针菜富含钙，能松弛血管平滑肌及促进胆固醇代谢，莲子有安神、清热及降血压效果，故两者搭配对调节血压有益。

调节血压＋高纤高钾

肉片烧圆白菜

3人份

- 热量：155.4千卡
- 膳食纤维：2.9克
- 胆固醇：71毫克
- 钠：412.9毫克

材料

瘦猪肉片100克，圆白菜片50克，红甜椒片50克，黄甜椒片50克

调味料

低盐酱油1/4小匙，胡椒粉1/2小匙，蘑菇粉1/4小匙

做法

1. 先将瘦猪肉片爆炒。
2. 加入其余材料一起翻炒。
3. 起锅前加入调味料略煮即可。

降低血压功效

两种甜椒均富含钾，可通过扩张血管及排钠作用来调节血压。圆白菜则富含膳食纤维、钾与钙，有助于调节血压及松弛血管。

保护心血管＋稳定血压

葡萄干花生饭

3人份

- 热量：1100.1千卡
- 膳食纤维：16.4克
- 胆固醇：0毫克
- 钠：42.4毫克

材料

葡萄干1/3杯，花生1/3杯，胚芽米1.5杯，水2.3杯

做法

1. 将葡萄干、花生、胚芽米洗净备用。
2. 将做法1的材料放入电锅内。
3. 加水至锅中，煮熟即可。

降低血压功效

花生富含必需脂肪酸，可保护心血管，胚芽米富含膳食纤维，葡萄干富含钾，都能有效稳定血压。但葡萄干糖分较高，糖尿病患者须注意食用量。

元气晚餐

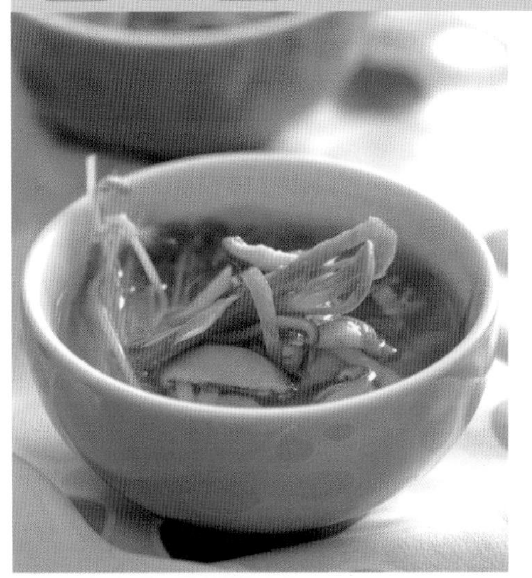

高钾降压＋降低血脂

素斋汤

●热量：35.4千卡
●膳食纤维：3.2克　●胆固醇：0毫克
●钠：426.4毫克

材料

豆苗50克，胡萝卜30克，香菇10克，竹笋20克

调味料

低钠盐1/4小匙，蘑菇粉1/4小匙

做法

1. 先将胡萝卜、香菇和竹笋切成丝备用。
2. 将所有材料加适量水一起熬煮。
3. 起锅前再放入调味料即可。

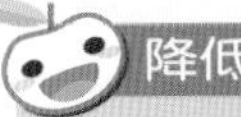

降低血压功效

豆苗能抑制坏胆固醇形成，竹笋和胡萝卜的高钾量则能调节血压。运用食材不同的功效，使这道汤兼具稳定血压、降低血脂的辅助食疗效果。

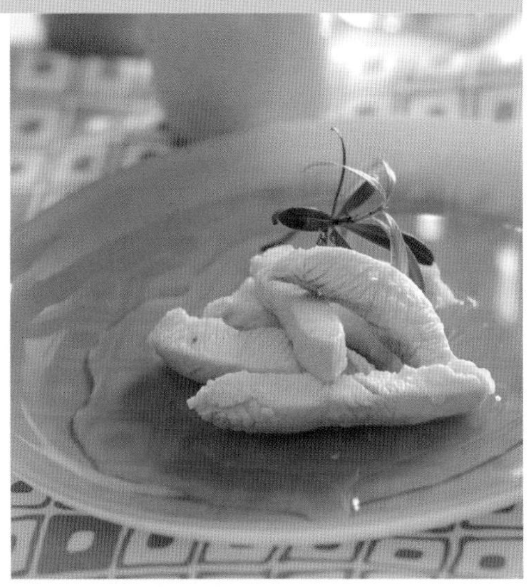

鲜美低钠＋降低血压

凉拌橘醋鱼

●热量：673.8千卡
●膳食纤维：0克　●胆固醇：90毫克
●钠：85.8毫克

材料

沙丁鱼条150克

调味料

白橘醋2小匙，糖1小匙

做法

1. 将所有调味料拌匀备用。
2. 沙丁鱼条汆烫熟备用。
3. 最后将调味料淋在沙丁鱼上即可。

降低血压功效

沙丁鱼可萃取出沙丁鱼多肽，这种短链蛋白质具有降低血压的效果，常吃这道菜对高血压人群有益。

元气晚餐

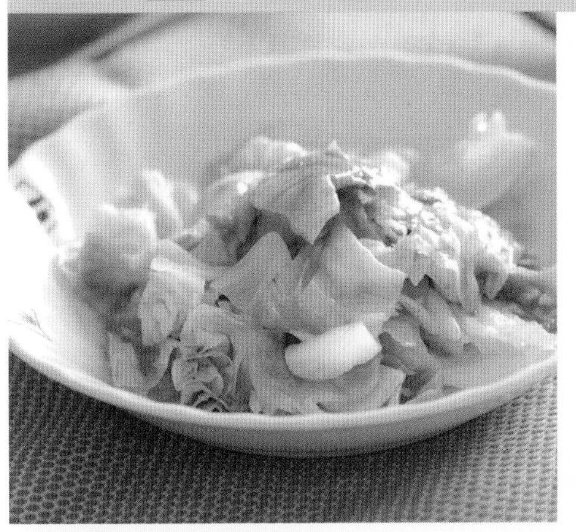

调节血压＋控制体重

红曲炒菜

- 热量：85千卡
- 膳食纤维：2.4克
- 胆固醇：0毫克
- 钠：435.3毫克

材料

生菜300克，蒜末10克，自制无盐红曲1小匙

调味料

蘑菇粉1/4小匙，低钠盐1/4小匙，橄榄油1小匙

做法

1. 先将生菜切成块状备用。
2. 将蒜末和无盐红曲一起用橄榄油爆香，再加入生菜一起翻炒。
3. 起锅前加入其余调味料略炒即可。

降低血压功效

生菜富含钾及膳食纤维，对降低血压与控制体重非常有帮助，以红曲为佐料来烹调，有利于降低血压，故这道菜是调节血压与血脂的优质菜肴。

降低血脂＋调控血压

洋葱金针年糕

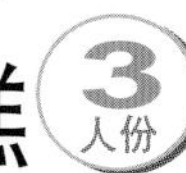

- 热量：181千卡
- 膳食纤维：1.1克
- 胆固醇：0毫克
- 钠：407.9毫克

材料

洋葱丝30克，新鲜金针菜20克，年糕片100克

调味料

低钠盐1/4小匙，橄榄油1小匙

做法

1. 先将洋葱切成丝备用。金针菜入沸水中煮熟后用清水浸泡。
2. 将洋葱丝用橄榄油爆香后，再加入金针菜、少许水和其他调味料略煮。
3. 最后加入年糕片拌炒，等到收汁后即可。

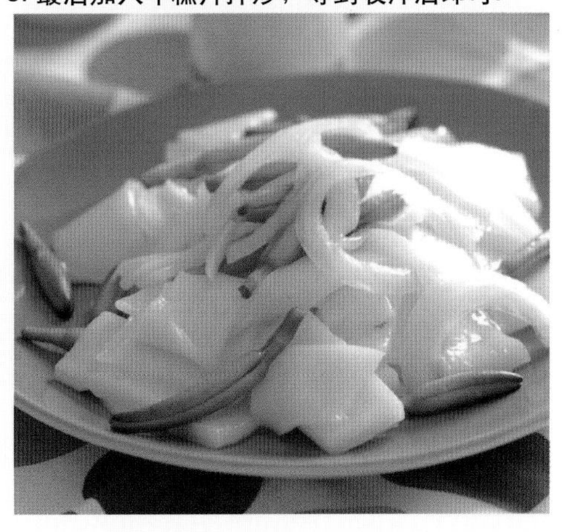

降低血压功效

金针菜富含钙，洋葱含硫化物，分别能松弛血管平滑肌及促进胆固醇代谢，故这道菜有辅助调控血压、降低血脂的食疗效果。

水果两份

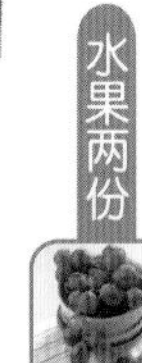

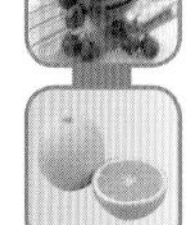

星期一 活力早餐

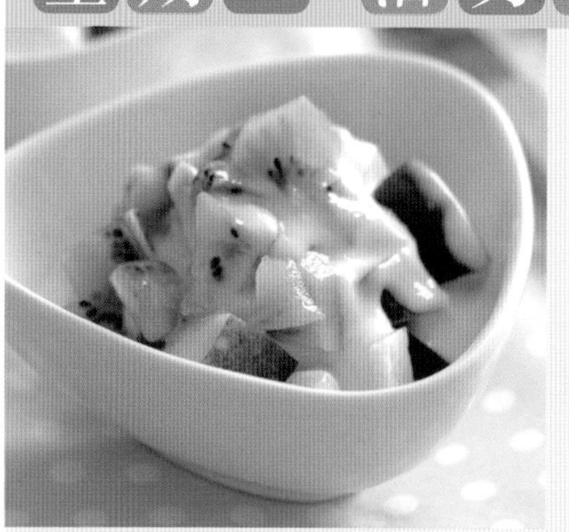

高钾高钙+新鲜可口

水果酸奶

●热量：**141.4千卡**
●膳食纤维：4.8克 ●胆固醇：6.3毫克
●钠：49.4毫克

材料

桃子100克，猕猴桃100克，低脂酸奶3大匙

做法

1. 将桃子和猕猴桃切小块。
2. 将一半猕猴桃加入低脂酸奶搅拌匀成酸奶酱。
3. 将酸奶酱淋在桃子块和余下的猕猴桃上即可。

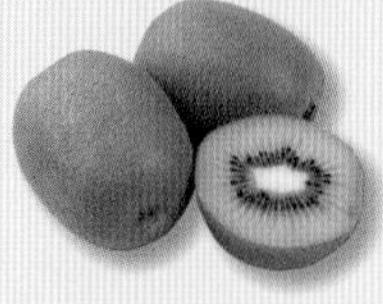

降低血压功效

高血压患者的饮食除了必须减少钠的摄取外，还须同时增加钾及钙的摄取。这道菜以高钾的桃子及猕猴桃搭配高钙的酸奶，是高血压饮食优质的菜肴。

高纤低钠+稳定血压

芦荟玉米蛋饼

●热量：**288.2千卡**
●膳食纤维：2.7克 ●胆固醇：216.5毫克
●钠：79.5毫克

材料

芦荟50克，新鲜玉米粒20克，鸡蛋50克，自制蛋饼皮1张（高筋面粉30克、淀粉10克、全麦面粉10克、水100毫升）

做法

1. 将芦荟切成丁备用。
2. 将芦荟丁和玉米粒与蛋液拌匀备用。
3. 起油锅煎蛋饼皮后，将做法2的蛋液倒入锅中煎熟，最后将蛋饼皮卷起即可。

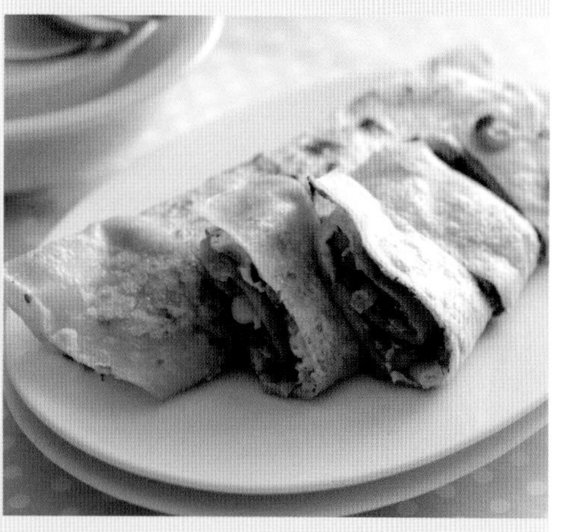

降低血压功效

市售蛋饼皮钠含量是自制的数倍，罐头玉米粒钠含量是新鲜玉米的40倍以上。饮食中钠量过高，血压易上升，故建议使用新鲜、自制食材，以稳定血压。

营养午餐

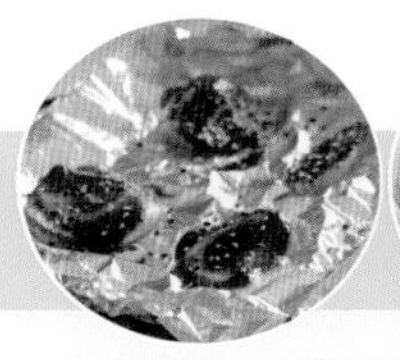
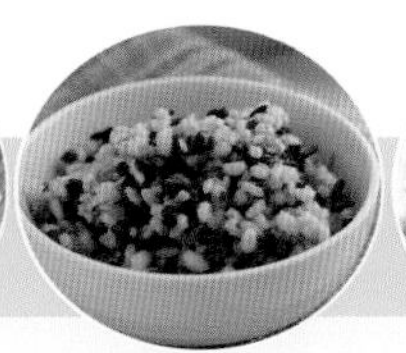
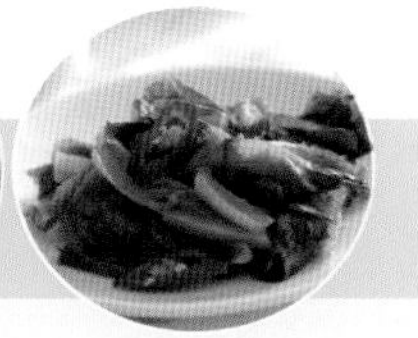

调节血压+降低血脂

红曲烤鲭鱼

3人份

- 热量：652.8千卡
- 膳食纤维：0.8克
- 胆固醇：90毫克
- 钠：84.2毫克

材料

鲭鱼片150克，熟芝麻少许

调味料

自制红曲酱2小匙

做法

1. 先将红曲酱调匀备用。
2. 将红曲酱涂在鲭鱼片上，烤至金黄色，撒上芝麻即可。

降低血压功效

鲭鱼的鱼油代谢衍生物能松弛平滑肌，有稳定血压的效果；红曲则有降低血压与血脂的功效。故这是一道有利于调节血压与血脂的优质菜肴。

降低血压+高纤降脂

五谷饭

4人份

- 热量：1116千卡
- 膳食纤维：9.2克
- 胆固醇：0毫克
- 钠：6.0毫克

材料

薏米1/4杯，荞麦1/4杯，小米1/6杯，燕麦1/4杯，紫米1/6杯，发芽米1/2杯

做法

1. 所有食材洗净后，将薏米和荞麦浸泡2小时备用。
2. 将做法1的备料放入电锅内。
3. 再加2杯水至锅中，煮熟即可。

降低血压功效

薏米萃取物能预防高血压和高血脂；燕麦含β-葡聚糖，能抑制肠道吸收胆固醇。这些谷类可取代每天吃的白饭，有助于降低血压与血脂。

高钾降压+排毒消脂

凉拌茼蒿

3人份

- 热量：129.4千卡
- 膳食纤维：4.6克
- 胆固醇：0毫克
- 钠：343.6毫克

材料

茼蒿200克，辣椒片20克

调味料

低钠盐1/4小匙，糖2小匙，纯米醋2小匙，香油1小匙

做法

1. 先将调味料拌匀备用。
2. 将茼蒿汆烫备用。
3. 将调味料与茼蒿拌匀，最后再拌入辣椒片即可。

降低血压功效

每100克茼蒿含超过300毫克的钾及近2克的膳食纤维。钾可帮助调节血压，膳食纤维能促进废物排出及消脂，故适合超重且血压偏高的人食用。

元气晚餐

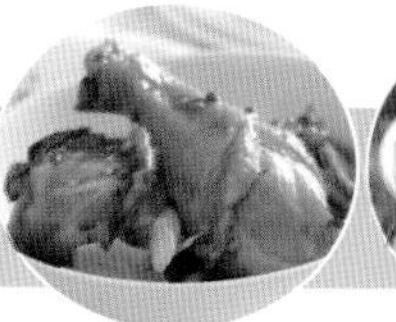
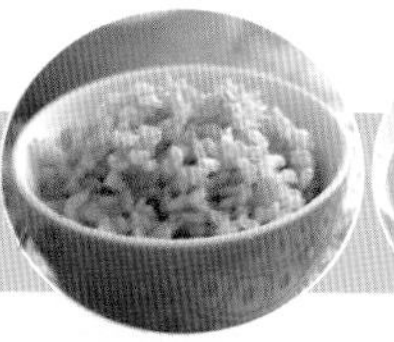
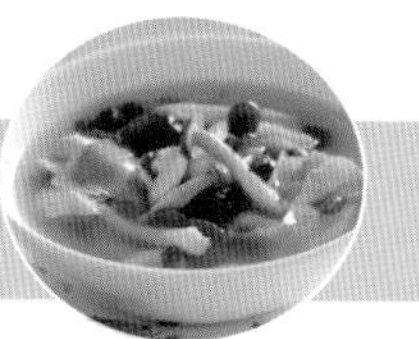

清热利水＋高钾降压

冰糖烧鸡腿

●热量：276千卡
●膳食纤维：1.7克 ●胆固醇：120毫克
●钠：648.4毫克

材料

鸡腿150克，芦笋段50克，胡萝卜片30克

调味料

冰糖1大匙，小茴香子5克，纯绍兴酒1/4小匙，低盐酱油1大匙

做法

1. 将调味料混合均匀备用。
2. 将混匀的调味料涂在鸡腿、芦笋段和胡萝卜片上，再以铝箔纸包起，腌60分钟。
3. 最后入烤箱以上下火180℃烤熟即可。

降低血压功效

芦笋富含叶酸、多种氨基酸及膳食纤维，能清热利水，可帮助排出体内多余水分，而胡萝卜含有丰富的钾，故两者搭配有预防高血压的效果。

高钾可口＋稳定血压

小麦草饭

●热量：1032.5千卡
●膳食纤维：5.5克 ●胆固醇：0毫克
●钠：5毫克

材料

胚芽米2杯，小麦草汁1杯，水1杯

做法

1. 将胚芽米洗净，放入电锅内。
2. 加小麦草汁及水至锅中，煮熟即可。

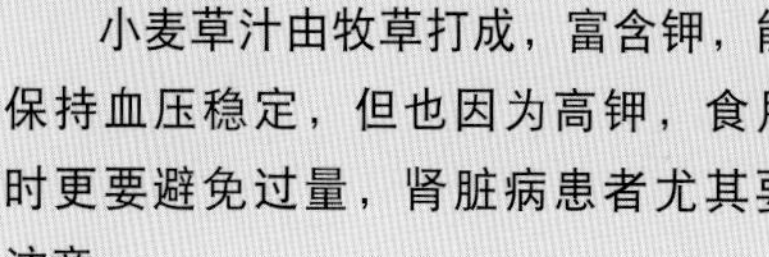

小麦草汁由牧草打成，富含钾，能保持血压稳定，但也因为高钾，食用时更要避免过量，肾脏病患者尤其要注意。

调整血压＋养血安神

腰果菇汤

●热量：463.1千卡
●膳食纤维：9.4克 ●胆固醇：0毫克
●钠：581.33毫克

材料

生腰果50克，巴西蘑菇（姬松茸）30克，姬菇50克，圆白菜200克，红枣20克，枸杞子10克

调味料

纯米酒2大匙，低钠盐1/2小匙，水3碗

做法

1. 将生腰果、红枣、枸杞子加适量水放入汤锅熬煮。
2. 再将其余材料加入做法1的汤锅中煮滚。
3. 起锅前加入调味料略煮即可。

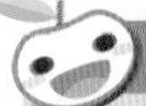

降低血压功效

巴西蘑菇与姬菇皆富含多糖及膳食纤维，除了抗癌，也能和缓血管收缩、调整血压，搭配可养血安神的红枣，适合更年期期间心烦气躁、血压偏高的妇女食用。

水果两份

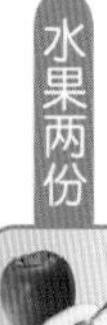
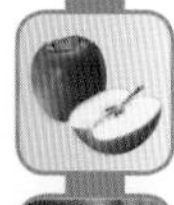

星期二 活力早餐

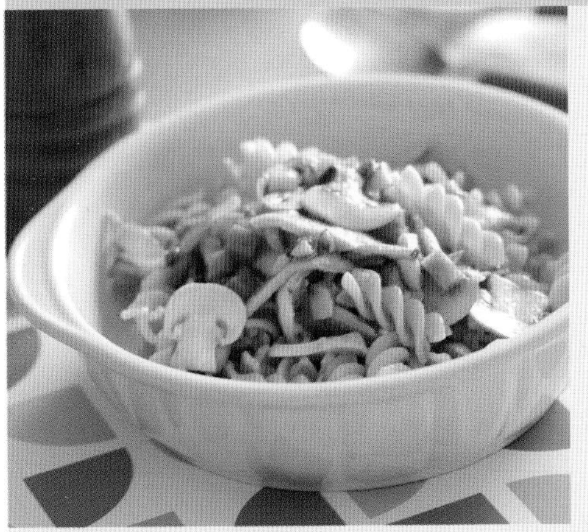

高纤抗癌+控制血压

鲜菇螺丝面

- 热量：579.5千卡
- 膳食纤维：4.9克 ● 胆固醇：12毫克
- 钠：452.6毫克

材料

新鲜蘑菇片50克，姬菇片30克，香菇片30克，脱脂高钙牛奶300克，螺丝面100克，新鲜玉米粒20克，胡萝卜丁20克

调味料

低钠盐1/4小匙，白酒1/2小匙，橄榄油1/2小匙

做法

1. 先将螺丝面烫熟备用。
2. 将蘑菇片、姬菇片、香菇片、玉米粒、胡萝卜丁爆香，再加入牛奶和调味料一起熬煮。
3. 最后加入螺丝面煮至微微收汁即可。

降低血压功效

菇类有高纤、高钾及富含多糖的特性，对控制血压、降低血脂与抗癌都很有助益，再加上牛奶的钙质，更可缓解血管壁压力、控制血压。

抗氧化+预防高血压

香蕉芝麻豆浆

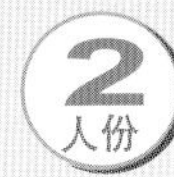

- 热量：353.6千卡
- 膳食纤维：3.6克 ● 胆固醇：0毫克
- 钠：161.9毫克

材料

香蕉100克，芝麻粉2小匙，加钙豆浆350毫升

做法

1. 将香蕉切小块。
2. 将香蕉与芝麻粉加入果汁机中。
3. 最后分次加入豆浆，打匀即可。

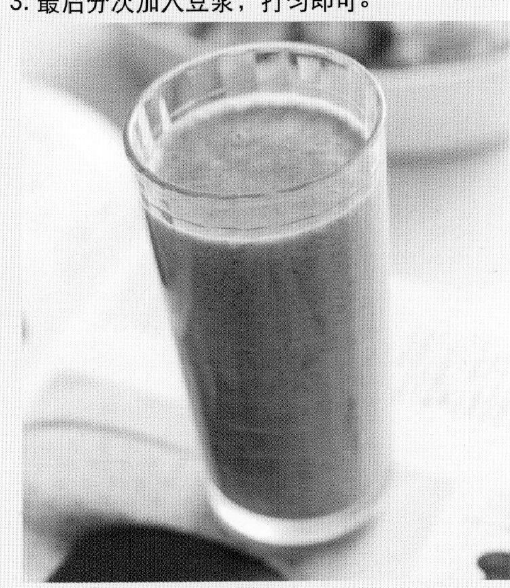

降低血压功效

芝麻含芝麻素，能抗氧化及降血压，香蕉富含钾，豆浆含抗氧化物异黄酮，三种食材搭配，对预防及控制高血压有益。

营养午餐

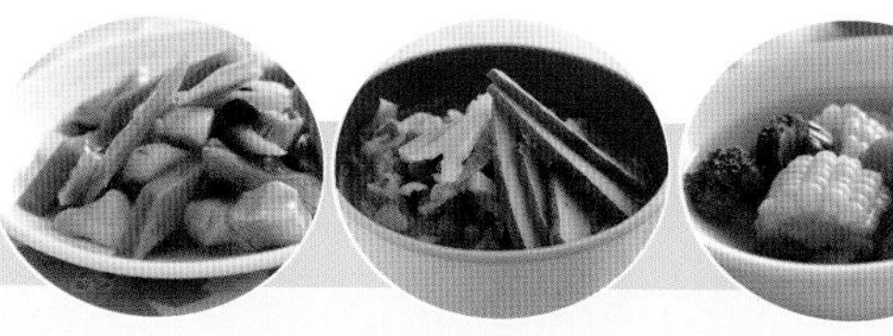

清热利水＋预防心血管疾病

马蹄炒肉块

3人份

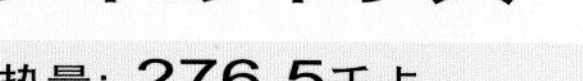

- 热量：276.5千卡
- 膳食纤维：6.7克　胆固醇：71毫克
- 钠：412.1毫克

材料

马蹄块20克，胡萝卜块20克，黑豆30克，猪肉块100克，芹菜段20克

调味料

低盐酱油1小匙，蘑菇粉1/4小匙，纯米酒1/2小匙，橄榄油1/2小匙

做法

1. 先将芹菜段用橄榄油爆香。
2. 将其余材料加入做法1的锅中一起翻炒。
3. 起锅前加入其他调味料略炒即可。

降低血压功效

马蹄性凉，有清热利水的效果，胡萝卜和芹菜含有丰富的钾和膳食纤维，故这道菜对控制血压及预防心血管疾病有益。

高钾高纤＋强化心血管

南瓜饭

4人份

- 热量：1154千卡
- 膳食纤维：9.6克　胆固醇：0毫克
- 钠：46.5毫克

材料

南瓜块100克，胡萝卜块50克，发芽米2杯，水1.6杯

做法

1. 将南瓜块、胡萝卜块、发芽米洗净备用。
2. 将做法1的材料加入电锅内。
3. 再加水至锅中，煮熟即可。

降低血压功效

南瓜（每100克含350毫克的钾）及胡萝卜皆富含钾。增加饮食中钾的量，可帮助控制血压，对于心血管疾病的预防也很有助益。

防癌保健＋低钠降压

蒜味蔬菜汤

3人份

- 热量：318.7千卡
- 膳食纤维：16.7克　胆固醇：0毫克
- 钠：544.4毫克

材料

脆瓜（沥汤汁切碎）30克，葱段10克，大蒜20克，西蓝花300克，玉米段200克

调味料

蘑菇粉2小匙

做法

1. 将脆瓜碎烫过备用。
2. 葱段和蒜爆香，加入适量水煮5分钟后，再加入脆瓜碎。
3. 最后将其余材料加入做法2的锅中熬煮，起锅前加入蘑菇粉即可。

降低血压功效

大蒜富含大蒜素，能抗癌及松弛血管，故可降低血压。富含钙的西蓝花也有松弛肌肉与稳定血压的作用。

元气晚餐

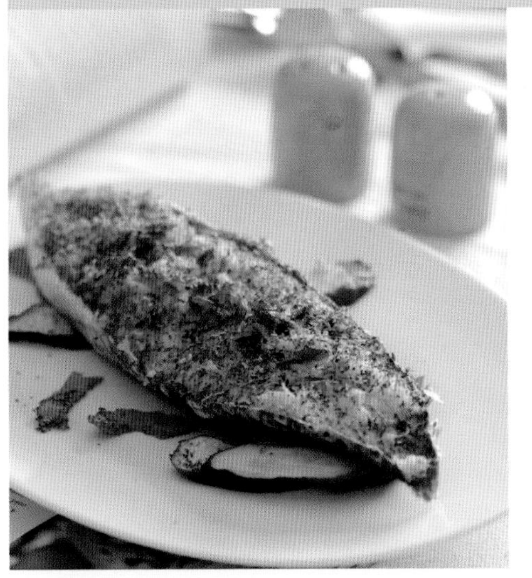

高钾美味＋稳定血压

烤鲑鱼

- 热量：425.3千卡
- 膳食纤维：3.7克 ●胆固醇：126毫克
- 钠：357.7毫克

材料

新鲜鲑鱼200克，胡萝卜片100克，黄瓜片100克，姜末10克，香菜末20克

调味料

橄榄油1小匙，黑胡椒粉1/4小匙，低钠盐1/4小匙，柠檬汁1小匙

做法

1. 将调味料拌匀，腌鲑鱼20分钟。
2. 将胡萝卜片、黄瓜片和香菜末铺在烤盘上，再放上鲑鱼并撒上姜末。
3. 入烤箱以上下火180℃将鱼烤熟即可。

降低血压功效

鲑鱼所含的多不饱和脂肪酸能松弛平滑肌，有稳定血压之效，胡萝卜富含钾，可以排钠，故这道菜对预防高血压有益。

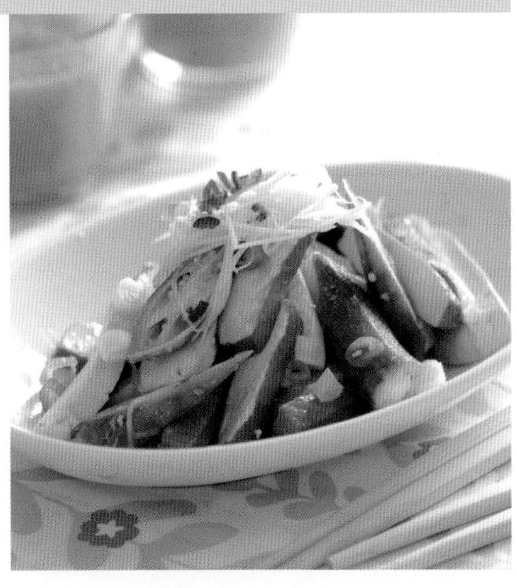

稳定血压＋降低血脂

秋葵炒双白

- 热量：227.8千卡
- 膳食纤维：4.3克 ●胆固醇：0毫克
- 钠：191.4毫克

材料

臭豆腐100克，豆干80克，秋葵20克，葱花20克，姜丝10克，辣椒碎20克

调味料

蘑菇粉2小匙

做法

1. 先将臭豆腐和豆干切片备用。
2. 将葱花、姜丝、辣椒碎和做法1的材料爆香。
3. 最后加入秋葵和蘑菇粉翻炒即可。

降低血压功效

膳食纤维可帮助肠胃蠕动、降低血脂，而钾、钙和异黄酮能调节肌肉收缩、降低血压，使这道菜对稳定血压与降低血脂有益。

元气晚餐

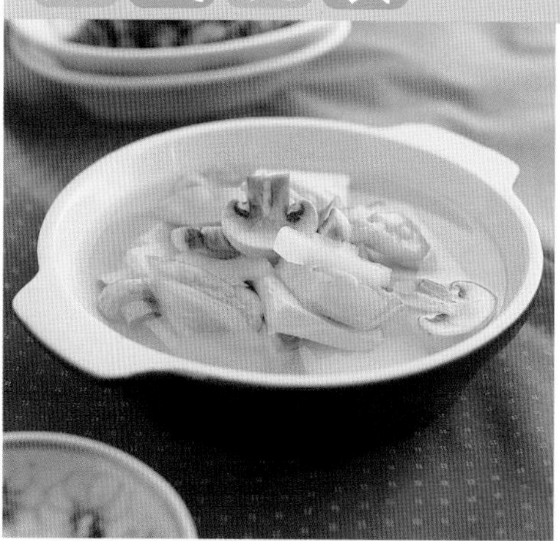

去湿利尿＋低钠降压

腐竹黄瓜汤

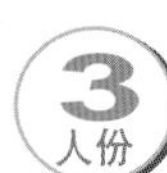

- 热量：151.6千卡
- 膳食纤维：2.1克
- 胆固醇：0毫克
- 钠：24.5毫克

材料

腐竹50克，大黄瓜片200克，姜片10克，蒜片10克，口蘑1朵

调味料

低钠盐1/4小匙，香油1/2小匙

做法

1. 先将姜片和蒜片爆香。口蘑切片。
2. 加入适量的水至做法1的锅中，再加入腐竹和大黄瓜片熬煮。
3. 起锅前加入调味料即可。

降低血压功效

腐竹是制作豆浆过程中最精华的产物，富含蛋白质及异黄酮，大黄瓜能祛湿、利尿，故这道汤适合常吃素的高血压患者，对稳定血压及补充蛋白质有益。

安定神经＋预防心血管疾病

蘑菇菜饭

- 热量：1090千卡
- 膳食纤维：3.5克
- 胆固醇：0毫克
- 钠：43毫克

材料

巴西蘑菇（姬松茸）50克，西蓝花50克，白米2杯

做法

1. 先将蘑菇切片、西蓝花切碎备用。
2. 将所有食材洗净后加入电锅内。
3. 再加1.6杯水至锅中，煮熟即可。

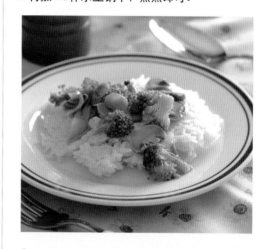

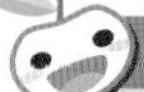

降低血压功效

巴西蘑菇含特殊神经传导抑制物，能安定神经及调节交感神经，故可稳定血压和预防心血管疾病，搭配高钾的西蓝花，对降低血压、预防心血管病有益。

水果一份

星期三 活力早餐

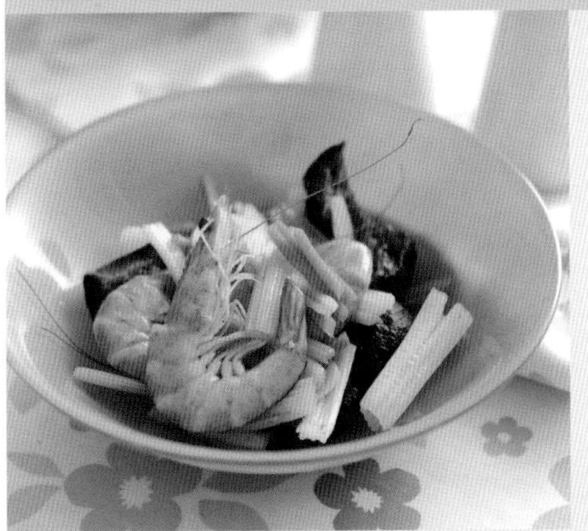

稳定血压＋高钾低盐

海鲜沙拉

- 热量：277.8千卡
- 膳食纤维：1.8克
- 胆固醇：114.3毫克
- 钠：471.6毫克

材料

生菜丝75克，沙丁鱼丁30克，淡菜60克，草虾仁30克，汆烫汁（洋葱块20克，胡萝卜块、西芹块、蒜苗段各10克，月桂叶1片，百里香、香芹各少许，胡椒粒1/2小匙，水1000毫升），洋葱碎75克，蒜末5克，罗勒丝10克

调味料

白酒醋25克，低钠盐1/4小匙，胡椒粉1/6小匙，橄榄油50克，糖1/6小匙

做法

1. 将洋葱、蒜和调味料拌匀。
2. 再用汆烫汁汆烫沙丁鱼丁、淡菜和虾 仁。
3. 最后将生菜丝、沙丁鱼、淡菜、虾仁、罗勒混合，再淋上调味料即可。

降低血压功效

蔬菜可提供钾，沙丁鱼含可降低血压的蛋白质，再利用海鲜及香料叶增加风味，减少盐的用量，达到控制血压的目的。

降低血压＋利尿助消化

菠萝杨桃汁

- 热量：144.7千卡
- 膳食纤维：3.6克
- 胆固醇：0毫克
- 钠：625.4毫克

材料

菠萝100克，杨桃200克，水200毫升

做法

1. 先将菠萝和杨桃切成小块备用。
2. 将所有食材加入果汁机里搅拌。
3. 搅动一下先停止，略拌后再搅动，如此反复打成汁即可。

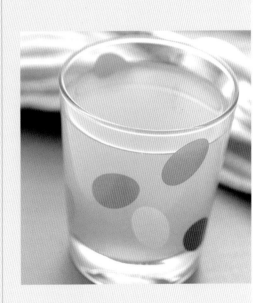

降低血压功效

菠萝富含消化酶，有助于消积食、消化肉类蛋白质；杨桃性凉，能利尿，因此能降低血压。两种水果搭配，适合喜食肉类又血压高的患者食用。

营养午餐

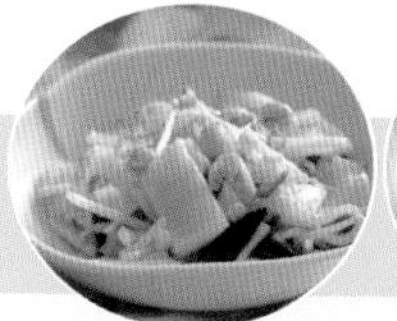
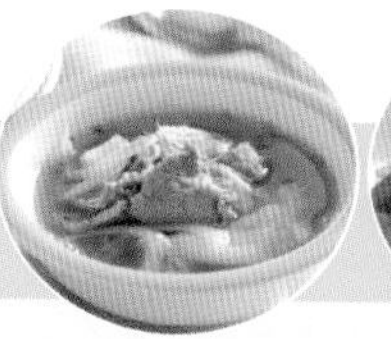
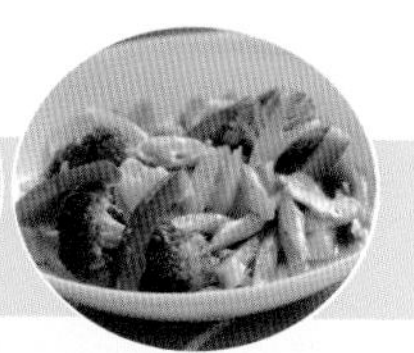

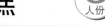

高纤低热量＋控制血压

豆芽年糕

3人份

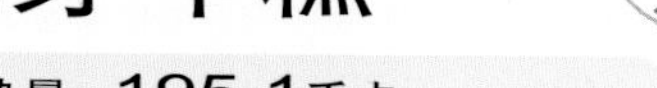

- 热量：195.1千卡
- 膳食纤维：1.7克
- 胆固醇：0毫克
- 钠：370.3毫克

材料

黄豆芽30克，海带芽10克，葱花10克，年糕片100克

调味料

低盐酱油2小匙，橄榄油1小匙

做法

1. 先将年糕片汆烫备用。
2. 将锅烧热，加入橄榄油爆香葱花。
3. 加入酱油和年糕片一起拌炒。
4. 加入黄豆芽炒熟，再加入海带芽拌匀即可。

降低血压功效

有天然鲜甜味的黄豆芽及海带芽可降低高钠调味料的用量，再加上富含的膳食纤维，使热量及盐分同时降低，进而控制血压。

抑制血栓＋降低血压

牛肉洋葱鲜汤

3人份

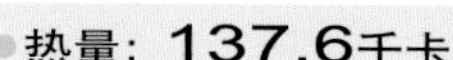

- 热量：137.6千卡
- 膳食纤维：0.8克
- 胆固醇：60毫克
- 钠：291.3毫克

材料

牛肉片100克，洋葱丝50克

调味料

月桂叶3克，百里香2克，低钠盐1/4小匙

做法

1. 将洋葱丝爆香，加入月桂叶、百里香和适量水一起熬煮。
2. 再将牛肉片放入做法1中的锅一起熬煮。
3. 起锅前加盐略煮即可。

降低血压功效

洋葱能舒张血管，抑制血栓形成，因此具降低血压的效果。此外，这道汤中用了香味植物，可减少盐（钠）量，对稳定血压有益。

高纤排毒＋平稳血压

红椒炒豆菜

3人份

- 热量：138.2千卡
- 膳食纤维：8.1克
- 胆固醇：0毫克
- 钠：74.2毫克

材料

红甜椒条70克，四季豆段50克，口蘑片50克，西蓝花200克

调味料

蒜末1小匙，胡椒粉1小匙，玉米粉1小匙，橄榄油1小匙

做法

1. 炒锅加热后倒入橄榄油，爆香蒜末，再加入四季豆段拌炒。
2. 加入其他食材及其他调味料略炒。
3. 最后再加入1/4杯水煮熟即可。

降低血压功效

西蓝花、红甜椒和口蘑富含钙及钾，四季豆则富含膳食纤维。故这道菜可增加饮食中钾及钙的量，对稳定血压、促进废物排出有益。

元气晚餐

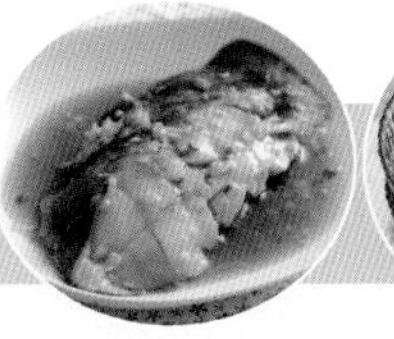
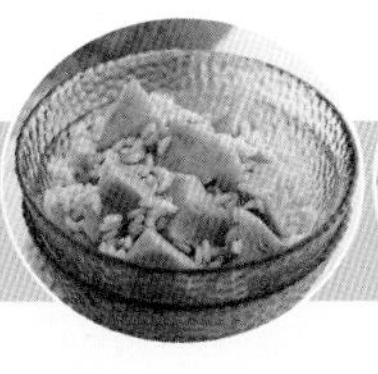
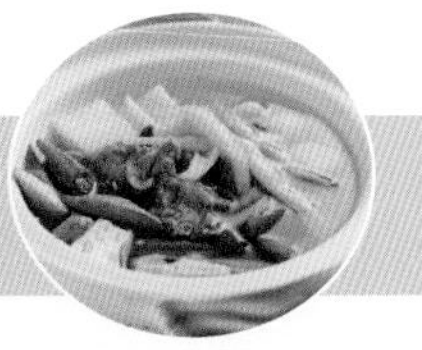

消除血脂＋降低血脂

蒜烧鳕鱼

●热量：429.9千卡
●膳食纤维：0.4克　●胆固醇：60毫克
●钠：404.2毫克

材料

鳕鱼片150克，蒜片40克，姜片20克，辣椒片10克

调味料

低盐酱油1小匙，胡椒粉1/4小匙，蘑菇粉1/4小匙

做法

1. 先将蒜片、姜片和辣椒片一起爆香。
2. 加入调味料略煮。
3. 最后加入鳕鱼片焖煮即可。

降低血压功效

鳕鱼富含多不饱和脂肪酸，能松弛平滑肌，故具有稳定血压、消脂的作用。蒜含有丰富的大蒜素，有降血压及降血脂的作用。

控制体重＋高纤降压

甘薯花生饭

●热量：999.5千卡
●膳食纤维：21.5克　●胆固醇：0毫克
●钠：76.5毫克

材料

甘薯1/2杯（带皮），花生1/3杯，野米1/2杯，胚芽米1/2杯，水1.5杯

做法

1. 先将甘薯切成丁备用。
2. 将甘薯、花生、野米、胚芽米洗净后，放入电锅内。
3. 再加水至锅中，煮熟即可。

降低血压功效

甘薯富含膳食纤维、β-胡萝卜素及钾，花生富含必需脂肪酸，可维护心血管健康，野米是种子，和胚芽米皆富含纤维素，故这道杂粮饭有控制体重、预防高血压之效。

高纤可口＋控制血压

山药茅根汤

●热量：341.2千卡
●膳食纤维：3.7克　●胆固醇：71毫克
●钠：555.7毫克

材料

山药条300克，茅根20克，香菜段30克，瘦肉条100克

调味料

低钠盐1/4小匙

做法

1. 先将茅根和适量水加入汤锅内煮沸。
2. 加入山药条和瘦肉条一起熬煮。
3. 起锅前加入低钠盐和香菜段略煮即可。

降低血压功效

实验发现，山药萃取物在三周内可使实验动物的血压降低25毫米汞柱，还能降低血脂。茅根性寒，能清热利尿，可帮助调节血压。

水果两份

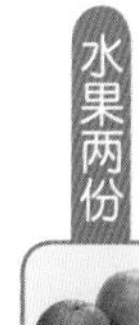
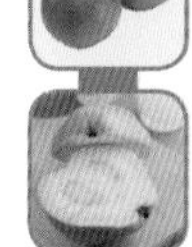

星期四 活力早餐

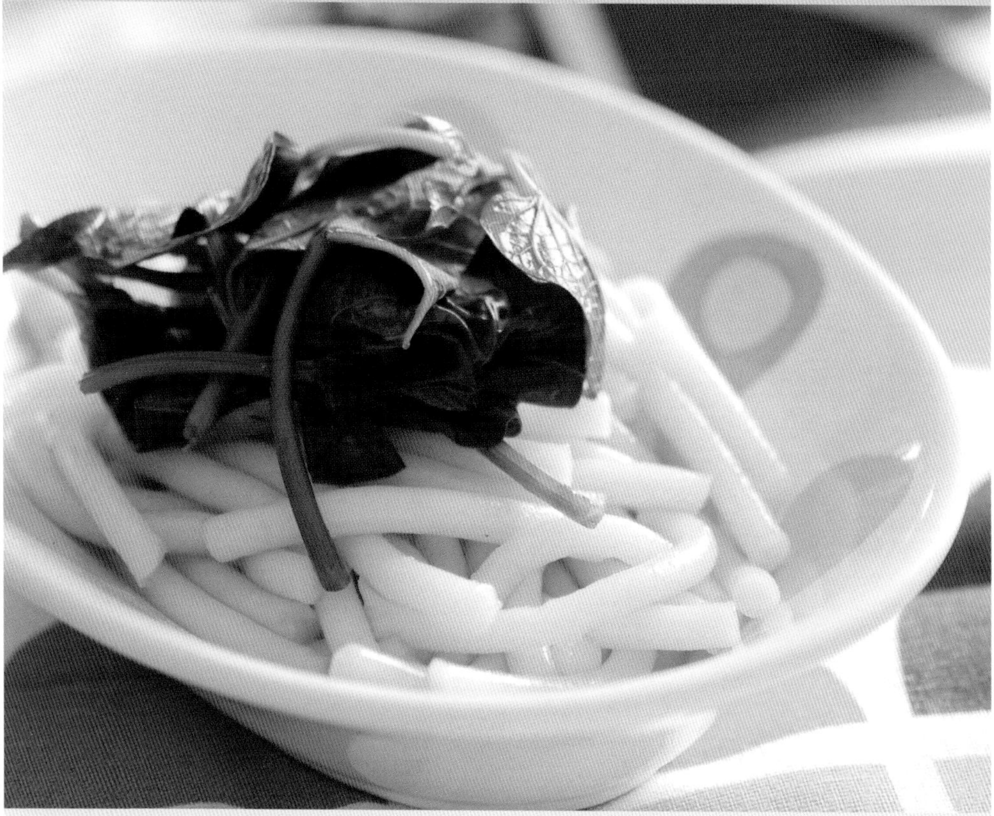

稳定血压+高纤排毒

甘薯叶米线

- 热量：151.8千卡
- 膳食纤维：3.2克
- 胆固醇：0毫克
- 钠：496.6毫克

材料

甘薯叶100克，米线50克

调味料

低盐酱油1大匙，香油1小匙

做法

1. 分别将甘薯叶和米线烫熟。
2. 将所有材料、调味料拌匀即可。

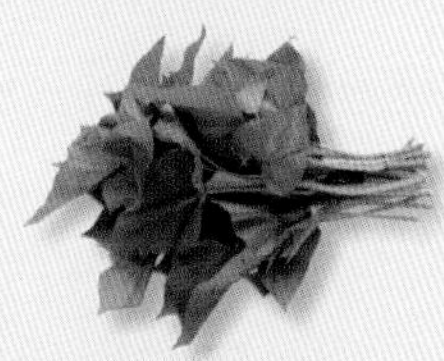

降低血压功效

甘薯叶富含膳食纤维、维生素、矿物质，对于预防高血压、强化血管壁非常有帮助，能帮助稳定体内血压、促进废物排泄。

营养午餐

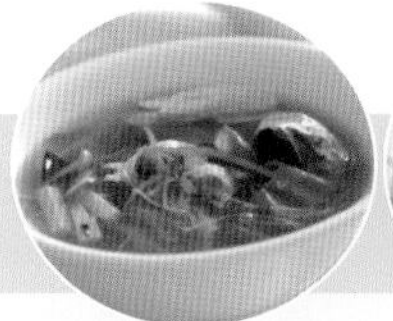
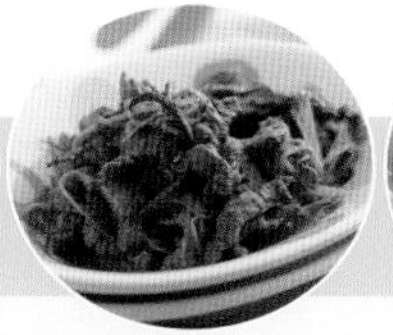
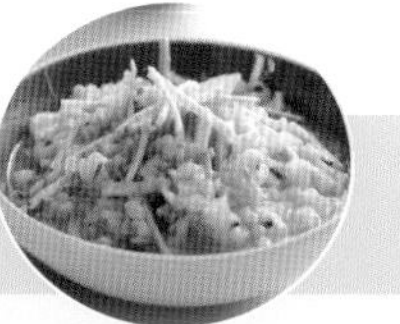

降低血压＋高纤消脂

豆腐酸辣汤

- 热量：185.5千卡
- 膳食纤维：3.8克
- 胆固醇：0毫克
- 钠：219.6毫克

材料

豆腐150克，黑木耳20克，菠菜30克，胡萝卜20克，姜20克

调味料

低盐酱油1小匙，纯米醋2小匙，胡椒粉2小匙，香油1/2小匙

做法

1. 将豆腐切块、黑木耳切片、菠菜切段、胡萝卜切丝、姜切丝备用。
2. 将所有材料加适量水一起熬煮。
3. 起锅前加入调味料略煮即可。

降低血压功效

菠菜富含钾；豆腐含异黄酮，能降低血压、减少坏胆固醇；木耳含多糖及水溶性膳食纤维，有消脂、控制血压的效果。

高钾降压＋代谢脂肪

芥菜炒牛肉

- 热量：276.2千卡
- 膳食纤维：4.6克
- 胆固醇：90毫克
- 钠：547.7毫克

材料

芥菜片200克，牛肉片150克，辣椒片20克

调味料

低盐酱油1小匙，低钠盐1/4小匙，橄榄油1小匙

做法

1. 先将辣椒片爆香。
2. 加入芥菜片、牛肉片翻炒。
3. 起锅前加入调味料一起略炒即可。

降低血压功效

芥菜含有丰富的膳食纤维和钾，因此可以促进排钠，帮助稳定血压，而且膳食纤维还有助于代谢脂质，利于控制体重。

高纤降脂＋控制血压

芋香拌饭

- 热量：425.2千卡
- 膳食纤维：3.4克
- 胆固醇：0毫克
- 钠：248.6毫克

材料

芋头30克，胡萝卜20克，胚芽米饭1碗

调味料

苦茶油1小匙，低钠盐1/4小匙

做法

1. 将芋头、胡萝卜切丝备用。
2. 将芋头、胡萝卜丝蒸熟。
3. 将做法2的材料及调味料拌入胚芽米饭即可。

降低血压功效

芋头与胚芽米富含膳食纤维，也与胡萝卜一样富含钾。膳食纤维有助于降低血脂，而钾能排钠，故此料理较白饭更具有调节血压的食疗效果。

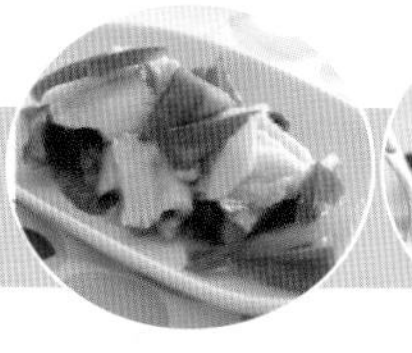
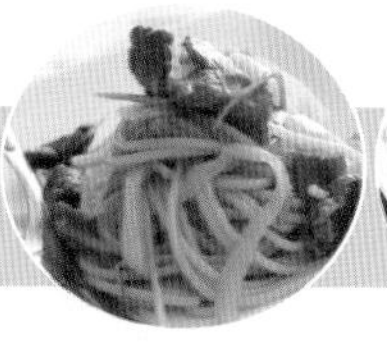
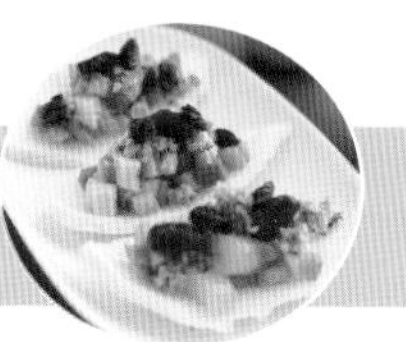

元气晚餐

稳定血压＋控制体重

油菜炒乌鱼

- 热量：194.5千卡
- 膳食纤维：2.6克 ●胆固醇：63毫克
- 钠：501.2毫克

材料

乌鱼肉片100克，油菜100克，姜片20克，红甜椒片30克

调味料

低钠盐1/4小匙，低盐酱油1小匙，胡椒粉1/2小匙

做法

1. 先将姜片爆香。
2. 加入其他材料一起翻炒。
3. 起锅前加入调味料略焖煮即可。

降低血压功效

乌鱼富含鱼油，鱼油的代谢衍生物能松弛平滑肌，有稳定血压的作用。油菜和甜椒富含钾及膳食纤维，对于控制血压及体重都很有助益。

低钠美味＋平稳血压

意大利炒面

- 热量：361.4千卡
- 膳食纤维：2.7克 ●胆固醇：0毫克
- 钠：255.7毫克

材料

意大利面60克，胡萝卜丁30克，玉米粒20克，青豆10克

调味料

橄榄油2小匙，低钠盐1/4小匙，意大利综合香料2小匙，黑胡椒粗粉1/4小匙

做法

1. 先将意大利面煮熟备用。
2. 将其余材料用橄榄油爆香，再加入其他调味料翻炒。
3. 最后加入意大利面一起拌炒均匀即可。

降低血压功效

胡萝卜和青豆皆富含钾，可调节血压。这道炒面的另一特色是利用异国风味的香料减少盐的用量，利于稳定血压。

调节血压＋降低血脂

三色炒山药

- 热量：160.9千卡
- 膳食纤维：4克 ●胆固醇：0毫克
- 钠：279.7毫克

材料

玉米粒40克，四季豆40克，胡萝卜50克，山药50克

调味料

低钠盐1/4小匙，香油1/2小匙

做法

1. 先将四季豆、胡萝卜和山药切丁备用。
2. 将所有材料一起拌炒。
3. 起锅前加入调味料略炒即可。

降低血压功效

四季豆和胡萝卜富含钾，有调节血压的功效。另实验发现，山药萃取物可使实验动物的血压降低，还有利于降低血脂。

水果两份

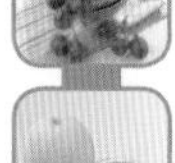

星期五 活力早餐

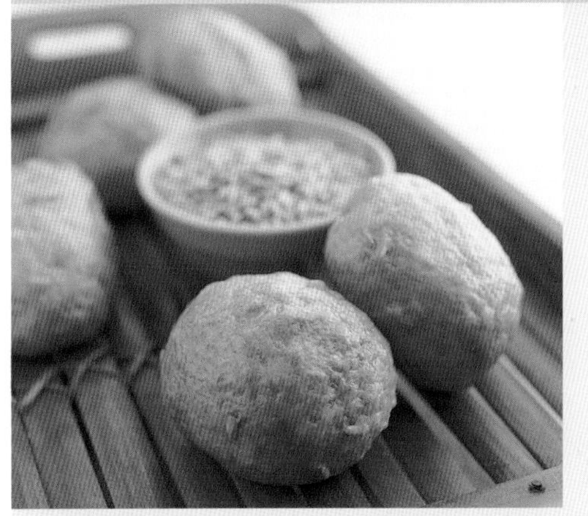

调节血压＋高纤营养

大麦桂圆馒头

2人份

- 热量：654千卡
- 膳食纤维：5.6克
- 胆固醇：0毫克
- 钠：55.3毫克

材料

桂圆20克，枸杞子10克，大燕麦片粉30克，低筋面粉100克，糖24克，酵母6克（1小匙），泡打粉3克（1小匙），水55克

做法

1. 将桂圆和枸杞子泡水，沥干备用。
2. 将所有干料混合，再加水，揉成光滑的面团。
3. 面团冬天要发酵10分钟；因夏天气温较高，发酵5分钟即可。
4. 将面团搓成长条（要扎实），切段整型，放上铺有蒸笼纸的蒸盘。
5. 发酵20分钟，再以大火蒸10分钟即可。

降低血压功效

大燕麦片富含膳食纤维，能协助稳定血压，枸杞子萃取物则具有降低血压的作用。比起一般的白馒头，这道杂粮馒头更能发挥调节血压的食疗功效。

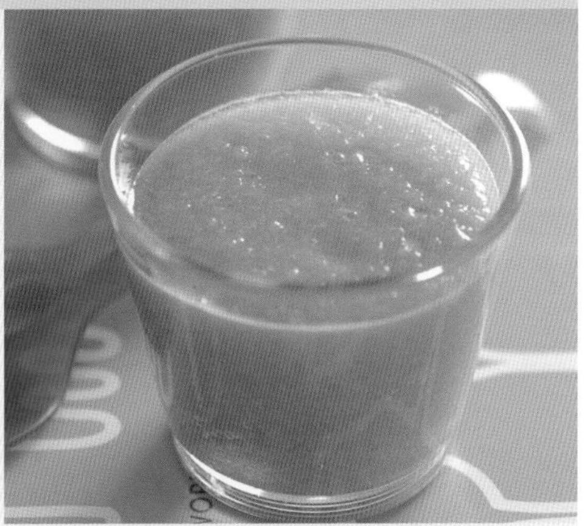

控制血压＋低钠可口

哈密瓜胡萝卜糊

3人份

- 热量：109.5千卡
- 膳食纤维：3.8克
- 胆固醇：0毫克
- 钠：124.5毫克

材料

哈密瓜150克，胡萝卜100克，鲜榨橙汁50毫升

做法

1. 先将哈密瓜和胡萝卜磨成泥状备用。
2. 将橙汁加入做法1的糊中拌匀即可。

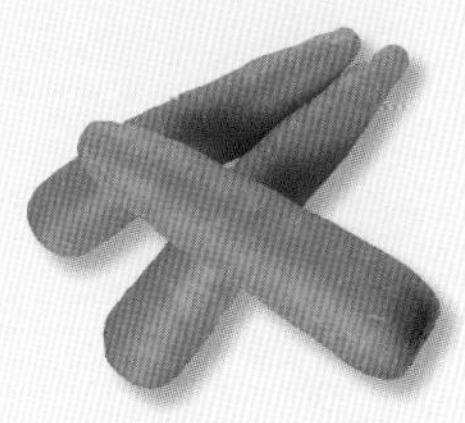

降低血压功效

哈密瓜富含钾，而胡萝卜和橙汁也是高钾食物。这三种高钾水果有助于稳定血压。

营养午餐

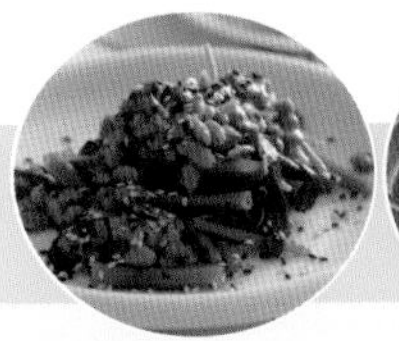
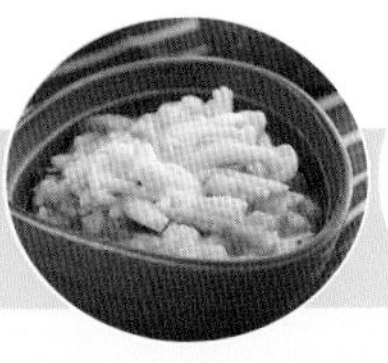
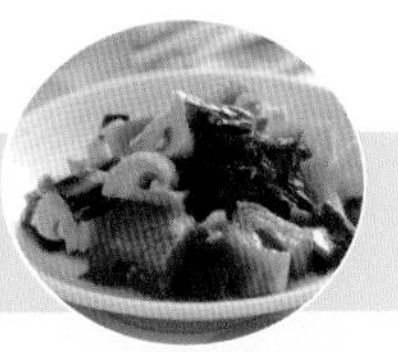

降低血压＋预防心血管疾病

香炒空心菜

- 热量：124.9千卡
- 膳食纤维：7.4克
- 胆固醇：0毫克
- 钠：503.7毫克

材料

纳豆20克，空心菜段200克，熟芝麻2克

调味料

低钠盐1/6小匙，蘑菇粉1/4小匙

做法

1. 先将空心菜炒香。
2. 加入纳豆一起翻炒。
3. 起锅前加入调味料和熟芝麻略炒即可。

降低血压功效

黄豆含异黄酮，纳豆含纳豆激酶，前者可降血压，后者则能降血脂；空心菜含钾及膳食纤维。故这道菜对降低血压及预防心血管疾病有益。

增强免疫力＋强化血管

双菇泡饭

1人份

- 热量：385.2千卡
- 膳食纤维：4.5克
- 胆固醇：0毫克
- 钠：60.6毫克

材料

珊瑚菇30克，滑子蘑30克，自制蔬菜高汤100毫升（圆白菜200克、洋葱200克、萝卜200克、水1000毫升），十谷饭1碗

做法

1. 先将珊瑚菇和滑子蘑洗净备用。
2. 用蔬菜高汤将珊瑚菇和滑子蘑煮熟。
3. 将做法2煮好的汤冲入十谷饭里即可。

降低血压功效

珊瑚菇、滑子蘑都属于菇蕈类，菇蕈类最大的特色是高纤零脂肪且富含多糖。实验发现，多糖能提升免疫力、降低血压及保护心血管。

控制血糖＋高钾降压

番茄海带芽

- 热量：75.9千卡
- 膳食纤维：3.9克
- 胆固醇：0毫克
- 钠：432.4毫克

材料

番茄100克，海带芽5克，姬菇30克，新鲜口蘑20克

调味料

低钠盐1/4小匙，橄榄油1小匙

做法

1. 先将番茄、姬菇、口蘑切块状备用。
2. 将所有材料加橄榄油翻炒。
3. 起锅前加入其他调味料略炒即可。

降低血压功效

菇蕈类除有抗癌效果外，还含有降血压与血糖效果的特殊化合物。番茄富含钾，与菇类搭配后，使这道菜对降低血压更有益处。

元气晚餐

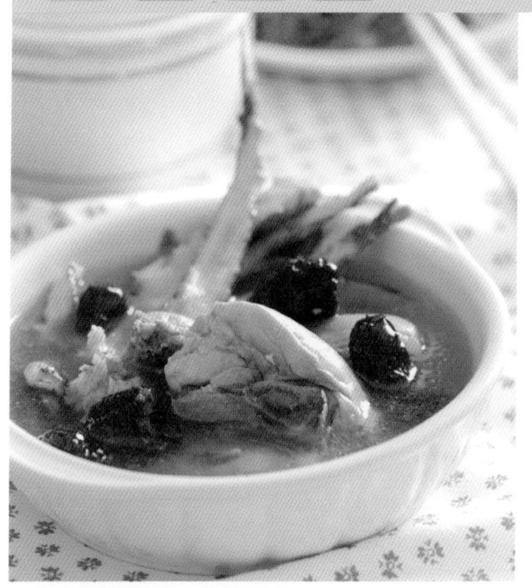

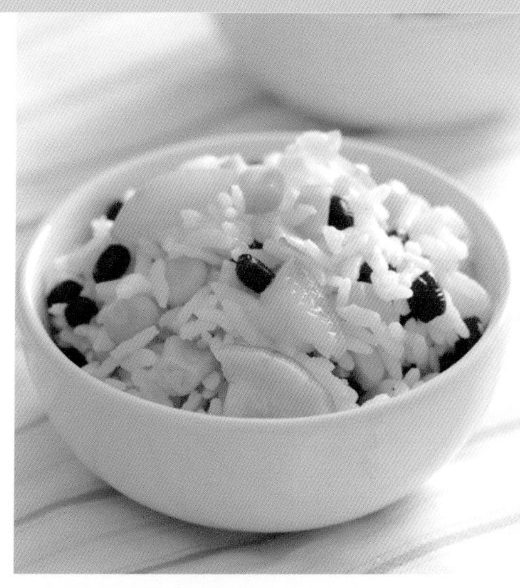

稳定血压＋补气养血

养生鸡汤

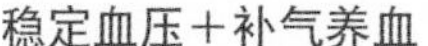

- 热量：372千卡
- 膳食纤维：0克　● 胆固醇：216毫克
- 钠：205毫克

材料

鸡肉块300克，当归1克，黑枣1粒，红枣2粒，党参9克，黄芪8克，淮山药8克，枸杞子8克

调味料

纯绍兴酒20毫升

做法

1. 先将当归、黑枣、红枣、党参、黄芪、淮山药和枸杞子熬煮成汤汁。
2. 将鸡肉块加入做法1的汤汁中熬煮。
3. 起锅前加入绍兴酒略煮即可。

降低血压功效

枸杞子、淮山药的萃取物有降低及稳定血压的作用，而党参、红枣和黄芪有补气、养血的作用。以中药材来烹调，还可以减少盐的用量并达到养生的效果。

利尿消肿＋调节血压

丝瓜饭

- 热量：1154.9千卡
- 膳食纤维：15.5克　● 胆固醇：0毫克
- 钠：11.8毫克

材料

丝瓜片50克，玉米粒1/3杯，红豆1/2杯，白米1杯，水1.5杯

做法

1. 将丝瓜、玉米、红豆、白米洗净备用。
2. 将做法1的材料加入电锅内。
3. 再加水至锅中，煮熟即可。

降低血压功效

丝瓜性凉，能帮助排出体内多余水分，红豆能利尿消肿，两者均可帮助排出身体多余水分，对降低与调节血压有益。

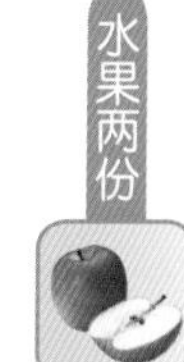

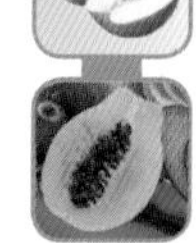

星期六 活力早餐

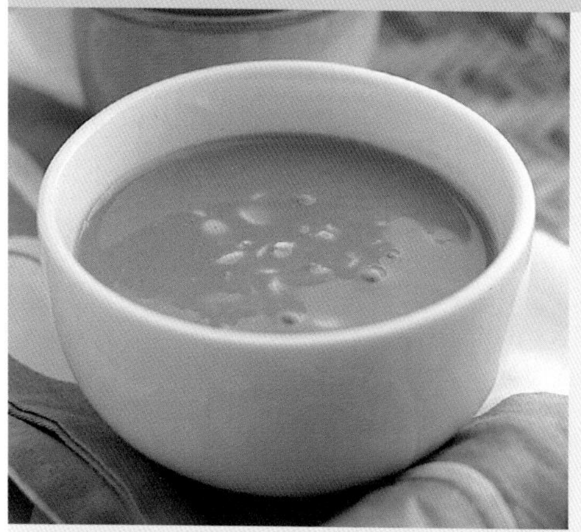

调节血压＋降低血脂

红曲紫米浆

- 热量：105.9千卡
- 膳食纤维：0.8克 ● 胆固醇：0毫克
- 钠：1.5毫克

材料

红曲粉20克，紫米30克

做法

1. 将紫米泡水后蒸熟。
2. 将紫米加250毫升的热水，以果汁机搅成汁。
3. 在做法2的汁中加入红曲粉，拌匀即可。

降低血压功效

红曲可使先天性高血压实验动物血压降低，并含可降低胆固醇的红曲菌素K，故这道饮品有利于调节血压与血脂。

代谢脂肪＋降低血压

酸奶蔬菜棒

- 热量：100千卡
- 膳食纤维：2.1克 ● 胆固醇：6毫克
- 钠：111.2毫克

材料

西芹30克，黄瓜60克，胡萝卜50克，鲜榨橙汁1大匙，低脂酸奶4大匙

做法

1. 先将西芹、黄瓜和胡萝卜切成粗条状备用。
2. 再将橙汁和低脂酸奶调匀备用。
3. 最后将蔬菜棒蘸取做法2的酱料即可食用。

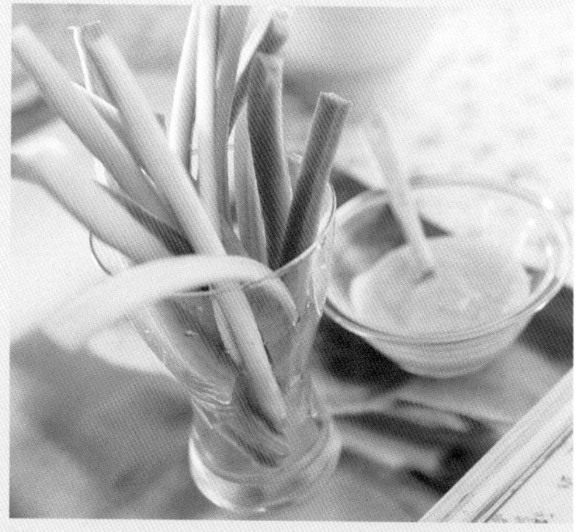

降低血压功效

黄瓜能祛湿利尿，橙汁和胡萝卜含钾，均有助于预防高血压，搭配高纤的西芹，不但有益于降低血压，也能代谢脂肪、促进肠道蠕动。

营养午餐

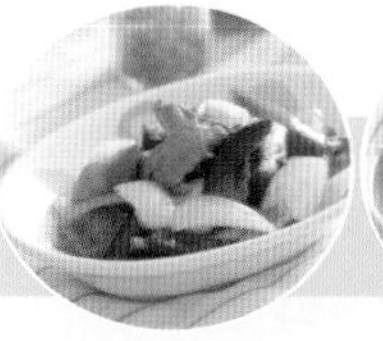
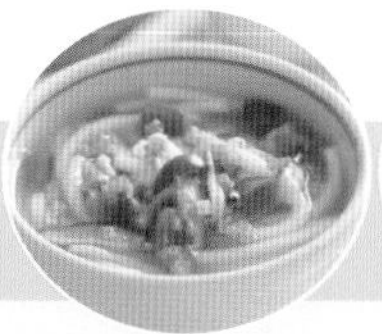
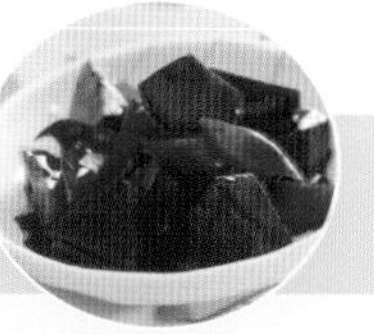

高钾高纤＋调节血压

黑胡椒鸡柳

- 热量：261.1千卡
- 膳食纤维：2.5克
- 胆固醇：108毫克
- 钠：211.9毫克

材料

红甜椒条50克，青椒条50克，洋葱条20克，鸡柳150克，西蓝花20克

调味料

黑胡椒粗粒1/2小匙，胡椒粉1/4小匙，味淋1小匙，低盐酱油1小匙，橄榄油1小匙

做法

1. 先将洋葱条和鸡柳用橄榄油爆香。
2. 加入其余材料一起拌炒。
3. 起锅前加入其他调味料略炒即可。

降低血压功效

红甜椒和青椒富含钾，可调节血压，洋葱含可帮助舒缓血管的特殊成分。两者搭配，使这道菜对控制血压有益。

排毒抗癌＋增强免疫力

番茄米线

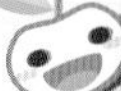

- 热量：151.2千卡
- 膳食纤维：2.9克
- 胆固醇：0毫克
- 钠：491.5毫克

材料

米线100克，鲜香菇丝50克，芹菜碎30克，面麸5克，番茄丁30克

调味料

低钠盐1/4小匙

做法

1. 米线汆烫后备用。
2. 在汤锅加入适量水和番茄煮滚。
3. 加入香菇丝及面麸略煮，再加入低钠盐、芹菜及米线即可。

降低血压功效

香菇富含多糖及膳食纤维，能抗癌及稳定血压；芹菜和番茄分别富含钾及膳食纤维。故这道菜对降血压、排毒及增强免疫力有益。

抗氧化＋保护心血管

红甜菜烧笋

- 热量：97.5千卡
- 膳食纤维：5克
- 胆固醇：0毫克
- 钠：447毫克

材料

红甜菜150克，竹笋100克，辣椒片20克

调味料

低钠盐1/4小匙，蘑菇粉1/4小匙，橄榄油1小匙

做法

1. 将红甜菜和竹笋切块备用。
2. 用橄榄油将辣椒片爆香后，加入做法1的材料一起翻炒。
3. 起锅前加入其他调味料略炒即可。

降低血压功效

竹笋富含钾，每100克竹笋含超过200毫克的钾。红甜菜富含抗氧化物，可强化心血管。

元气晚餐

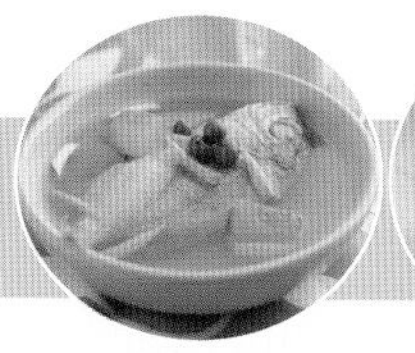
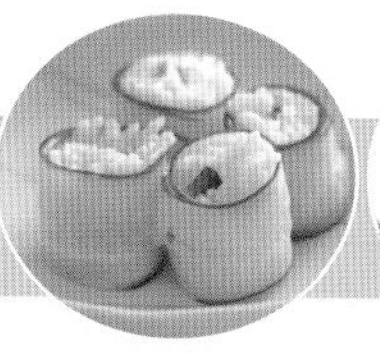
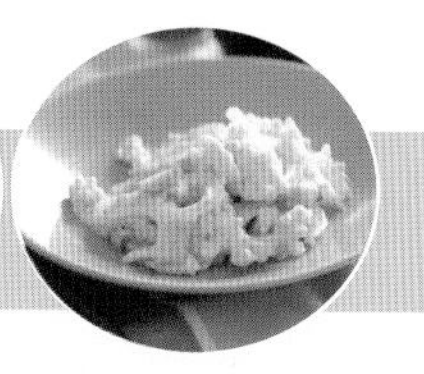

降低血脂＋预防心血管疾病

甘露煮鲜鱼

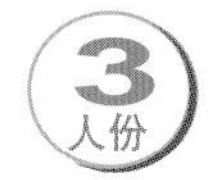

●热量：271.4千卡
●膳食纤维：6.9克 ●胆固醇：139.5毫克
●钠：573.9毫克

材料
赤鯮鱼150克，小香菇5克，胡萝卜块20克，姜块10克，芹菜30克，黑豆30克

调味料
柴鱼粉1小匙，低盐酱油1小匙，蜂蜜少许

做法
1. 先将姜块爆香。
2. 将其余材料加入做法1的锅中一起焖煮。
3. 起锅前加入调味料略煮即可。

降低血压功效

胡萝卜和芹菜富含钾和膳食纤维，因此能控制血压及预防心血管疾病。另外，黑豆有降低血压和血脂的作用，故这料菜对高血压患者很有帮助。

祛湿利尿＋稳定血压

黄瓜饭卷

●热量：295.6千卡
●膳食纤维：3克 ●胆固醇：0毫克
●钠：14.1毫克

材料
白饭1碗，熟芝麻5克，黄瓜长片100克，红甜椒条 30克

调味料
果醋2大匙，糖1大匙

做法
1. 先将白饭与调味料拌匀备用。
2. 用黄瓜长片包住做法1的白饭和红甜椒条，然后卷起。
3. 最后在做法2的饭卷表面撒熟芝麻即可。

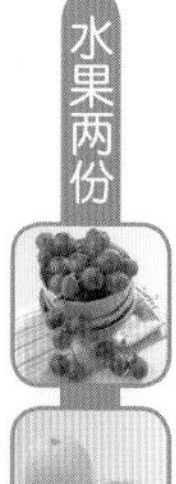

降低血压功效

平均每100克黄瓜和甜椒分别含154毫克及274毫克钾，且黄瓜能祛湿利尿，故这道菜对排出体内多余水分及稳定血压有良好的功效。

排出毒素＋增强抵抗力

苦瓜炒蛋

●热量：147.2千卡
●膳食纤维：5.7克 ●胆固醇：216.5毫克
●钠：329.3毫克

材料
苦瓜300克，鸡蛋50克

调味料
低钠盐1/4小匙，橄榄油1小匙

做法
1. 先将苦瓜切片备用。
2. 将鸡蛋和盐一起拌匀备用。
3. 将苦瓜用橄榄油拌炒，再加入蛋液炒至金黄色即可。

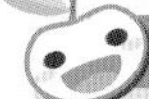

降低血压功效

热量极低的苦瓜富含维生素C、叶酸及钾，可代谢毒素、降低血压、增强抵抗力，故这道菜适合血压高、失眠、火气大的人食用。

星期日 活力早餐

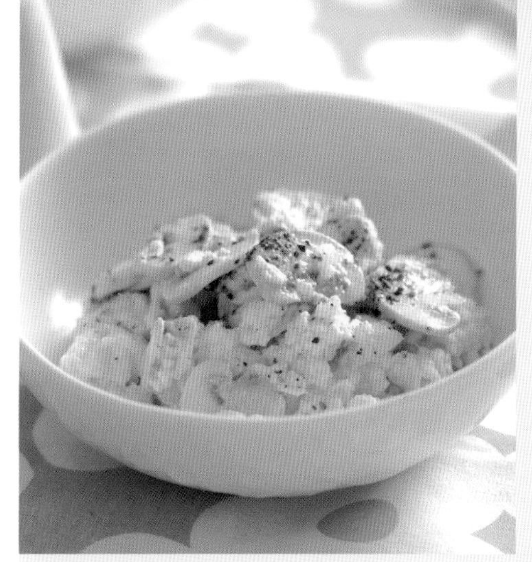

降低血压+保护心血管

口蘑炒蛋

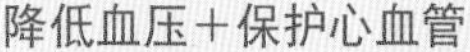

- 热量：302.8千卡
- 膳食纤维：1.9克
- 胆固醇：218.5毫克
- 钠：366.9毫克

材料

新鲜口蘑80克，洋葱30克，鸡蛋1个

调味料

脱脂鲜奶50毫升，橄榄油20克，低钠盐1/4小匙，黑胡椒1/8小匙

做法

1. 将口蘑切片、洋葱切碎备用。
2. 将鲜奶、盐、黑胡椒和鸡蛋一起拌匀备用。
3. 用橄榄油爆香口蘑、洋葱，加入蛋液拌炒即可。

降低血压功效

茹蕈类除了能抗癌外，其代谢物还含特殊且有生物活性的化合物，再加上有舒张血管、抗血栓效果的洋葱，使这道菜对降血压及保护心血管非常有益。

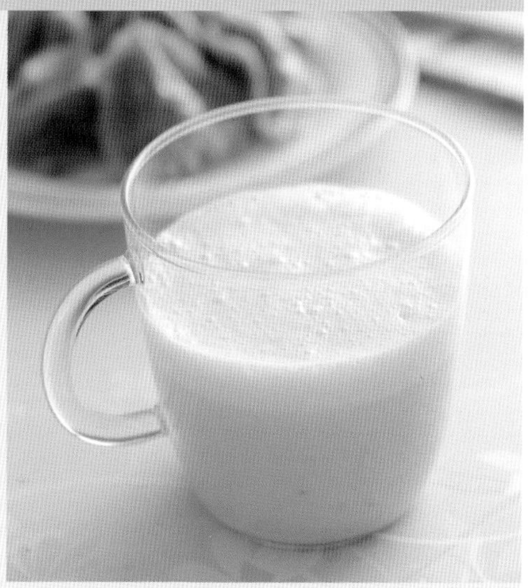

高钙可口+调节血压

杏仁鲜奶

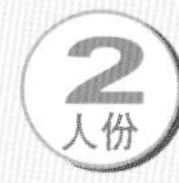

- 热量：207.6千卡
- 膳食纤维：0.1克
- 胆固醇：16毫克
- 钠：205.3毫克

材料

熟北杏仁粉10克，脱脂高钙鲜奶400毫升

做法

1. 将北杏仁粉和脱脂鲜奶放入锅中一起煮沸，过滤。
2. 最后放凉即可饮用。

降低血压功效

每天补充适量的钙有助于调节及稳定血压，而这些钙可从牛奶取得。杏仁富含不饱和脂肪酸，对调控血压有益。

营养午餐

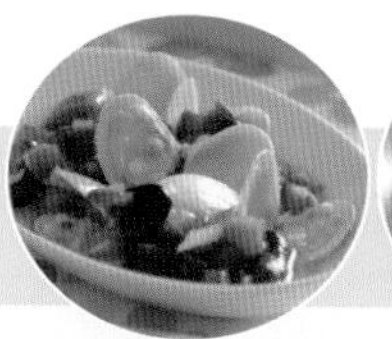
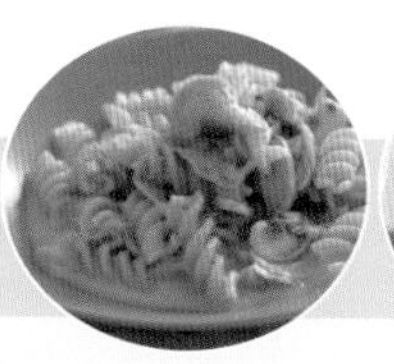
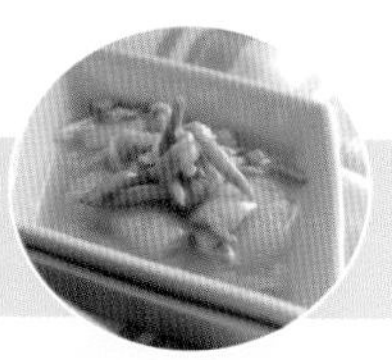

高钾降压＋降低血脂

蒜香草菇蛤蜊

- 热量：353.2千卡
- 膳食纤维：2.7克
- 胆固醇：228毫克
- 钠：115.2毫克

材料

蛤蜊300克，草菇50克，番茄丁50克，蒜苗20克，蒜40克

调味料

胡椒粉1/2小匙

做法

1. 先将蒜苗和蒜爆香。
2. 加入其余材料一起翻炒。
3. 起锅前加入胡椒粉略炒即可。

降低血压功效

番茄和草菇含丰富的钾，而蒜有丰富的大蒜素，两者都可以帮助控制血压，后者还具有降低血脂的功效。

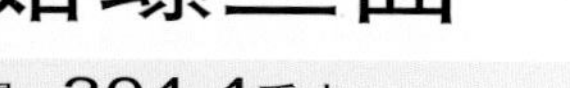

高纤防癌＋调整血压

蘑菇螺丝面

3人份

- 热量：304.4千卡
- 膳食纤维：1克
- 胆固醇：4毫克
- 钠：296毫克

材料

螺丝面60克，蘑菇片30克

调味料

低脂高钙牛奶100毫升，橄榄油1小匙，低钠盐1/4小匙，胡椒粉1/4小匙

做法

1. 先将螺丝面煮熟备用。
2. 用橄榄油爆香蘑菇片，再加入牛奶和其他调味料煮沸。
3. 最后将螺丝面放入做法2的锅中煮至微微收汁。

降低血压功效

蘑菇富含多糖及膳食纤维，除抗癌外，也能舒张血管、调整血压。牛奶含钙，在调节血管收缩上扮演重要角色，适合血压高及骨质疏松者食用。

控制血栓＋预防心血管疾病

金针煮丝瓜

- 热量：152.3千卡
- 膳食纤维：7克
- 胆固醇：0毫克
- 钠：454.3毫克

材料

丝瓜200克，新鲜金针菜150克，枸杞子10克

调味料

低钠盐1/4小匙，蘑菇粉1/4小匙，香油1/2小匙

做法

1. 将丝瓜切块备用。金针菜在沸水中煮熟，用清水浸泡备用。
2. 将所有材料翻炒后加少许水焖煮。
3. 起锅前加入调味料即可。

降低血压功效

金针菜富含矿物质，能帮助降低血压、抑制血栓，搭配凉性的丝瓜，可帮助排出体内多余水分，进而稳定血压和防心血管疾病。

元气晚餐

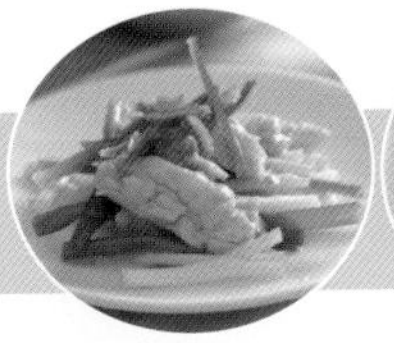
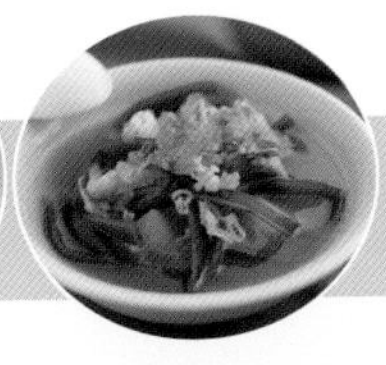
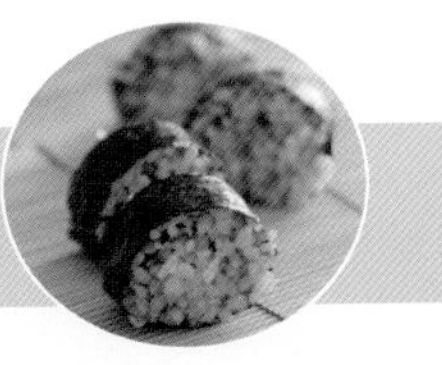

稳定血压＋预防心血管疾病

乌鱼炒珠葱

- 热量：271.5千卡
- 膳食纤维：0.8克
- 胆固醇：63毫克
- 钠：751.1毫克

材料

乌鱼肉条100克，小葱10克，辣椒丝10克

调味料

低钠盐1/4小匙，橄榄油1小匙

做法

1. 先将小葱切长段备用。
2. 除小葱外，将所有材料一起加橄榄油翻炒，然后盛出备用。
3. 将小葱段放入锅中，再将做法2和盐放入，加水以小火慢煮，等汁液收干即可。

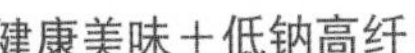

降低血压功效

乌鱼富含的鱼油代谢衍生物不但有松弛平滑肌的作用，而且还有稳定血压以及预防心血管疾病的作用。

控制血压＋代谢脂肪

玉米海带汤

- 热量：153.7千卡
- 膳食纤维：7.9克
- 胆固醇：0毫克
- 钠：544.8毫克

材料

新鲜玉米100克，海带50克，冬瓜50克，四季豆50克

调味料

低钠盐1/4小匙，香油1/4小匙

做法

1. 先将玉米和冬瓜切小块，四季豆切斜段备用。
2. 将所有材料放入汤锅中，加适量水一起熬煮。
3. 起锅前加入调味料略煮即可。

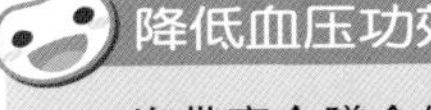

海带富含膳食纤维，四季豆富含膳食纤维及矿物质，有帮助缓解血压上升、排出体内废物及促进脂肪代谢的效果，有助于控制血压。

健康美味＋低钠高纤

果醋饭卷

- 热量：324.2千卡
- 膳食纤维：2克
- 胆固醇：0毫克
- 钠：46.1毫克

材料

胚芽米饭1碗，寿司海苔片1张

调味料

果醋2大匙，糖1小匙

做法

1. 先将胚芽米饭与调味料拌匀备用。
2. 在寿司海苔片铺上做法1的备料，然后卷起即可。

降低血压功效

要降低饮食中含钠（盐）的量，除可直接减少含钠调味品的使用外，也可以用醋或糖增加食物风味。

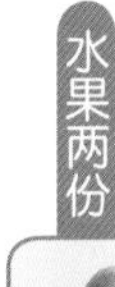
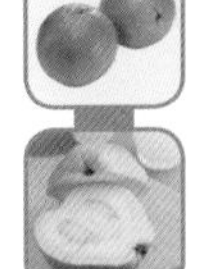

星期一 活力早餐

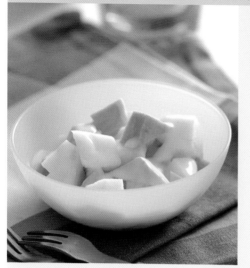

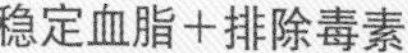

稳定血脂＋排除毒素

甘薯山药酸奶

3人份

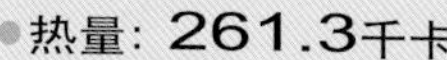

- 热量：261.3千卡
- 膳食纤维：1.4克
- 胆固醇：15毫克
- 钠：113.7毫克

材料

甘薯40克，山药40克，脱脂酸奶250毫升

做法

1. 先将甘薯和山药切成块。
2. 将甘薯蒸熟后冷却。
3. 将甘薯和山药块加入酸奶中搅拌均匀即可。

降低血压功效

实验发现，山药萃取物在三周内，可使实验动物的血压降低25毫米汞柱，还能降低血脂。甘薯中的β-胡萝卜素及纤维对稳定血脂及排出毒素有益。

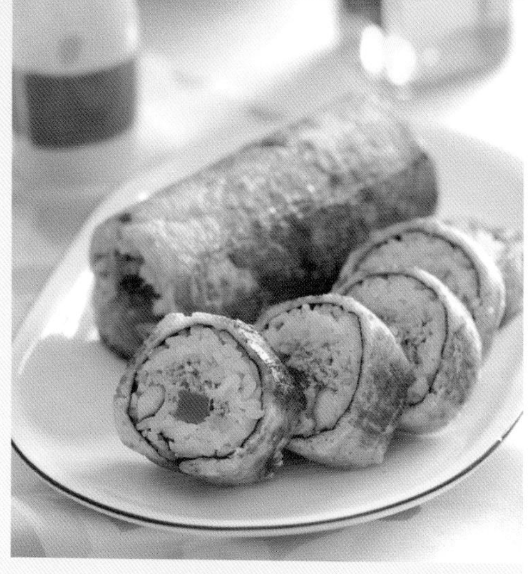

控制血压＋高纤营养

法式寿司

- 热量：825千卡
- 膳食纤维：7.8克
- 胆固醇：235毫克
- 钠：788.5毫克

材料

全麦吐司2片，海苔1张，白饭100克，黄瓜条30克，胡萝卜条40克，鲔鱼30克，熟白芝麻5克，蛋液50克

调味料

橄榄油1小匙

做法

1. 将吐司压扁，铺上海苔、白饭、黄瓜条、胡萝卜条及鲔鱼，卷起，以白饭封口。
2. 将做法1外层刷上蛋液。
3. 锅热后加入橄榄油，以中小火将做法2的寿司煎熟，最后切片即可。

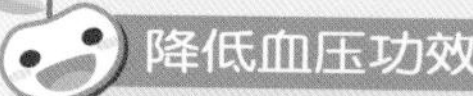

鲔鱼富含的多不饱和脂肪酸能松弛平滑肌，可稳定血压，搭配高纤食材，对控制血压有益。

营养午餐

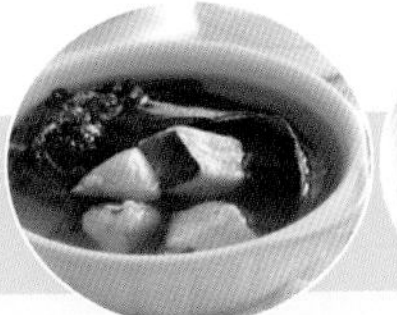
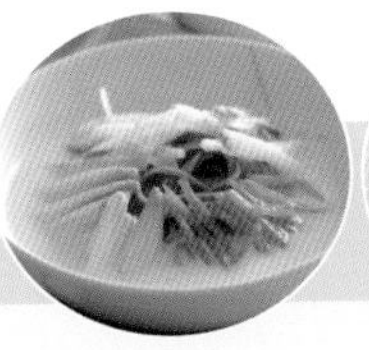
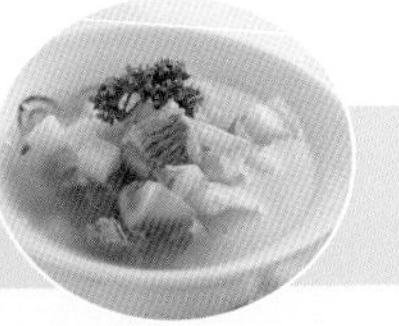

低钠美味＋清热利水

荷叶鱼汤

3人份

- 热量：174千卡
- 膳食纤维：0克　胆固醇：127.5毫克
- 钠：106.5毫克

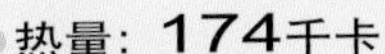

材料

海鲈鱼150克，荷叶20克

调味料

低钠盐1/4小匙

做法

1. 将海鲈鱼切块备用。
2. 在汤锅内加入适量的水煮滚后，再加入荷叶熬煮20分钟。
3. 最后加入鱼块和盐煮熟即可。

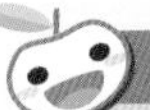

降低血压功效

鱼类富含的鱼油代谢衍生物具松弛平滑肌的作用，可稳定血压及预防心血管疾病。荷叶能清热利水，其特殊香味可减少含钠调味品的使用。

预防水肿＋排出废物

竹炭豆浆面

3人份

- 热量：262.3千卡
- 膳食纤维：4.8克　胆固醇：0毫克
- 钠：138.3毫克

材料

竹炭面50克，胡萝卜丝30克，大黄瓜丝20克，新鲜玉米笋片20克，无糖豆浆100毫升

做法

1. 将竹炭面煮熟备用。
2. 将胡萝卜丝、大黄瓜丝、玉米笋片汆烫备用。
3. 最后将做法1和做法2的材料摆盘，淋上无糖豆浆即可。

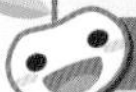

降低血压功效

胡萝卜、玉米笋含钾，豆浆含异黄酮素，大黄瓜能清热利尿，竹炭能吸附废物，这些食材使这道面条对稳定血压、降低血脂、预防水肿及排出体内废物有益。

抗血栓＋降低血压

蘑菇洋葱汤

3人份

- 热量：179.2千卡
- 膳食纤维：4.6克　胆固醇：48毫克
- 钠：498.3毫克

材料

巴西蘑菇（姬松茸）片100克，洋葱片50克，瘦肉丝80克，辣椒丝30克

调味料

低钠盐1/4小匙，香油1/2小匙，蘑菇粉1/4小匙

做法

1. 将所有材料爆香后，放入汤锅加水熬煮。
2. 起锅前加入调味料即可。

降低血压功效

巴西蘑菇萃取物具有神经传导抑制物质及抗凝血作用，搭配能舒张血管、抗血栓的洋葱，使这道汤有降血压及保护心血管之效。

元气晚餐

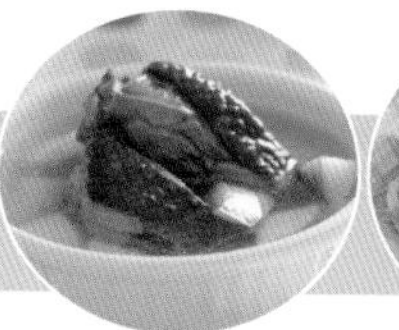
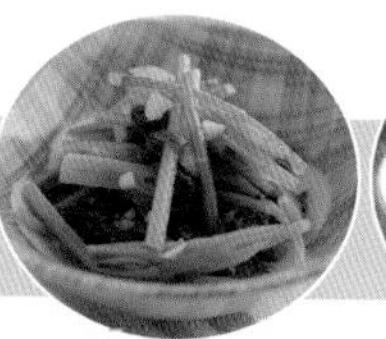
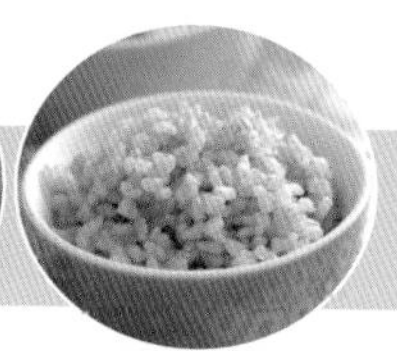

高钾美味＋稳定血压

桃子乌鸡汤

- 热量：173.2千卡
- 膳食纤维：0.7克
- 胆固醇：124.5毫克
- 钠：307.9毫克

材料

桃子块30克，乌骨鸡150克

调味料

低钠盐1/4小匙

做法

1. 将乌骨鸡切小块。
2. 将桃子块和乌骨鸡块放入锅中，加适量水熬煮。
3. 起锅前加入低钠盐略煮即可。

降低血压功效

每100克桃子约含245毫克钾。经常食用钾质丰富的食物，有助于控制血压及预防高血压。

高钾美味＋控制血压

蒜味菠菜

- 热量：84.7千卡
- 膳食纤维：7.2克
- 胆固醇：0毫克
- 钠：597.8毫克

材料

蒜末30克，菠菜300克

调味料

低盐酱油1大匙，香油1/4小匙，蘑菇粉1/4小匙

做法

1. 将菠菜切成段备用。
2. 将蒜末爆香后，加入菠菜一起拌炒。
3. 起锅前加入调味料略炒即可。

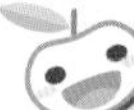

降低血压功效

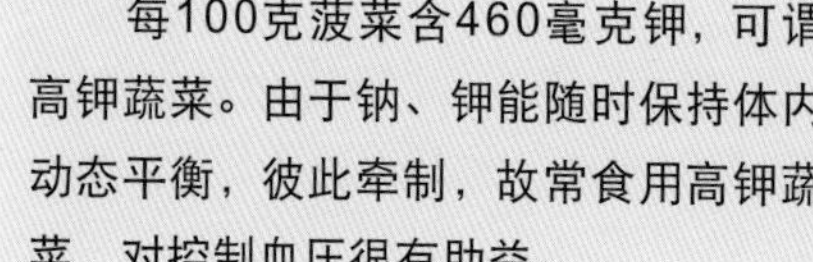

每100克菠菜含460毫克钾，可谓高钾蔬菜。由于钠、钾能随时保持体内动态平衡，彼此牵制，故常食用高钾蔬菜，对控制血压很有助益。

高钾可口＋稳定血压

小麦草饭

- 热量：1032.5千卡
- 膳食纤维：5.5克
- 胆固醇：0毫克
- 钠：5毫克

材料

胚芽米2杯，小麦草汁1杯，水1杯

做法

1. 将胚芽米洗净备用。
2. 将胚芽米放入电锅内。
3. 加入小麦草汁，煮熟即可。

降低血压功效

小麦草汁由牧草打成，富含钾，能保持血压稳定平衡，但也因为高钾，食用时更要避免过量，肾脏病患者尤其要注意。

水果两份

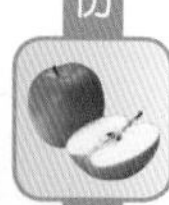

星期二 活力早餐

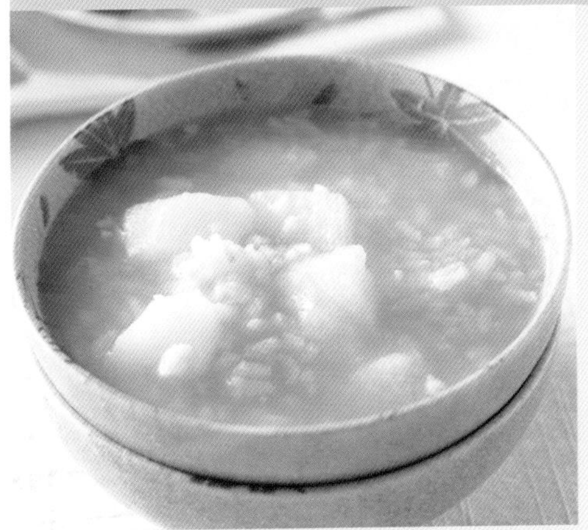

代谢毒素+增强抵抗力

苦瓜粥

- 热量：208.3千卡
- 膳食纤维：3.9克
- 胆固醇：0毫克
- 钠：123.9毫克

材料

白萝卜30克，苦瓜片100克，糙米50克

调味料

低盐酱油1/2小匙

做法

1. 将白萝卜切碎备用。
2. 将糙米、苦瓜片和白萝卜碎加适量水一起熬煮。
3. 起锅前加入低盐酱油拌煮即可。

降低血压功效

苦瓜是天然的苦口良药，热量极低，并富含维生素C、叶酸及钾，可帮助身体代谢毒素，对降低血压、增强抵抗力也有益，适合时常熬夜又血压高的人食用。

降低血脂+祛湿利尿

山药蔬菜汁

- 热量：57千卡
- 膳食纤维：2.3克
- 胆固醇：0毫克
- 钠：12.8毫克

材料

冬瓜（带皮）100克，山药50克，红甜椒30克，矿泉水250毫升

做法

1. 将冬瓜、山药和红甜椒切成小块备用。
2. 将做法1的材料放入果汁机中。
3. 分次加入矿泉水，最后打匀即可。

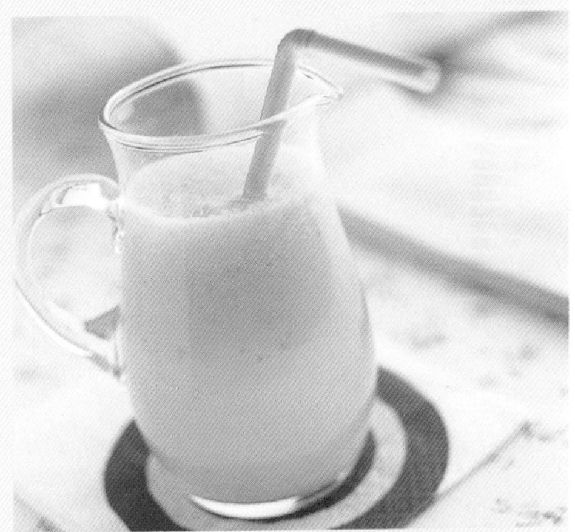

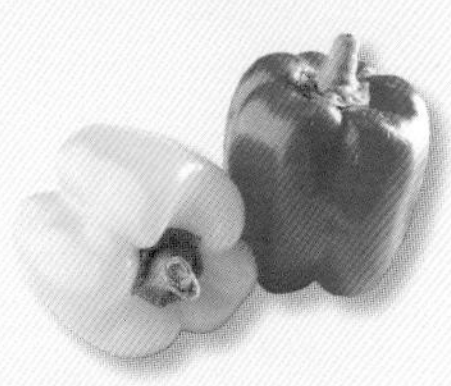

降低血压功效

实验发现，山药萃取物可使实验动物的血压降低，还可降低血脂。冬瓜性凉，有祛湿利尿的效果，还能抑制血压上升。

营养午餐

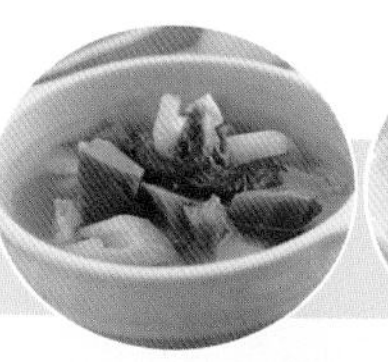
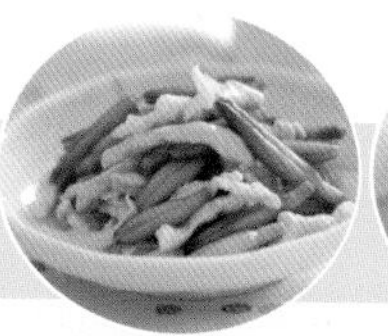
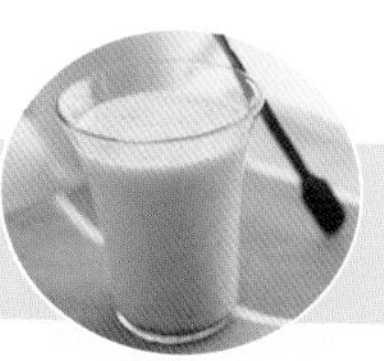

控制血脂＋稳定血压

番茄蔬菜汤

- 热量：83.2千卡
- 膳食纤维：2.5克
- 胆固醇：21.6毫克
- 钠：272.6毫克

材料

圆白菜片50克，洋葱片20克，蘑菇片30克，番茄丁80克，香菜段5克，鸡肉丝30克

调味料

低钠盐1/4小匙

做法

1. 将洋葱片爆香。
2. 加入其余材料一起翻炒，再加入适量水熬煮。
3. 起锅前加入低钠盐略煮即可。

降低血压功效

圆白菜、洋葱、蘑菇和番茄都富含钾及膳食纤维，故可稳定血压，同时也兼具控制血脂的作用。

促进代谢＋降低血脂

金针炒肉

- 热量：169.2千卡
- 膳食纤维：2.5克
- 胆固醇：71毫克
- 钠：280.3毫克

材料

鲜金针菜100克，瘦肉100克

调味料

低钠盐1/4小匙，橄榄油1/2小匙

做法

1. 先将瘦肉切丝备用。金针菜在沸水煮熟，泡在清水中备用。
2. 用橄榄油将瘦肉丝爆香后，加入鲜金针菜拌炒。
3. 起锅前加入盐略炒即可。

降低血压功效

金针菜富含钙及膳食纤维，钙具有松弛血管平滑肌的作用，而膳食纤维能促进胆固醇代谢，故这道菜对调控血压、降低血脂有益。

平稳血压＋预防心血管疾病

紫米燕麦饮

- 热量：356.1千卡
- 膳食纤维：5克
- 胆固醇：0毫克
- 钠：65.5毫克

材料

紫米30克，熟燕麦20克，青豆仁30克，黑豆浆300毫升

做法

1. 将黑豆浆煮沸。
2. 加入紫米和熟燕麦一起熬煮。
3. 起锅前加入青豆仁略煮即可。

降低血压功效

紫米、燕麦和青豆分别富含膳食纤维及钾，黑豆浆则富含黄酮类与钙，这些营养素有助于稳定血压及预防心血管疾病的发生。

元气晚餐

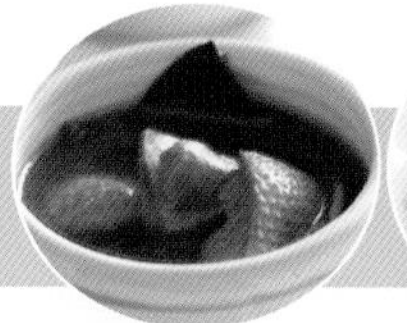
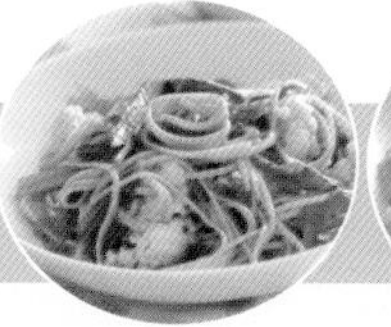
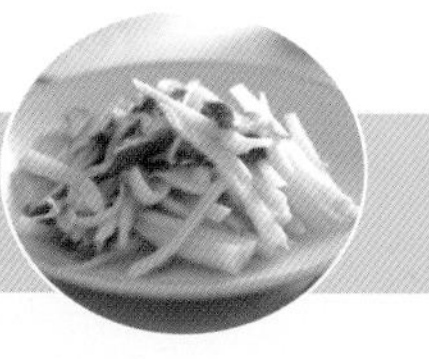

降低血压＋降低血脂

何首乌炖鸭

- 热量：217.3千卡
- 膳食纤维：2.4克 ● 胆固醇：139.5毫克
- 钠：109.5毫克

材料

制何首乌10克，黑豆10克，姜片30克，鸭肉块150克

调味料

米酒1小匙

做法

1. 先将制何首乌、黑豆和姜片放入汤锅，加适量水熬煮。
2. 加入鸭肉块一起炖煮。
3. 起锅前加入米酒略煮即可。

降低血压功效

制何首乌有扩张血管作用，因此能降低血压；黑豆富含异黄酮，也能降低血压及血脂。二者入菜，对稳定血压有益。

调控血压＋抗凝血

杂烩面

- 热量：109.4千卡
- 膳食纤维：3.9克 ● 胆固醇：0毫克
- 钠：291.8毫克

材料

菠菜段30克，木耳丝20克，菜花20克，全麦面50克

调味料

低钠盐1/4小匙，低盐酱油1/4小匙

做法

1. 将全麦面煮熟备用。
2. 将菠菜段、木耳丝和菜花爆香，加入全麦面一起翻炒。
3. 起锅前加入调味料略炒即可。

降低血压功效

每100克菠菜含460毫克钾，有助于稳定血压，菜花富含钙，能松弛肌肉及稳定血压，而木耳能抗凝血。故这道主食对调控血压、预防心血管疾病有益。

美味抗癌＋稳定血压

香菇炒冬笋

- 热量：128.4千卡
- 膳食纤维：6.2克 ● 胆固醇：0毫克
- 钠：402.3毫克

材料

鲜香菇100克，冬笋100克

调味料

低钠盐1/4小匙，香油1/2小匙，蘑菇粉1/4小匙，橄榄油1小匙

做法

1. 先将鲜香菇和冬笋切丝。
2. 将香菇丝和冬笋丝用橄榄油翻炒。
3. 起锅前加入其他调味料略炒即可。

降低血压功效

香菇富含多糖及膳食纤维，故能抗癌、控制血脂。香菇还富含钾，因此更能够加强稳定与控制血压的作用。

水果两份

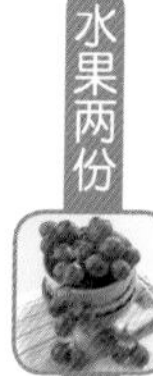

星期三 活力早餐

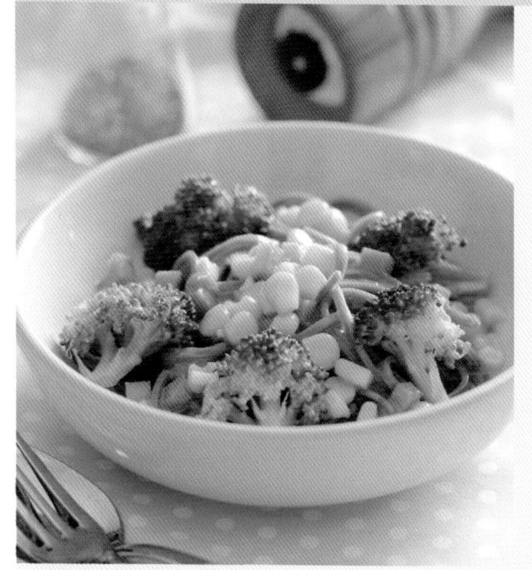

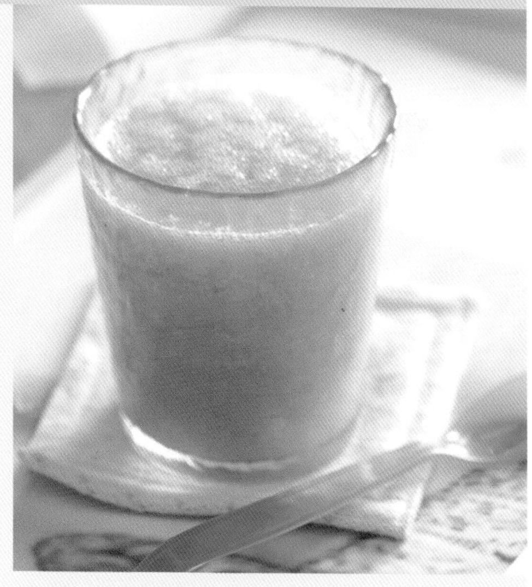

美味抗癌+稳定血压

牛奶香椿面

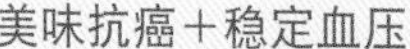

- 热量：546.6千卡
- 膳食纤维：3.2克 ● 胆固醇：12毫克
- 钠：578.5毫克

材料

玉米粒30克，胡萝卜丁30克，西蓝花30克，香椿面100克

调味料

脱脂高钙牛奶300克，水200克，黑胡椒粉1/2小匙，低钠盐1/4小匙，蘑菇粉1/4小匙

做法

1. 将香椿面煮熟备用。
2. 将其余材料和调味料一起拌炒。
3. 加入香椿面拌炒至微收汁即可。

降低血压功效

西蓝花、胡萝卜都富含钾，可稳定血压。实验发现，香椿萃取物具有很强的抗癌效果，并有降低血压的作用。

清热利尿+高钾降压

橙子莲雾汁

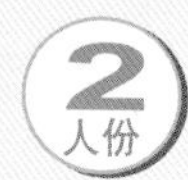

- 热量：154千卡
- 膳食纤维：1克 ● 胆固醇：0毫克
- 钠：59.8毫克

材料

莲雾100克，橙汁1杯

做法

1. 先将莲雾切小块备用。
2. 将莲雾和一半橙汁放入果汁机中搅拌均匀。
3. 最后再加入另一半橙汁打匀即可。

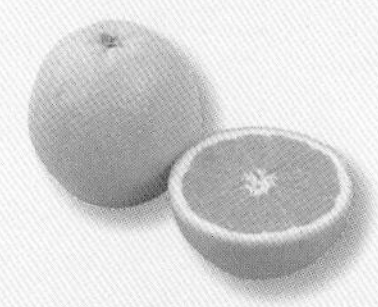

降低血压功效

低热量的莲雾有清热、利尿的效果。橙子含有丰富的钾，故这道饮品能排出体内多余水分，对稳定血压有益。

营养午餐

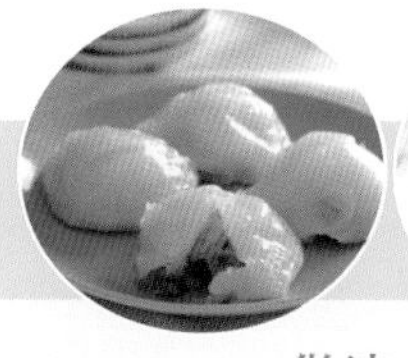

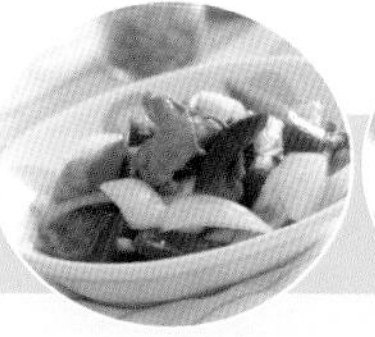

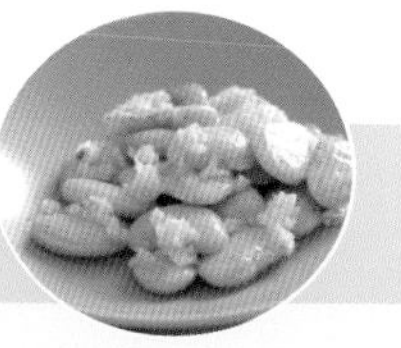

低盐低脂＋营养美味

清蒸虾圆

- 热量：938.2千卡
- 膳食纤维：1.4克
- 胆固醇：440毫克
- 钠：806.7毫克

材料

虾仁260克，米粉250克，水240毫升，甘薯粉半杯

调味料

胡椒粉1/2小匙，低盐酱油1小匙，糖1大匙，淀粉1小匙

做法

1. 将米粉与甘薯粉混合，再加水拌匀成外皮。
2. 将150克虾仁拍成泥状，其余切丁。
3. 将虾泥与调味料、其余虾仁拌匀，包入做法1制成的外皮中。
4. 最后以中火蒸熟即可。

降低血压功效

以清蒸方式烹调，利用虾仁原有鲜味，减少盐分及油脂用量，达到降低盐分摄取的目的。

高纤高钾＋控制血压

双椒炒牛肉

- 热量：315.4千卡
- 膳食纤维：2.1克
- 胆固醇：78毫克
- 钠：226.8毫克

材料

牛肉片150克，洋葱片50克，红甜椒片30克，青椒片30克

调味料

低盐酱油1小匙，橄榄油1小匙

做法

1. 用橄榄油将洋葱片爆香。
2. 加入其余材料一起拌炒。
3. 起锅前加入盐略炒即可。

降低血压功效

红甜椒和青椒皆富含钾，有调节血压的功效；洋葱含可帮助舒张血管的特殊成分，两者搭配，有助于控制血压。

调节血压＋降低血脂

蒜香芸豆

- 热量：250.5千卡
- 膳食纤维：7.7克
- 胆固醇：0毫克
- 钠：241.3毫克

材料

芸豆150克，蒜片20克

调味料

橄榄油2小匙，低钠盐1/4小匙

做法

1. 将蒜片用橄榄油爆香。
2. 加入芸豆一起翻炒。
3. 起锅前加入盐略炒即可。

降低血压功效

芸豆富含钾（约每100克含300毫克钾）及膳食纤维，有助于调节血压、血脂，对于维护心血管健康极有助益。

元气晚餐

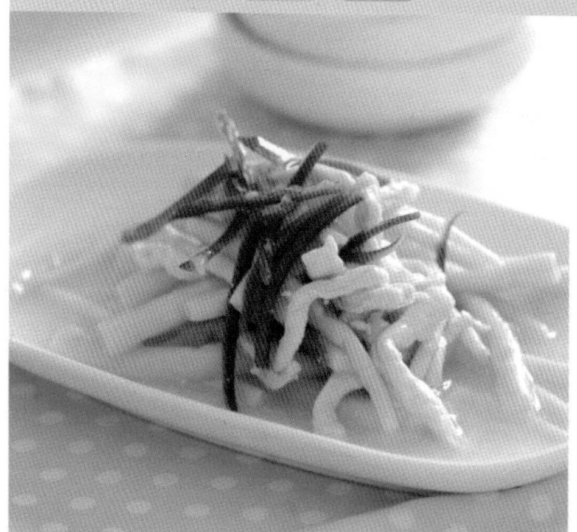

高纤高钾＋控制血压

箭笋炒鸡丝

●热量：244.5千卡
●膳食纤维：2.6克 ●胆固醇：108毫克
●钠：470.5毫克

材料

新鲜箭笋段50克，鸡肉丝150克，辣椒丝20克

调味料

低钠盐1/4小匙，蘑菇粉1/4小匙，橄榄油1小匙

做法

1. 先用橄榄油将辣椒丝爆香。
2. 加入其余材料一起拌炒。
3. 起锅前加入其他调味料略炒即可。

降低血压功效

研究发现，鸡肉含特殊成分的短链氨基酸，有降低血压的作用；箭笋含有丰富的膳食纤维和钾。两者搭配，有助于控制血压。

稳定血压＋消除脂肪

龙须菜鱼粥

●热量：420.6千卡
●膳食纤维：3.6克 ●胆固醇：30毫克
●钠：271.3毫克

材料

海藻龙须菜段50克，鳕鱼丁50克，辣椒碎5克，蒜末10克，薏米50克，白米50克

调味料

低钠盐1/4小匙

做法

1. 将适量水煮沸后，加入薏米和白米，以小火熬煮。
2. 将海藻龙须菜和鳕鱼加入做法1中。
3. 起锅前加入辣椒碎、蒜末及低钠盐略煮即可。

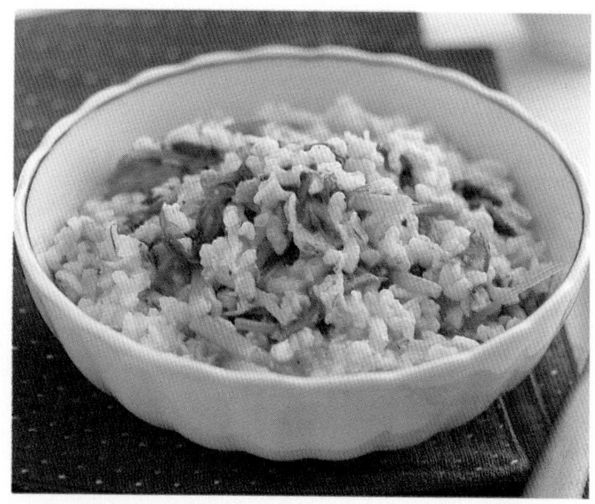

降低血压功效

海藻龙须菜富含不饱和脂肪酸、多糖及矿物质等，故能降低血压与体脂肪。鳕鱼富含多不饱和脂肪酸，能松弛平滑肌。故这道粥对稳定血压、消脂有益。

星期四 活力早餐

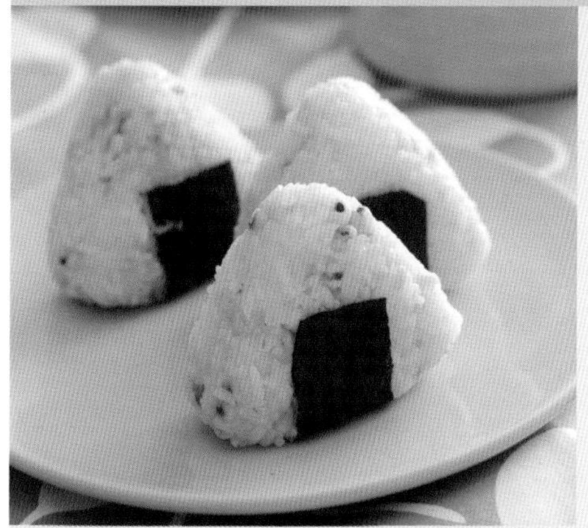

稳定血压＋高纤营养

鲔鱼烤饭团

- 热量：481.4千卡
- 膳食纤维：2.6克
- 胆固醇：30毫克
- 钠：374.8毫克

材料

新鲜鲔鱼50克，胚芽米饭1碗，海苔粉2克，熟芝麻2克

调味料

低盐酱油2大匙，纯米醋1小匙，水5大匙，甘薯粉1大匙

做法

1. 将酱油、纯米醋和水煮开，加入甘薯粉勾芡备用。
2. 将胚芽米拌入其余材料，整成三角形备用。
3. 将饭团刷上做法1的酱汁，最后将双面烤至金黄色即可。

降低血压功效

深海鱼类富含的多不饱和脂肪酸有松弛平滑肌效果，故可稳定血压，而鲔鱼脂肪酸含量可说是鱼类之冠，搭配高纤食材，更具降低血压的效果。

调节血压＋帮助消化

蜂蜜白萝卜汁

- 热量：72.8千卡
- 膳食纤维：2.6克
- 胆固醇：0毫克
- 钠：46毫克

材料

白萝卜200克，蜂蜜2小匙

做法

1. 将白萝卜切小块。
2. 将白萝卜块放入果汁机中打散成果汁。
3. 最后加入蜂蜜略打散即可。

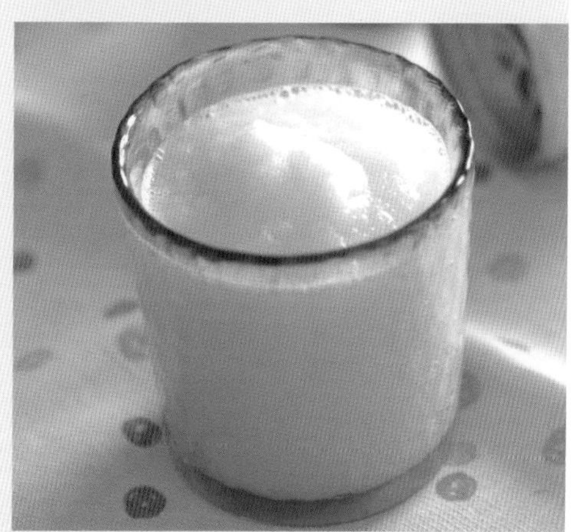

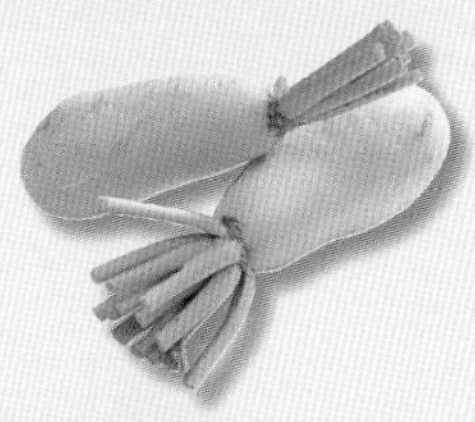

降低血压功效

中医认为有凉血平肝效果的食材就能降血压，而白萝卜即为其中之一，加上它富含酶，故除了可调节血压、排水外，还能帮助消化。

营养午餐

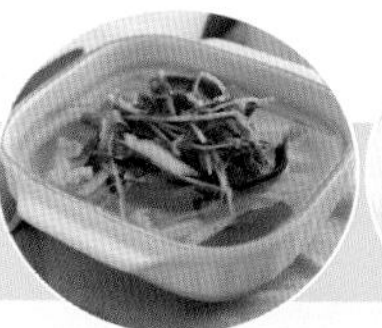
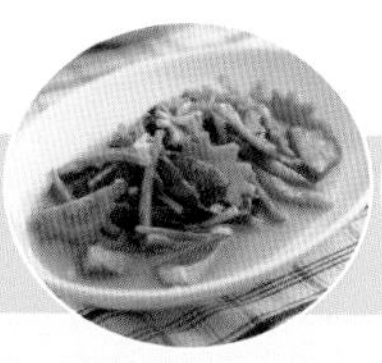
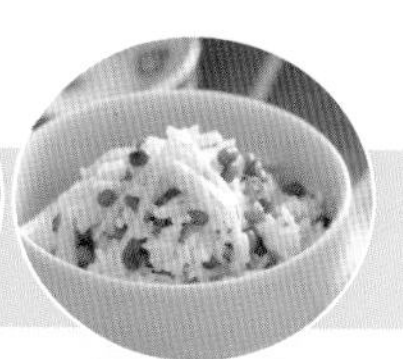

抗癌防癌＋控制血压

大蒜豆苗汤

3人份

- 热量：61.7千卡
- 膳食纤维：3.8克 - 胆固醇：0毫克
- 钠：405.3毫克

材料

蒜20克，豌豆苗100克，新鲜玉米笋50克

调味料

低钠盐1/4小匙，香油1/2小匙，蘑菇粉1/4小匙

做法

1. 将蒜切片、玉米笋切斜段备用。
2. 将蒜片爆香，加水煮沸，再加入其余材料一起熬煮。
3. 起锅前加入调味料略煮即可。

降低血压功效

豌豆苗、玉米笋皆富含钾，能增加饮食中钾的含量，稳定血压。蒜中的大蒜素不但抗癌，也能控制血压。

降低血脂＋强肝降压

蒜爆海参

3人份

- 热量：126.2千卡
- 膳食纤维：0.7克 - 胆固醇：102毫克
- 钠：411.8毫克

材料

蒜末20克，葱花10克，海参段200克，菠菜段和胡萝卜片各少许

调味料

低钠盐1/4小匙，香油1小匙，纯米酒1大匙

做法

1. 将蒜末爆香，加入海参、菠菜、胡萝卜、盐和米酒一起翻炒。
2. 最后加入葱花和香油拌炒即可。

降低血压功效

海参含特殊多糖，故有降低胆固醇及强化肝脏的功能，因此能稳定血压。另外，蒜所含的大蒜素也有控制血压的功效。

高钾降压＋预防心血管疾病

竹笋绿豆饭

4人份

- 热量：1063千卡
- 膳食纤维：13.7克 - 胆固醇：0毫克
- 钠：4.5毫克

材料

新鲜竹笋50克，白米1杯，绿豆1杯，水560毫升

做法

1. 先将竹笋切成丝备用。
2. 将笋丝、白米、绿豆洗净后，放入电锅内。
3. 加水至锅中，煮熟即可。

降低血压功效

竹笋富含钾及膳食纤维，每100克竹笋含超过200毫克钾，可稳定血压、降低血脂。绿豆清热解毒、利湿，故这道杂粮饭对控制血压及预防心血管疾病有益。

元气晚餐

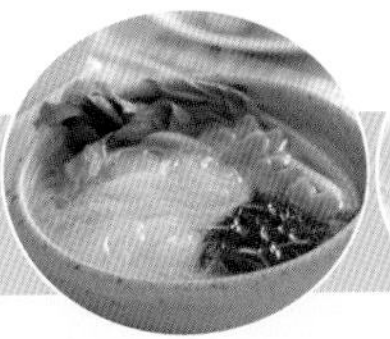
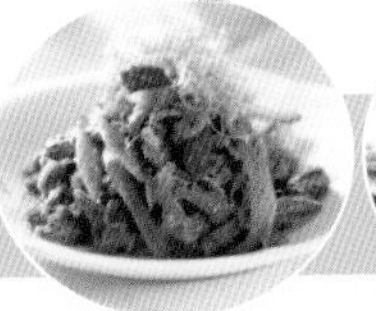
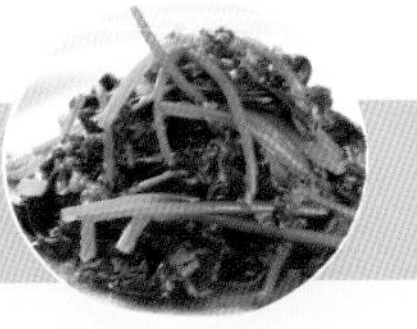

高钾高钙＋控制血压

紫菜米粉汤

- 热量：219.7千卡
- 膳食纤维：3.8克
- 胆固醇：0毫克
- 钠：275.5毫克

材料

紫菜10克，胡萝卜片30克，油菜20克，米粉50克

调味料

低钠盐1/4小匙

做法

1. 将油菜和胡萝卜片放入汤锅，加水煮熟。
2. 将米粉放入做法1的锅中。
3. 等煮滚后，再加入油菜和低钠盐即可。

降低血压功效

紫菜富含钙，而胡萝卜、油菜则含有丰富的钾，前者可以帮助放松血管壁肌肉，而后者可以排钠，两者相辅相成达到控制血压的效果。

活血化淤＋预防血栓

姜炒肉片

- 热量：210.2千卡
- 膳食纤维：1.7克
- 胆固醇：106.5毫克
- 钠：352.4毫克

材料

干姜15克，肉片150克，枸杞子30克

调味料

低钠盐1/4小匙

做法

1. 先将干姜爆炒。
2. 再加入肉片和枸杞子一起翻炒。
3. 起锅前加入低钠盐略炒即可。

降低血压功效

医学实验发现，枸杞子萃取物具降低血压的效果，而干姜有活血化瘀的作用，故这道菜对稳定血压及预防血管栓塞有益。

稳定血压＋强化血管

蒜爆甘薯叶

- 热量：105千卡
- 膳食纤维：9.3克
- 胆固醇：0毫克
- 钠：637.7毫克

材料

蒜末20克，甘薯叶300克

调味料

低盐酱油1小匙，低钠盐1/4小匙，香油1/4小匙，蘑菇粉1/4小匙

做法

1. 先将蒜末爆香。
2. 加入甘薯叶一起翻炒。
3. 起锅前加入调味料略炒即可。

降低血压功效

甘薯叶富含膳食纤维、维生素、矿物质，因此对预防高血压或强化血管壁非常有帮助，故这道菜有稳定血压及预防高血压的效果。

水果两份

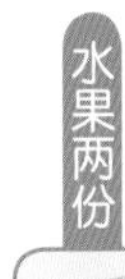
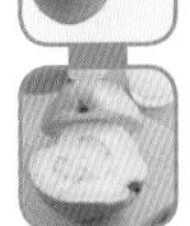

星期五 活力早餐

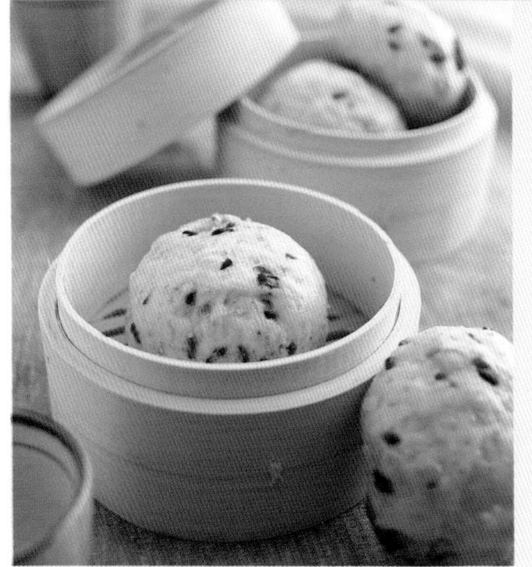

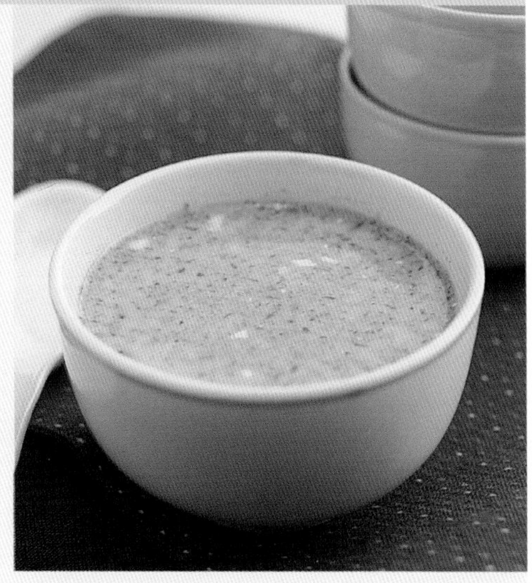

高纤消脂＋控制血压

木耳馒头

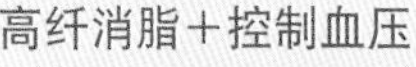

- 热量：464.4千卡
- 膳食纤维：4.2克 ● 胆固醇：0毫克
- 钠：7.3毫克

材料

木耳碎20克，低筋面粉100克，糖24克，酵母6克（1小匙），泡打粉3克（1小匙），水55克

做法

1. 将所有材料混合，揉至面团光滑且不黏手、不粘桌子。
2. 将面团搓长后切成四段。
3. 将蒸笼加热至冒汽时放入小面团，最后以大火蒸约8分钟即可。

降低血压功效

木耳富含多糖化合物及水溶性膳食纤维，有预防高血压作用，还能降低血脂，对消脂、控制血压有益。

降低血压＋保护心血管

开心果豆浆

- 热量：289.3千卡
- 膳食纤维：11.2克 ● 胆固醇：0毫克
- 钠：190.1毫克

材料

开心果10克，无糖豆浆350毫升

做法

1. 将开心果加入果汁机中打碎备用。
2. 加入无糖豆浆略搅拌即可。

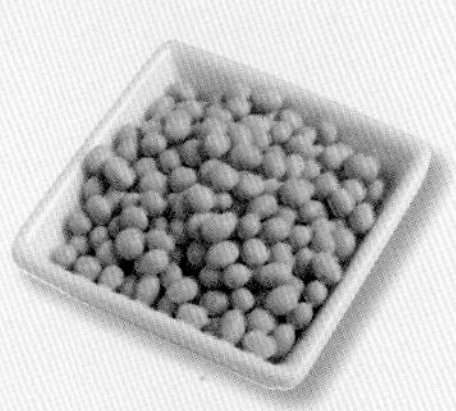

降低血压功效

黄豆异黄酮不但能降低血压（尤其舒张压），还能降低血中低密度脂蛋白；适量摄取坚果类有助于控制血压。

营养午餐

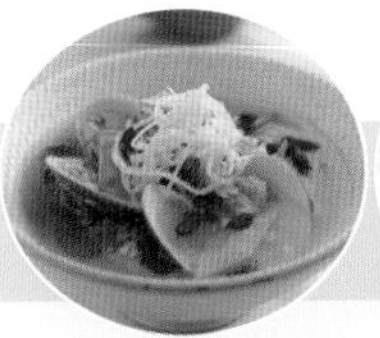
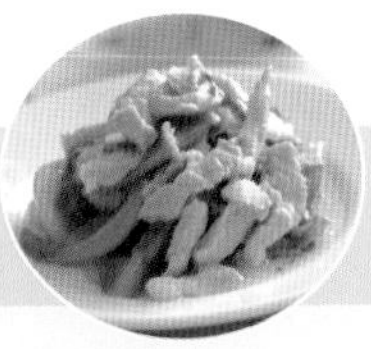
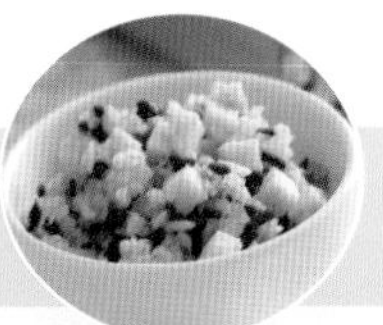

稳定血压＋降低血脂

菠菜蛤蜊汤

3人份

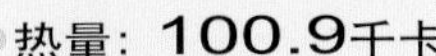

- 热量：100.9千卡
- 膳食纤维：1.4克
- 胆固醇：56毫克
- 钠：726.7毫克

材料

菠菜50克，蛤蜊200克，姜丝10克

调味料

低钠盐1/4小匙，纯米酒1小匙，香油1/4小匙

做法

1. 将菠菜切段备用。
2. 将姜丝放入适量水中煮出香味。
3. 加入其余材料一起熬煮。
4. 起锅前加入调味料略煮即可。

降低血压功效

每100克菠菜含460毫克钾，钾有降血压作用。蛤蜊所富含的营养成分对于控制血脂也极有助益。

排除废物＋高纤消脂

茼蒿炒肉丝

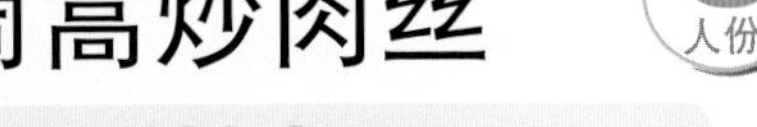

3人份

- 热量：120.8千卡
- 膳食纤维：2.6克
- 胆固醇：56.8毫克
- 钠：292.9毫克

材料

猪肉丝80克，茼蒿段150克，蒜末20克，辣椒碎20克

调味料

低钠盐1/4小匙

做法

1. 先将蒜末和辣椒碎一起爆香。
2. 加入其余材料一起翻炒。
3. 起锅前加入低钠盐略炒即可。

降低血压功效

每100克茼蒿含超过300毫克钾及近2克的膳食纤维。高钾可帮助调节血压，高纤能促进废物排出及消脂，适合超重且血压偏高的人食用。

清热解毒＋高纤降压

竹筒米糕

3人份

- 热量：275.5千卡
- 膳食纤维：2.8克
- 胆固醇：0毫克
- 钠：458.5毫克

材料

糯米20克，紫米20克，绿豆10克，芋头丁20克，白果10克

调味料

低盐酱油1/4小匙，低钠盐1/6小匙，蘑菇粉1/4小匙，香油1/2小匙

做法

1. 将糯米、紫米和绿豆洗净，浸水3小时。
2. 芋头炒香，和其他材料、调味料混合。
3. 竹筒内先抹油，接着放入拌好的材料至七分满，最后加水至八分满。
4. 将竹筒放蒸锅内，以大火蒸30分钟，焖15分钟让糯米熟透，再将米糕扣出食用。

降低血压功效

紫米和芋头富含膳食纤维，绿豆能清热解毒兼利水，白果能预防老年性痴呆及促进血液循环，还能松弛平滑肌。

元气晚餐

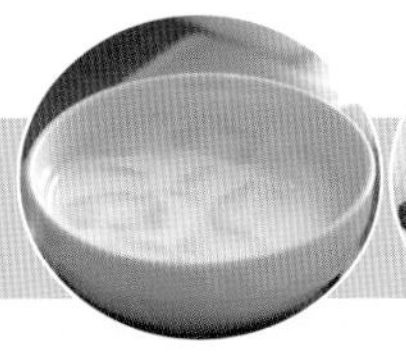
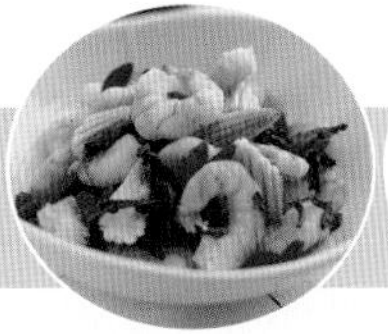
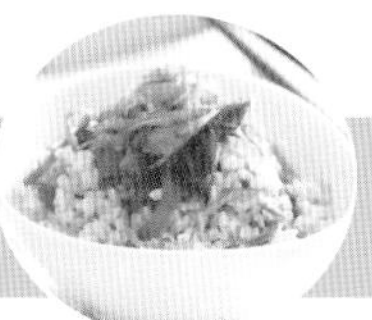

预防心血管疾病＋降血脂

菜心豆浆汤

- 热量：216.1千卡
- 膳食纤维：10.8克　●胆固醇：0毫克
- 钠：388.3毫克

材料

菜花150克，豆浆300克

调味料

低钠盐1/4小匙

做法

1. 将菜花切片备用。
2. 将菜花片加入豆浆中一起熬煮。
3. 起锅前加入低钠盐略煮即可。

降低血压功效

菜心富含钾，故有稳定血压的作用，而黄豆含异黄酮，可降低血压及消除坏胆固醇。故这道汤具有预防心血管疾病和降低血压的功效。

稳定血压＋强化心血管

核桃虾仁

- 热量：412.4千卡
- 膳食纤维：2.8克　●胆固醇：169毫克
- 钠：877.3毫克

材料

熟核桃50克，虾仁100克

调味料

低钠盐1/4小匙，纯米酒1小匙，香油1/4小匙

做法

1. 先用盐和米酒腌虾仁备用。
2. 将虾仁拌炒后，再加入熟核桃拌炒。
3. 起锅前加入香油略炒即可。

降低血压功效

每日食用适量坚果类有助于控制血压，降低患冠状动脉心脏病或其他慢性病的概率，故这道菜有助于稳定血压。

镇静降压＋高纤消脂

木耳饭

- 热量：1095.5千卡
- 膳食纤维：7.3克　●胆固醇：0毫克
- 钠：9.5毫克

材料

泡软的木耳丝50克，胚芽米1.5杯，水2杯

做法

1. 将木耳丝、胚芽米洗净备用。
2. 将做法1的备料放入电锅内。
3. 再加水至锅中，煮熟即可。

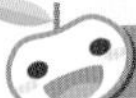

降低血压功效

木耳富含多糖化合物及水溶性膳食纤维，有镇静及预防高血压的作用，还能降低胆固醇和消脂。

水果一份

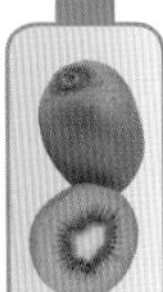

星期六 活力早餐

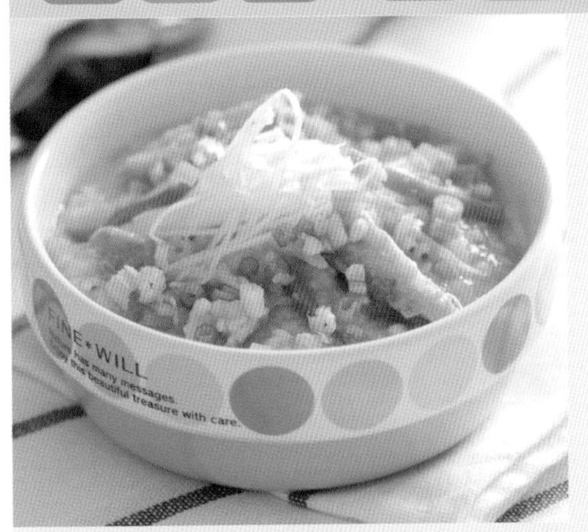

高纤降压+强化免疫力

乌鱼芹菜粥

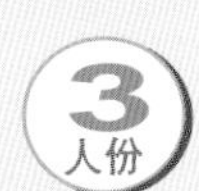

- 热量：376千卡
- 膳食纤维：3.2克
- 胆固醇：63毫克
- 钠：316.3毫克

材料

乌鱼肉条100克，洋葱丝30克，胡萝卜丝20克，姜丝30克，芹菜碎50克，荞麦20克，白米30克

调味料

低钠盐1/4小匙，白胡椒粉1/4小匙

做法

1. 先将适量的水煮沸，再放入荞麦和白米一起熬煮。
2. 接着将乌鱼肉条、洋葱丝和胡萝卜丝加入做法1中一起熬煮。
3. 起锅前加入调味料、姜丝和芹菜碎即可。

降低血压功效

芹菜富含纤维及钾，有调节血压、降低血脂及强化免疫力的功效。乌鱼富含鱼油成分，其代谢衍生物有松弛平滑肌的作用，有稳定血压的效果。

调理血压+抗氧化

槟榔山楂汁

- 热量：0千卡
- 膳食纤维：0克
- 胆固醇：0毫克
- 钠：0毫克

材料

槟榔2粒，山楂20克，甘草3克，水700毫升

做法

1. 汤锅加水煮沸。
2. 加入槟榔、山楂和甘草略煮。
3. 最后放凉即可饮用。

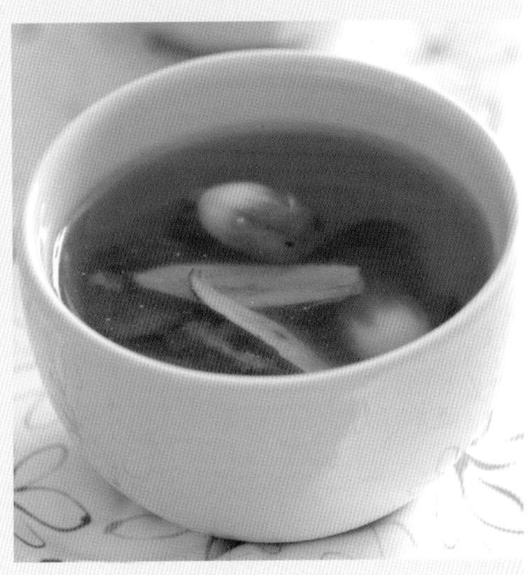

降低血压功效

山楂萃取物能抑制胆固醇生成，甘草富含类黄酮物质，可加强抗氧化效果，槟榔能够清热，故此饮品具有协助调理高血压的效果。

营养午餐

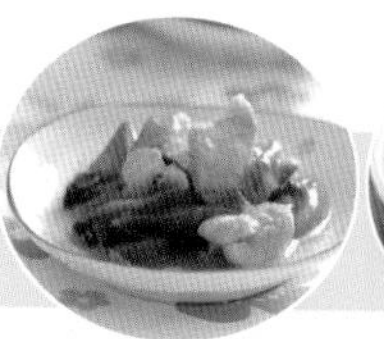
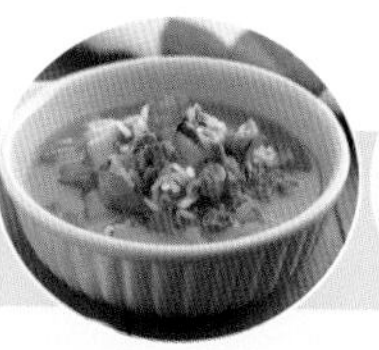
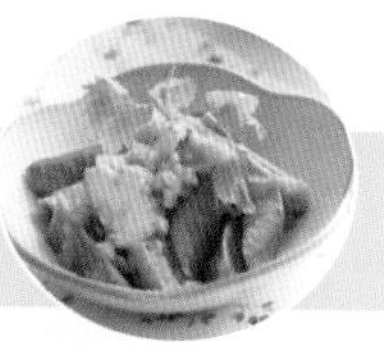

降低血脂＋降低血压

木耳炒肉片

- 热量：125.6千卡
- 膳食纤维：2克
- 胆固醇：71毫克
- 钠：285.7毫克

材料

橘皮7克，猪肉100克，木耳30克

调味料

低钠盐1/4小匙

做法

1. 先将猪肉和木耳切片备用。
2. 将橘皮和猪肉片一起拌炒。
3. 起锅前加入木耳与低钠盐略炒即可。

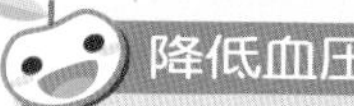

木耳含多糖化合物及水溶性膳食纤维，可预防高血压，也可降低血脂。橘皮可降低血脂。故这道菜对消脂、控制血压有益。

高纤美味＋控制血压

茶树菇炖饭

- 热量：394.6千卡
- 膳食纤维：4.6克
- 胆固醇：0毫克
- 钠：458.1毫克

材料

白米50克，胚芽米50克，红葱头碎10克，红甜椒片40克，黄甜椒片40克，自制蔬菜高汤适量，茶树菇50克

调味料

低钠盐1/4小匙，蘑菇粉1/4小匙

做法

1. 以中火加热不粘锅后，加入红葱头碎、茶树菇拌炒香。
2. 将白米和胚芽米倒锅里，边拌炒边加入高汤，煮20～25分钟，直到呈浓稠光滑状。
3. 最后加入调味料、红甜椒片和黄甜椒片拌炒熟即可。

降低血压功效

茶树菇富含多糖及膳食纤维，能缓解血管收缩、调节血压，甜椒和胚芽米则含钾及膳食纤维，相辅相成之下，对调节血压非常有益。

高钾美味＋抗氧化

芥末茄子

- 热量：63.4千卡
- 膳食纤维：3.5克
- 胆固醇：0毫克
- 钠：181.4毫克

材料

茄子段150克，蒜末20克，芥末粉1/4小匙

调味料

低盐酱油1小匙，香油1/2小匙

做法

1. 先将茄子段汆烫，芥末粉加1大匙水调匀备用。
2. 将蒜末和芥末酱爆香，加入调味料一起拌炒，最后淋在茄子上即可。

降低血压功效

茄子呈现红紫色是因为富含黄酮类化合物；另外，茄子还富含钾。这些营养素有助于增加血管的抗氧化力及预防高血压。

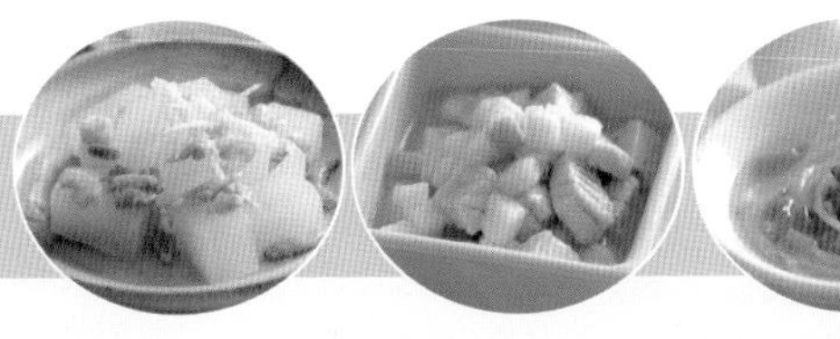
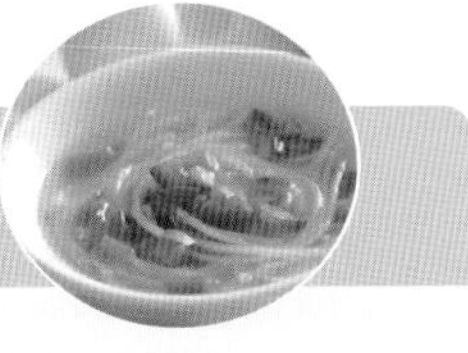

元气晚餐

美味抗癌＋调节血压

鲜菇烧冬瓜

- 热量：108千卡
- 膳食纤维：8.7克
- 胆固醇：0毫克
- 钠：421.4毫克

材料

木耳30克，鲜香菇40克，姜20克，枸杞子10克，冬瓜300克

调味料

低盐酱油2小匙，蘑菇粉1/4小匙

做法

1. 将木耳、鲜香菇和姜切成丝，冬瓜切成块备用。
2. 将姜丝爆香后，加入其他材料一起拌炒。
3. 最后加入调味料焖煮10分钟即可。

降低血压功效

木耳和香菇一样，富含多糖及膳食纤维，故能抗癌及稳定血压。冬瓜性凉，有去湿利尿效果，能抑制血压上升，故有稳定、调节血压的辅助食疗作用。

降低血压＋利水消肿

鲑鱼炒丝瓜

- 热量：686.8千卡
- 膳食纤维：0.6克
- 胆固醇：90毫克
- 钠：313.3毫克

材料

鲑鱼150克，丝瓜丁100克

调味料

低钠盐1/4小匙，橄榄油1小匙

做法

1. 将鲑鱼切块备用。
2. 将所有材料用橄榄油拌炒。
3. 起锅前加入盐略炒即可。

降低血压功效

鲑鱼所含的多不饱和脂肪酸有松弛平滑肌的作用，可稳定血压；丝瓜性凉，可帮助排出体内多余水分，减少水肿及水钠滞留，故这道菜对调节血压有益。

高钾低钠＋稳定血压

番茄米粉汤

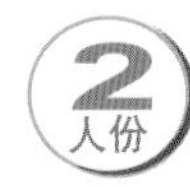

- 热量：226.1千卡
- 膳食纤维：1.3克
- 胆固醇：0毫克
- 钠：405.6毫克

材料

番茄50克，粗米粉60克

调味料

低钠盐1/4小匙，蘑菇粉1/4小匙

做法

1. 将番茄切丁。
2. 将番茄丁加适量水煮滚，再加入粗米粉熬煮。
3. 起锅前加入调味料略煮即可。

降低血压功效

番茄富含钾，可帮助稳定血压，并含天然的果酸，可以增加食物的风味，减少含盐调味料的使用量。

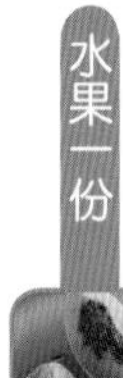

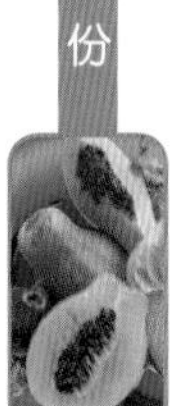

星期日 活力早餐

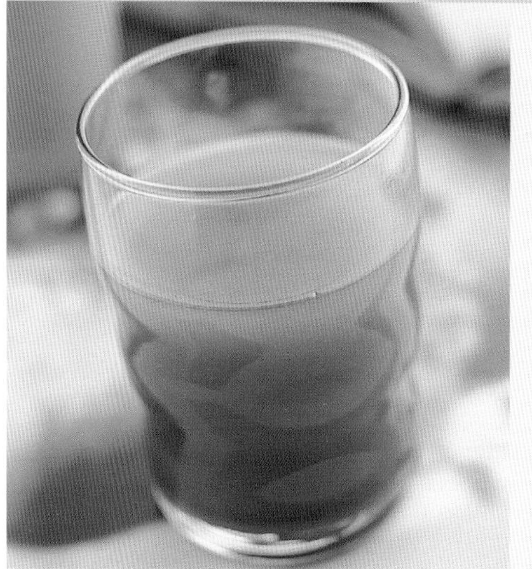

调节血压＋强化免疫力

山楂芹菜汁

- 热量：421.6千卡
- 膳食纤维：100.3克
- 胆固醇：0毫克
- 钠：142毫克

材料

山楂5克，甘草片15克，茯苓120克，芹菜汁（含渣）200毫升

做法

1. 将山楂、甘草片和茯苓全部加入汤锅，加适量水煮沸。
2. 再加入芹菜汁略煮。
3. 最后放凉即可饮用。

降低血压功效

山楂萃取物能抑制胆固醇生成；茯苓能强化免疫力；甘草富含类黄酮物质，能加强抗氧化效果；芹菜富含膳食纤维及钾。故这道饮品对调节血压、降低血脂、强化免疫力有益。

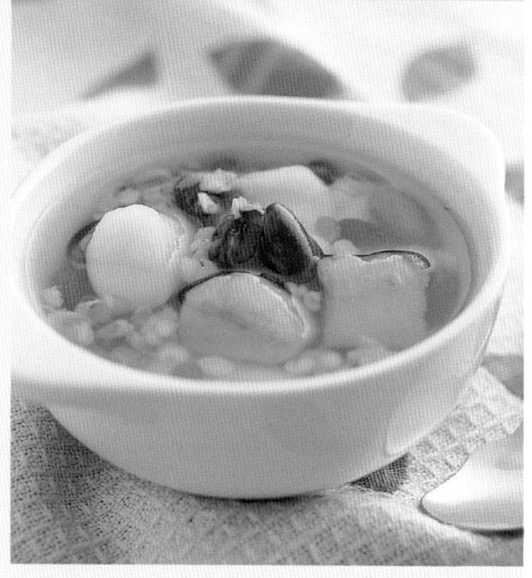

低油低盐＋控制血压

什锦圆甜汤

- 热量：569千卡
- 膳食纤维：2.6克
- 胆固醇：0毫克
- 钠：6毫克

材料

南瓜50克，荞麦50克，甘薯粉50克，树薯粉（菱粉）50克，沸水适量，冰糖少许

做法

1. 将南瓜切块，蒸熟后去皮。
2. 取树薯粉25克、甘薯粉取25克，和南瓜一起加入沸水揉成团。
3. 将南瓜粉团切小块并搓成长条，再切成数个一口大小的粉团，然后煮熟。
4. 重复前述步骤（从做法2起），将南瓜换成荞麦即可。最后再加入冰糖调味。

降低血压功效

将富含钾的南瓜、含抗氧化物的甘薯及富含膳食纤维的荞麦制作成什锦圆，完全降低盐分及油脂用量，进而对控制血压、预防心血管疾病有益。

营养午餐

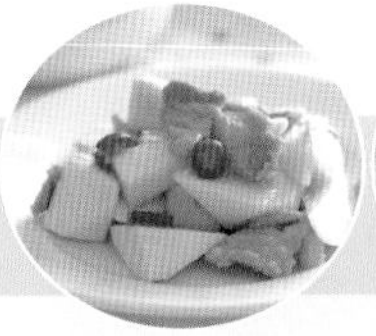
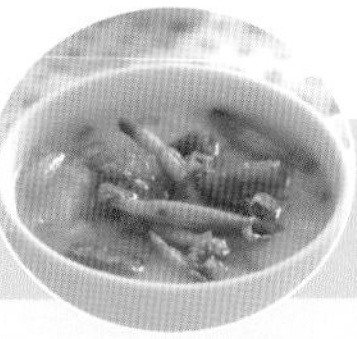
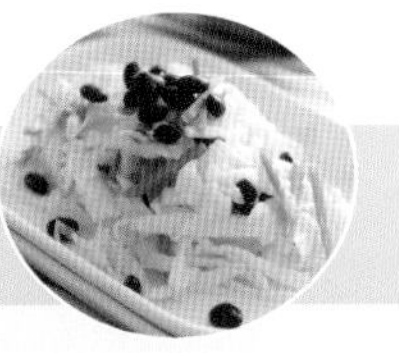

清热利水＋高钾降压

茭白炒牛肉

- 热量：236.9千卡
- 膳食纤维：1.7克
- 胆固醇：90毫克
- 钠：330.9毫克

材料

茭白块50克，牛肉片150克，辣椒片10克

调味料

低钠盐1/4小匙，橄榄油1小匙

做法

1. 用橄榄油将辣椒片爆香。
2. 加入其余材料一起翻炒。
3. 起锅前加入盐略炒即可。

降低血压功效

低热量的茭白富含纤维及钾，属清热利水的夏季食材之一。有预防高血压的作用。

高纤低脂＋抑制血栓

番茄金针粥

- 热量：281.2千卡
- 膳食纤维：4.2克
- 胆固醇：0毫克
- 钠：241.3毫克

材料

番茄丁70克，新鲜金针菜80克，葱花30克，白米50克

调味料

低钠盐1/4小匙，白芝麻油5克

做法

1. 将适量的水煮沸，加入白米，再以小火熬煮。另起锅将金针菜煮熟，用清水浸泡。
2. 放入番茄丁和金针菜熬煮。
3. 起锅前加入调味料和葱花略煮即可。

降低血压功效

高纤低脂的金针菜含矿物质，有助于降低血压与抑制血栓，而番茄富含钾与抗氧化物，对稳定血压、预防心血管疾病有益。

高钾营养＋控制血压

杏仁圆白菜

- 热量：253.3千卡
- 膳食纤维：2.8克
- 胆固醇：0毫克
- 钠：291.2毫克

材料

生杏仁30克，圆白菜片200克，黑豆少许

调味料

低钠盐1/4小匙，橄榄油2小匙

做法

1. 将杏仁切碎备用。
2. 将所有材料用橄榄油一起翻炒。
3. 起锅前加入盐略炒即可。

降低血压功效

圆白菜含有丰富的钾，杏仁含丰富的矿物质及不饱和脂肪酸，两者都可以提供高血压患者必需营养素，有助于达到控制血压的效果。

元气晚餐

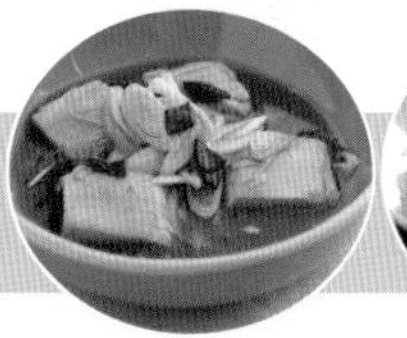
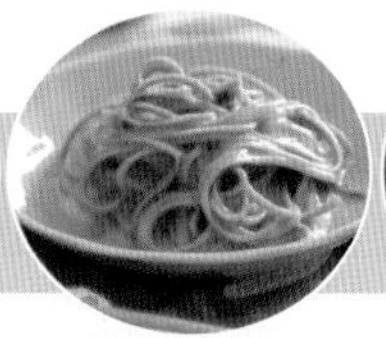
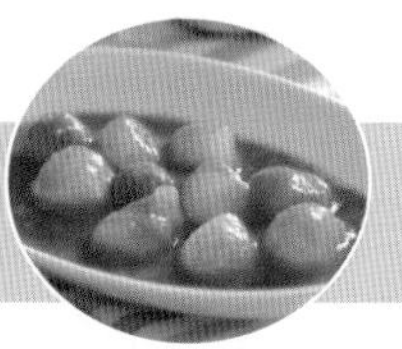

稳定血压＋降低血脂

鲜蔬烧豆腐

- 热量：158.2千卡
- 膳食纤维：1.9克
- 胆固醇：0毫克
- 钠：317毫克

材料

西蓝花20克，芹菜20克，豆腐100克，葱花20克

调味料

低盐酱油2小匙，橄榄油1小匙

做法

1. 先用橄榄油将芹菜爆香。
2. 加入豆腐和酱油一起焖煮。
3. 起锅前加入西蓝花略煮后，再撒上葱花即可。

降低血压功效

西蓝花富含钙及钾，芹菜富含膳食纤维和钾，豆腐含异黄酮素，故能放松血管、稳定血压，且因富含膳食纤维，亦可预防血脂过高。

降低血压＋排毒降压

山药冷面

- 热量：273.8千卡
- 膳食纤维：1.4克
- 胆固醇：0毫克
- 钠：538.5毫克

材料

山药100克（打汁），竹炭面条50克

调味料

低钠盐1/4小匙，苦茶油1/2小匙

做法

1. 将调味料与山药汁拌匀备用。
2. 竹炭面条用滚水煮熟，再以冰水冰凉后沥干备用。
3. 最后将做法1淋至面条上即可。

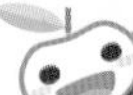

降低血压功效

实验发现，山药萃取物在三周内可使实验动物的血压降低25毫米汞柱，且能降低血脂；竹炭可吸收毒素，故这道面条对降低血压及排毒有益。

去湿利尿＋调节血压

碧绿水晶球

- 热量：122.2千卡
- 膳食纤维：9.5克
- 胆固醇：0毫克
- 钠：583.8毫克

材料

菠菜300克， 胡萝卜100克，冬瓜200克

调味料

低钠盐1/4小匙，香油1/2小匙，蘑菇粉1/4小匙，水淀粉少许

做法

1. 将菠菜打成汁，胡萝卜和冬瓜挖成球状备用。
2. 将做法1的材料和盐、蘑菇粉一起焖煮。
3. 起锅前加水淀粉勾芡，淋上香油即可。

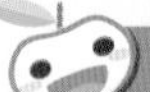

降低血压功效

菠菜与胡萝卜都是高钾蔬菜，钾具有降低血压的作用。冬瓜性凉，能祛湿利尿，其萃取物能抑制血压上升，故对稳定、调节血压有好处。

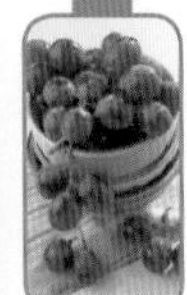

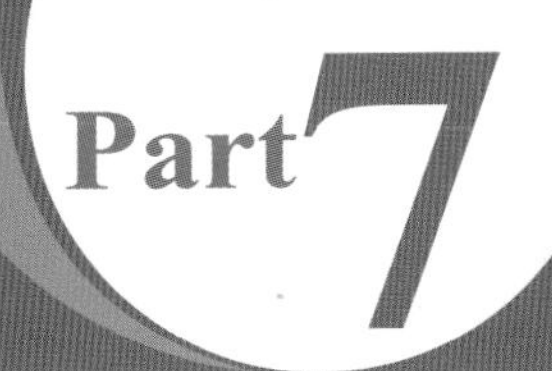

有效降血压的8种健康食品

红曲

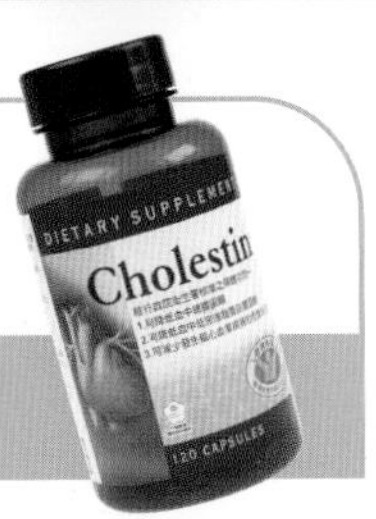

γ-氨基丁酸帮助降低血压

红曲保健成分	黄酮 Monascidin（天然防腐） Glucosamin（葡萄糖胺） 超氧化物歧化酶 γ-氨基丁酸 Monacolin K（抑制胆固醇合成）
效　用	❶抗癌 ❷抗氧化 ❸降低血糖 ❹降低血压 ❺降低血脂 ❻协助神经传递 ❼清除肌球蛋白 ❽清理肠道毒素 ❾加速新陈代谢 ❿抑制胆固醇合成 ⓫预防老年性痴呆 ⓬润滑结缔组织、关节软骨 ⓭预防肌球蛋白造成肾衰竭
每日建议摄取量	新鲜红曲27克（请参考相关健康食品商品说明）
摄取过量的症状	损害肝肾功能
营养师小叮咛	❶不可与酒精、葡萄柚汁、橘子汁同时服用，以免产生不良反应 ❷正在服用抗生素及降血脂、甲状腺疾病、抗凝血相关药物者不可服用 ❸孕妇、外科术后患者、肝肾功能不佳者、感染症患者不可服用 ❹正确摄取量与服用方法，应综合考虑个人症状与商品标示

绿茶

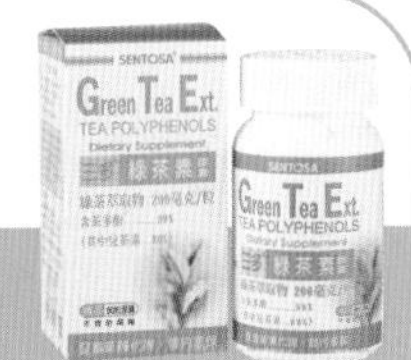

儿茶素能抑制血管紧缩，钾辅助钠的代谢

绿茶保健成分	钾 儿茶素 叶绿素 膳食纤维 维生素A 维生素C B族维生素 γ-氨基丁酸
效　用	❶抗肿瘤 ❷预防蛀牙 ❸降低血压 ❹降低血脂 ❺除臭、抗菌 ❻促进糖代谢 ❼促进胰岛液分泌 ❽抗氧化、抗衰老 ❾预防心血管疾病 ❿抗辐射与紫外线照射 ⓫强化胰岛素作用 ⓬抑制肠道内淀粉分解酶的活性，预防帕金森病
每日建议摄取量	500毫克儿茶素或1500毫升无糖绿茶
摄取过量的症状	❶心悸 ❷头晕 ❸四肢无力
营养师小叮咛	❶勿在空腹时饮用，以免伤害肠胃 ❷茶含大量的钾，肾脏功能不佳者不建议使用

卵磷脂

胆碱代谢脂肪，分解血中同型半胱氨酸，降低血压

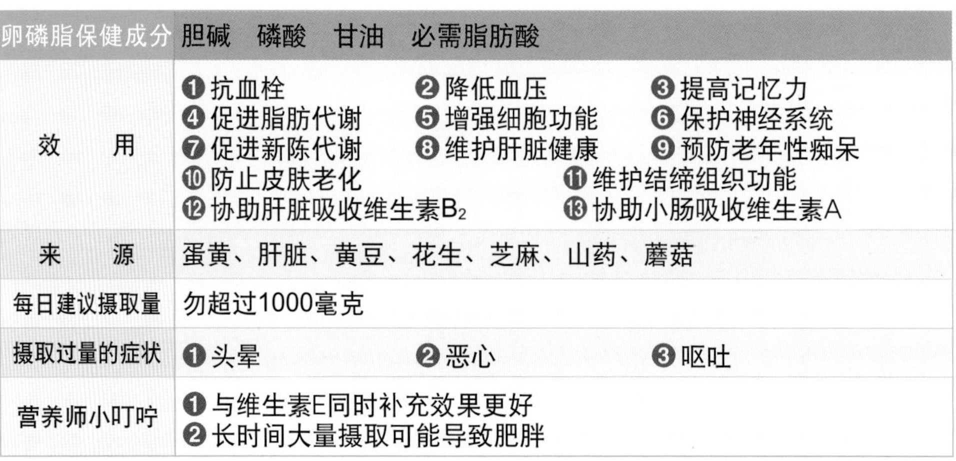

卵磷脂保健成分	胆碱　磷酸　甘油　必需脂肪酸
效　用	❶抗血栓　❷降低血压　❸提高记忆力 ❹促进脂肪代谢　❺增强细胞功能　❻保护神经系统 ❼促进新陈代谢　❽维护肝脏健康　❾预防老年性痴呆 ❿防止皮肤老化　⓫维护结缔组织功能 ⓬协助肝脏吸收维生素B_2　⓭协助小肠吸收维生素A
来　源	蛋黄、肝脏、黄豆、花生、芝麻、山药、蘑菇
每日建议摄取量	勿超过1000毫克
摄取过量的症状	❶头晕　❷恶心　❸呕吐
营养师小叮咛	❶与维生素E同时补充效果更好 ❷长时间大量摄取可能导致肥胖

深海鱼油

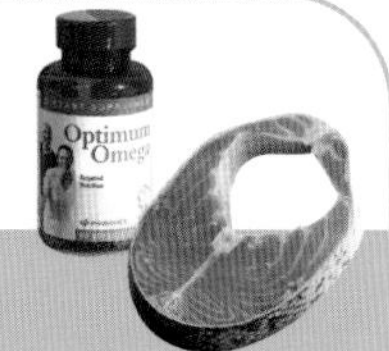

抗凝血、防血栓，降低血脂，使血液流动顺畅

鱼油保健成分	EPA　DHA
效　用	❶抗发炎　❷抗抑郁　❸降低血压 ❹降低血脂　❺预防动脉硬化　❻减少血小板凝集 ❼强化胰岛素功能　❽预防神经纤维萎缩 ❾平衡前列腺素浓度　❿预防记忆力、反应力的衰退
来　源	深海鱼，如鲑鱼、鲔鱼、鲭鱼、鲨鱼、秋刀鱼、沙丁鱼
每日建议摄取量	1～2克
摄取过量的症状	❶免疫力下降 ❷影响凝血功能 ❸过多脂肪形成脂肪肝
营养师小叮咛	❶饭前补充为宜 ❷血友病患者或凝血功能不佳者不适合服用 ❸如有高血糖症状，应避免与降血糖药物一同服用 ❹勿与纤维同时服用，以免和纤维质结合而无法发挥功效 ❺勿与钙片同时服用，以免产生皂化反应导致腹泻，且影响吸收

灵芝

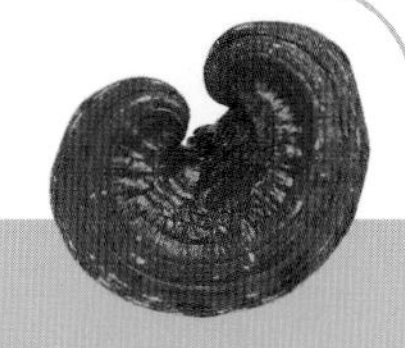

抗血栓，降血脂，稳定血压

灵芝保健成分	锗　钾　钙　磷　镁 腺苷　三萜类　腺嘌呤　尿嘧啶　核糖核酸 SOD（超氧化物歧化酶）　LZ-8（萃取蛋白质）　灵芝多糖
效　用	❶抗肿瘤　❷抗氧化　❸抗凝血 ❹降血糖　❺抗过敏　❻调整血压 ❼扩张血管　❽净化血液　❾改善循环 ❿止痛镇静　⓫调节免疫力　⓬促进新陈代谢 ⓭促进肝脏功能　⓮治疗肌肉萎缩症 ⓯改善慢性支气管炎　⓰缓解神经系统症状
每日建议摄取量	10～30克（高倍数浓缩制剂，请参考商品标示）
摄取过量的症状	部分体质敏感者可能会出现过敏反应
营养师小叮咛	与维生素C一同食用，降低血压的效果更好

蒜精

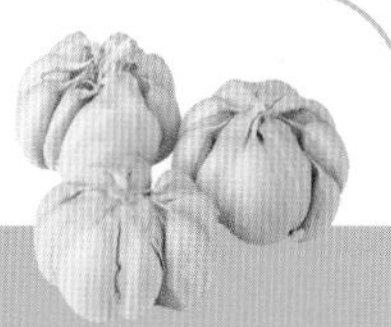

抑制胆固醇形成，预防动脉硬化

蒜精保健成分	钙　铁　磷 锗　硒　大蒜素 维生素B_1　维生素B_2　维生素C 蒜烯（Ajoene）
效　用	❶抗癌　❷抗氧化　❸抗血栓 ❹降低血压　❺扩张血管　❻调节血糖 ❼降低眼压　❽促进消化　❾补充体力 ❿抗菌、抗病毒　⓫降低血脂　⓬预防心肌梗死 ⓭预防动脉粥样硬化
来　源	大蒜
每日建议摄取量	900毫克
摄取过量的症状	心跳加快、头痛、失眠、胃酸分泌过多
营养师小叮咛	饭后为最佳补充时机

罗布麻茶

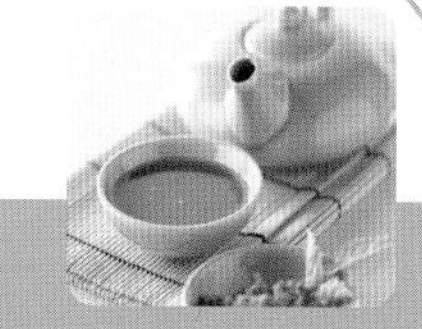

黄酮促进血管扩张，降低血压

罗布麻茶保健成分	钙　钠　铁　氨基酸 槲皮素　异槲皮素　维生素B_1　维生素B_2 维生素D　黄酮类化合物
效　用	❶助眠　❷利尿　❸抗发炎 ❹抗过敏　❺抗老化　❻降低血压 ❼降低血脂　❽改善心悸　❾调节免疫力 ❿改善神经衰弱　⓫促进新陈代谢　⓬促进消化功能 ⓭增加冠状动脉流量
来　源	罗布麻
每日建议摄取量	3～9克茶包冲泡饮用
摄取过量的症状	腹泻
营养师小叮咛	避免与有强心作用的药物一同服用

银杏叶

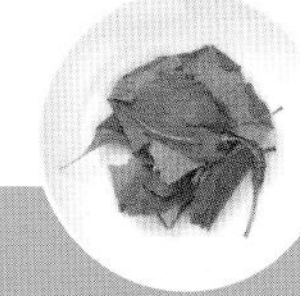

独有的银杏内酯成分可帮助舒张血管

银杏叶保健成分	银杏黄素　银杏内酯　异银杏黄素　类黄酮配糖体
效　用	❶扩张血管　❷增强记忆力　❸维持脑神经系统健康 ❹改善焦虑　❺强化免疫系统　❻预防脑血栓与卒中 ❼预防过敏　❽促进血液循环　❾预防老年性痴呆 ❿提振精神　⓫协助胃黏膜再生　⓬改善消化性溃疡 ⓭预防心血管疾病
每日建议摄取量	120～160毫克
摄取过量的症状	凝血功能不足，导致异常出血
营养师小叮咛	❶服用阿司匹林或抗凝血药物期间，不宜食用银杏叶 ❷手术之后与女性经期不宜食用银杏叶 ❸孕妇与癫痫患者不宜食用银杏叶

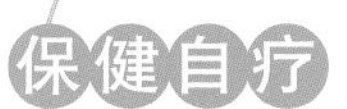

定期关心血压值

选择合适的标准血压计，定期为自己的血压把关

在家定期量血压

定期量血压，是控制高血压的第一步。根据调查，有近八成的人认为定期量血压是很重要的，但实际上有这个习惯的人不到一半，高血压患者更有高达45%的人没有量过血压，或很少有量血压的习惯。

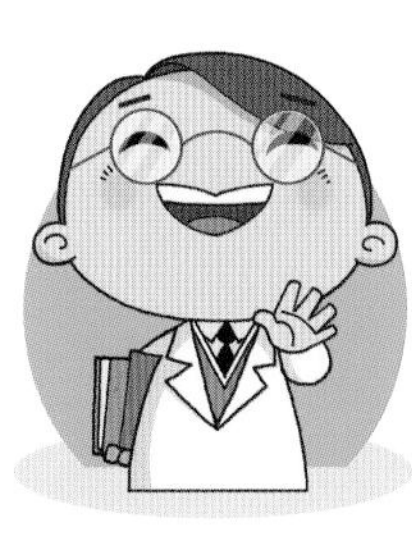

在家定期量血压好处多，除了可以从中了解生活习惯的改变对血压所造成的影响，同时也能了解降压药物对病情的控制情况。

此外，在家监测血压还有助于医疗专业人员了解患者血压控制的情况。

另外，还有一种俗称为“白大褂高血压”的情况。白大褂高血压是指有的人血压原本正常，但只要一到医院进行血压测量，所测得的血压值往往偏高，这可能是因为情绪紧张所致。根据统计，白大褂高血压患者占所有高血压患者15%～20%。若高血压患者能持续详实记录，可将血压值提供给医生作为判断的依据。

测量血压的注意事项

❶理想时间：清晨起床20～30分钟后

若有困难，则建议测量血压前休息5～10分钟，同时30分钟前禁止抽烟及摄取含咖啡因饮料、食物。此外，沐浴、饭后半小时内皆不适宜测量。

❷理想环境：安静、不嘈杂

喧闹的环境容易影响情绪，情绪波动，血压易不稳。

❸理想姿势：手臂和心脏同高度

坐在有靠背的椅子上，手臂和心脏的位置一样高，手掌向上。

❹理想穿着：宽松、短袖或无袖

要穿宽松、无袖或短袖的上衣，特别注意手臂不应被袖子紧紧圈住。

❺理想器材：标准血压计

选择水银式血压计或校正过的电子血压计，搭配适中的压脉带。

❻理想次数：2次

测量2次以求平均值，间隔时间需2分钟以上。若2次的测量值差异大于5毫米汞柱，则需进行更多次测量。

❼详实记录

收缩压与舒张压都必须详细地做好记录。

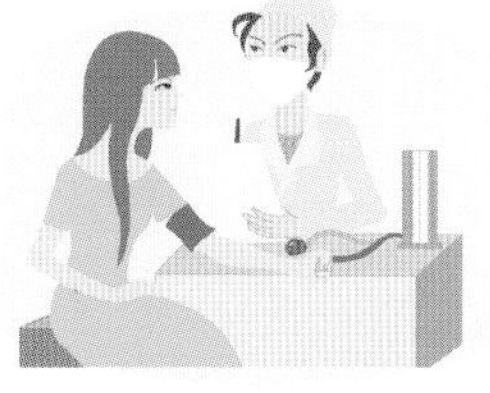

日常照护

规律稳定的生活

充足的睡眠、健康的生活，让血压更稳定

充足的睡眠

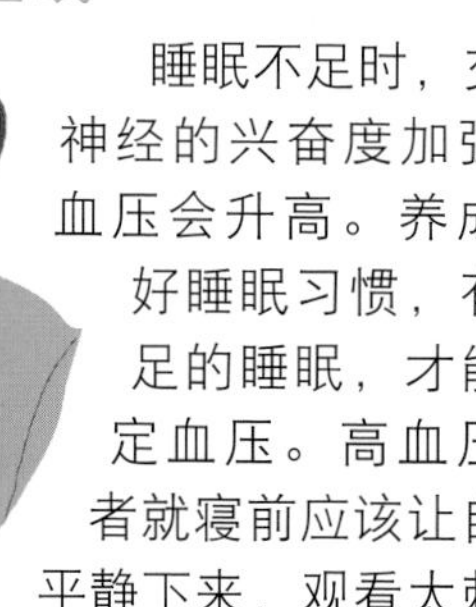

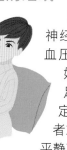

睡眠不足时，交感神经的兴奋度加强，血压会升高。养成良好睡眠习惯，有充足的睡眠，才能稳定血压。高血压患者就寝前应该让自己平静下来，观看太刺激的节目、书籍、纷乱思绪等都会影响睡眠品质。

注意温度变化

温度差异过大，尤其是从高温环境到低温环境，血管容易收缩。高血压患者需特别注意环境温度的变化，以下是针对生活中3种较易碰到的状况，提出相应的正确做法。

❶冬天清晨起床时

先在被窝中活动身体

听到闹钟响，立即从床上坐起来的习惯对高血压患者来说相当危险。在短时间内离开温暖的被窝，接触到冰冷的空气，容易使血压突然上升。建议高血压患者醒来后，稍稍赖个床，先在被窝中活动身体。

❷炎热夏天到来时

空调＋多喝水

空调是对付闷热夏天的好方法。高血压患者怕热，对冷气的依赖比一般人更强，因此开空调时，请把握慢慢降温的原则，并将温度控制在27～28℃。快速降温会造成血管急速收缩，使血压上升。此外，高血压患者还应该多喝水。

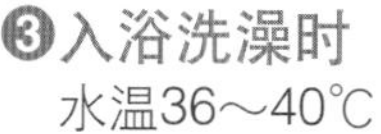

❸入浴洗澡时

水温36～40℃

高血压患者在洗澡时要特别注意水温的控制。水温过低会使得血管收缩、血压上升，水温过高会促使血管松弛、心跳加速，导致心肌缺氧。建议将水温控制在36～40℃。若要泡澡，请注意时间别太久。

为高龄患者准备小夜壶

年纪较大的高血压患者可能会有频尿问题，建议冬季可在卧房摆置一个小夜壶，防止因夜间起身解便时离开被窝接触到冷空气，从而导致血压升高的状况发生。

洗澡前后的准备工作

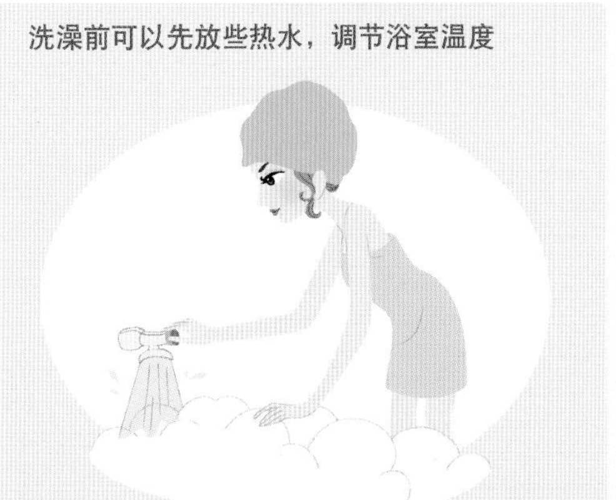
洗澡前可以先放些热水，调节浴室温度

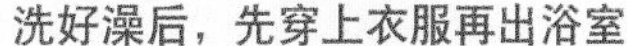
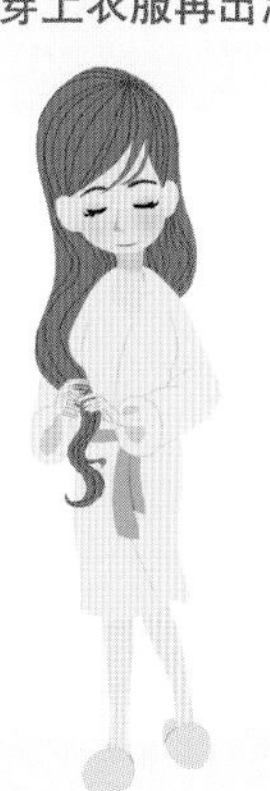
洗好澡后，先穿上衣服再出浴室

健康的生活习惯

饮食、运动与健康的生活习惯，是高血压自我健康管理最重要的三大部分。高血压患者应该做些什么，才能让自己拥有健康的生活习惯呢？以下提供5项建议。

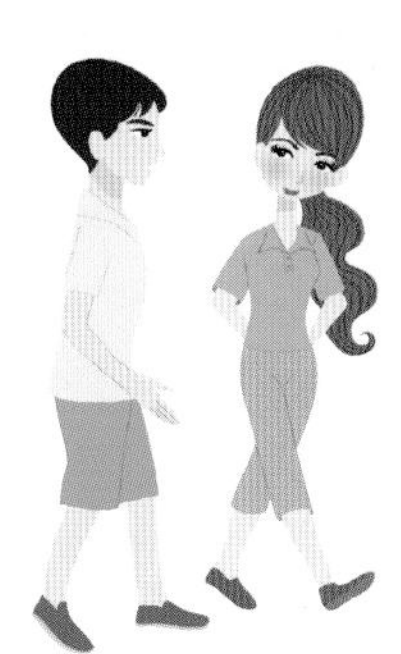

❶多走路

研究显示，每天4次、每次健走10分钟，血压可维持稳定11个小时；而每天1次、每次健走40分钟，血压可稳定9个小时。高血压患者应把握走路机会，即使只走几分钟都会有帮助。

❷少加班

加班代表工作量大、情绪紧张、饮食不正常且没有时间运动，这些都会造成控制血压的阻碍。建议上班族减少加班频率，让生活品质提高、健康度提升，自然容易控制血压。

❸养成良好排便习惯

便秘是造成脑卒中的祸首，因此高血压患者应养成至少一天一次、在同一时间如厕的习惯，有便意时千万别憋着。

❹别吝于亲密接触

亲密的接触，有助于舒缓血压。高血压患者不妨经常拥抱另一半，亲吻另一半，或者偶尔安排两人约会。当然，性生活也是亲密接触中重要的一环，但高血压患者应避免激烈的性生活。

预防便秘小诀窍

❶多蔬果、多粗食。
❷起床后喝一大杯开水。
❸如厕时保持轻松的状态。
❹如厕前按摩肚子，以肚脐为中心，顺时针按摩。
❺多做腹部运动。
❻多步行。

❺戒烟

香烟不仅仅会影响降压药的作用，还会提高并发症发生的发生率。统计显示，高血压患者若有抽烟习惯，因脑卒中死亡的概率将提高2倍，患心脏病、心力衰竭的概率将提高3～5倍。有烟瘾的高血压患者应戒烟。

危险动作不能做

在日常生活中，有些小动作对一般人不会产生健康上的影响，对高血压患者却会造成危险，患者必须多注意。

养成调节情绪的能力

情绪起伏很容易影响血压，因此高血压患者应培养调节情绪的能力，对小事别太过计较，不要过于追求完美，减少生活中愤怒、担忧、紧张等心情。

压力往往是影响情绪最主要的原因，比如工作压力、人际关系、家庭关系，生活中的压力总是从四面八方袭来。建议高血压患者找出压力来源，并且制订减压计划，彻底执行，将压力减至最低。

4种危险动作不能做

小心使用扣子、领带

颈部长时间受到束缚，意味着血管长时间受压迫，易造成脑血管供血不足，大脑血液循环会受到影响，进而引发脑血管疾病。

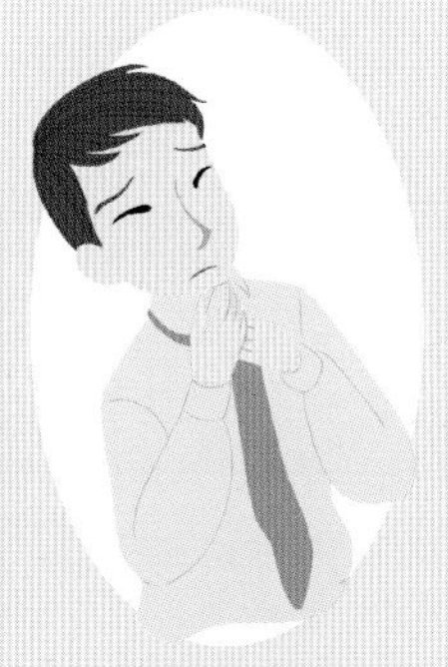

避免趴着看书、看电视

长时间趴着看书会压迫腹部，使呼吸受到影响，进而造成血中含氧量不足，导致血压升高。

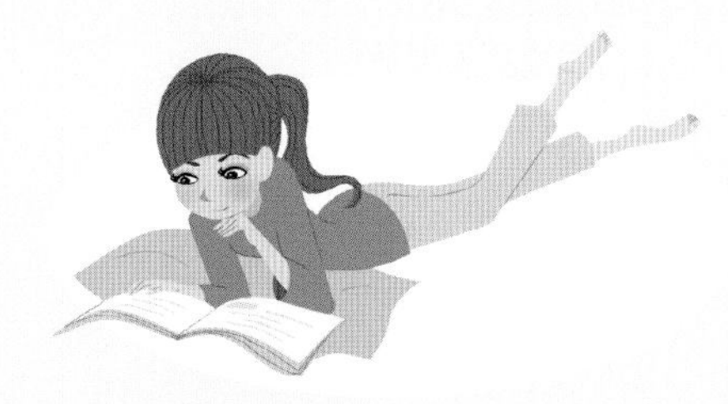

勿长时间戴耳机

长时间戴耳机会使耳部末梢血管受到压迫，导致血液循环障碍、血压升高。

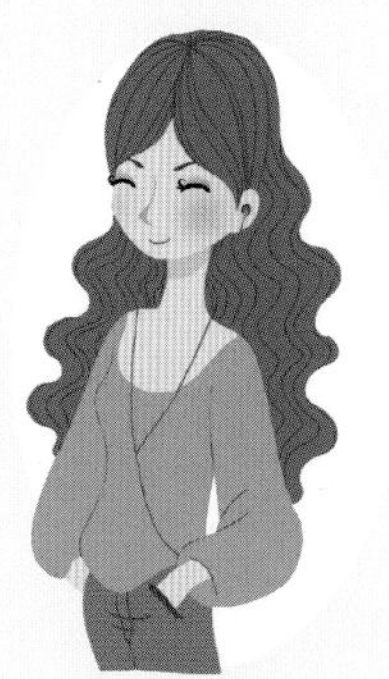

小心做前弯曲体运动

一早进行大幅度弯曲动作，可能会让脑部、心脏出现供血不足的状况。建议改做甩手、甩腿等伸展动作。

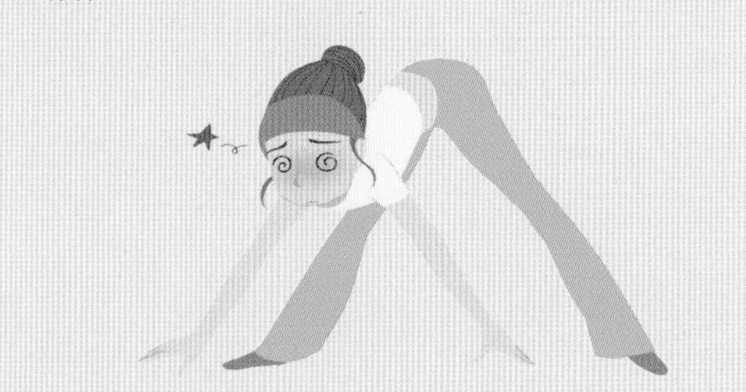

休闲活动

养成定期运动的习惯

强化体能状态，有效降低血压

运动第1步：了解自身体能

研究指出，规律的运动能将血压降低5～10毫米汞柱。运动虽然是改善血压的重要部分，但并非所有运动都适合高血压患者。建议高血压患者先到医院接受检查，了解自己的体能以及安全的运动量后，再依照自己的状况挑选合适的运动。

合适运动强度：可轻松交谈

高血压患者应避免负荷重的运动，如俯卧撑、举重、短距离快跑等，这些运动常会超过心脏所能负荷的界限，容易导致血压急速窜升，危险性极高。

适合高血压患者的运动强度为中度以上（最大耗氧的40%～60%）的有氧活动，即“运动时可轻松与人交谈”。如果运动时您感到呼吸急促，与人交谈有困难，表示氧气摄入量不足，这时应降低运动强度。

每次运动时间：30分钟

建议每次运动持续30分钟左右，稍微弹性控制则可调整为15~60分钟，可视状况而定。时间不够宽裕的高血压患者，在体能可负荷的情况下，可以稍微调整强度以缩短时间，或者多抽出小空档运动，以弥补持续时间的不足。研究显示，分次运动的降血压效果也是很好的。身体状况较差、年纪较大者，则应同时降低强度与时间，不要勉强自己。

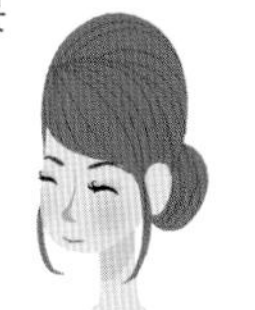

适当运动次数：3～5次/周

实验结果显示，每周3～5次的运动次数是降血压效果最明显的方式。次数太少或太多，如一周2次、一周6～7次，效果都不及每周3～5次好。

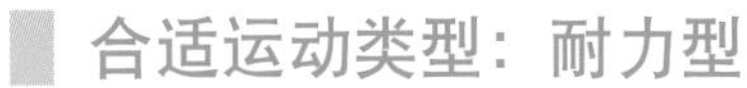

合适运动类型：耐力型

耐力型的运动有显著的降血压效果，如健走、打太极拳、骑自行车、登山、打高尔夫球、慢跑、游泳、跳有氧舞蹈等，高血压患者可视自身状况选择上述运动。

运动前的7个注意事项

❶先了解自己的体能及身体状况是否适合运动。

❷血压值越高的患者，运动强度要越小。

❸运动时别逞强，感到不适时，应立即停止。运动带来的应是舒服与畅快感。

❹避免需要憋气的运动，如俯卧撑、重量训练、倒立等。

❺偶尔无法运动无所谓，别让运动成为压力。

❻注意温度，气温太低、太闷热时，不适合高血压患者进行运动。

❼运动后不可冲冷水澡。

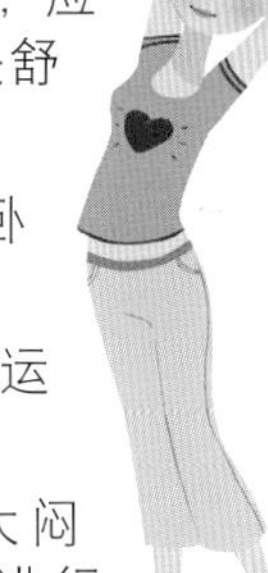

高血压的中医分型

中医从人体五脏六腑的整体角度解释高血压，认为先天体质、情绪起伏、饮食失当、生活失调等是使血压升高的主要原因，在多重因素交相作用，肝、肾、心等脏腑功能逐渐受损失调之后，四肢麻木、后颈酸痛、头晕目眩、头痛等高血压症状将会慢慢出现。

证型1 肝火上炎

- **病因**：肝是人体储存血液与调节血量的重要器官，肝气运行不顺畅，无法正常疏通宣泄，肝火就会上升，血压就会升高。肝火一旦过旺，情绪亢奋、精神紧张等状况就会相继出现，持续的肝火上冒也会导致头痛、口干的状况发生。
- **症状**

❶容易精神紧张。
❷性情急躁、易怒。
❸头痛眩晕。
❹脸色红润，眼泛血丝。
❺口干口苦。
❻胸旁肋骨的部分偶有疼痛感。
❼时常耳鸣。
❽舌边与舌尖红。
❾舌头出现黄色舌苔。
❿便秘。
⓫脉搏紧绷。

- **疗法**：清热泻肝火。

证型2 肝阳上亢

- **病因**：肝阳上亢是初期高血压患者十分常见的证型。肝的功能出现问题，肝阳肝气无法顺利疏泄，情绪亢奋、精神紧张的现象就会出现。另外，上炎的肝火还会造成头痛头晕、口干口苦的现象。
- **症状**

❶头晕目眩。
❷头胀头痛、耳鸣。
❸脸色红润，眼泛血丝。
❹急躁易怒，容易精神紧张。
❺睡眠品质不佳，常做梦。
❻口干口苦。
❼解便不顺。
❽小便呈现黄、红、茶色。
❾舌边与舌尖红。
❿舌苔厚且黄。　⓫脉搏紧绷。

- **疗法**：凉血泻火，平肝熄风。

证型3 阴虚阳亢

- **病因**：人体正气太弱、平时太过操劳，或久病不愈，皆会造成虚火上升，导致肝脏功能受损，出现火气大但整个人看起来虚浮的感觉。阴虚阳亢多属于高血压的初期，头重脚轻是最主要的特征，此外，还会出现眼花、耳鸣、偏头痛、健忘等典型的症状。
- **症状**

❶头重脚轻。
❷眼花、耳鸣，偏头痛。
❸失眠健忘，心烦易怒。
❹睡眠品质不佳，常做梦。
❺双手易颤抖，手脚心易发热。
❻夜晚特别容易口干。
❼舌边与舌尖呈现赤红或暗红的颜色。
❽舌苔薄且白。

● 疗法：育阴潜阳，柔肝熄风。

证型4 肝肾阴虚

● 病因：肝肾阴虚是高血压中后期的症状。肝脏功能受损的状况长期未获得改善，接着影响的便是肾脏，若在健康不佳的状况下又劳累过度，肾精亏耗会相当严重，脚跟疼痛就是肾虚最明显的症状，视线模糊、夜尿频繁、步伐不稳、腰膝酸软等症状也会相继出现。当身体进入肝肾阴虚状态，就必须立刻治疗，以免健康持续恶化。

● 症状

❶脚跟疼痛。
❷眩晕耳鸣。
❸记忆力减退。
❹视线模糊。
❺腰膝酸软。
❻容易感到紧张心慌。
❼精神不佳，容易感到疲惫。
❽睡眠品质不佳，常做梦。
❾手脚心易发热。
❿舌边与舌尖呈现赤红或暗红的颜色。
⓫舌苔薄且黄或无苔。

● 疗法：滋肾填精，养肝熄风。

证型5 痰浊中阻

● 病因：中医所谓的痰包含了西医的血脂等内容，痰输送不顺，停滞累积在人体某个部位，会造成气血经络运行不畅，使组织受损，功能出现障碍。痰浊中阻型的高血压患者体形多肥胖，头痛头晕、胸闷、恶心为主要症状。

● 症状

❶头重头晕、心烦胸闷。
❷容易感到疲倦、恶心。
❸四肢麻木疼痛。
❹吃得不多，但常有恶心感。
❺舌边与舌尖呈现淡红色。
❻舌苔黏腻且颜色白。
❼唾液稀少而黏腻。

● 疗法：燥湿化痰，健脾和胃。

证型6 阴阳两虚

● 病因：肾阴亏损状况无法改善会影响肾阳，导致肾阳受损，这就是阴阳两虚的原因。肝肾阴虚进一步恶化即进入阴阳两虚的状况，属高血压中后期，因此时五脏六腑皆已呈现虚弱状态，故会出现四肢冰冷、腹胀腹泻等症状。

● 症状

❶四肢冰冷、头晕眼花。
❷腹胀腹泻。
❸阳痿早泄。
❹容易感到疲倦。
❺耳鸣。
❻腰部酸软。
❼精神差，十分健忘。
❽腿软无力。
❾心悸。
❿舌边与舌尖呈现淡红色。
⓫舌苔薄或呈现光滑无苔的舌面。

● 疗法：育阴助阳。

证型7 气血亏虚

● 病因：气血亏虚者血液中的含氧量比一般人少，为了运送足够的氧气至脑部，人体会自动加强血压输送，因而出现血压升高的现象。以“补”法加强气的强度，是气血亏虚高血压患者的主要治疗方式。

● 症状

❶时常晕眩，劳动时症状加重。
❷疲惫时晕眩立即出现。
❸脸色苍白。
❹嘴唇、指甲没有光泽。
❺精神差，有气无力，懒得说话。
❻食欲不振。
❼容易感冒。
❽易失眠、心悸。
❾稍微活动就频频出汗。
❿舌边与舌尖呈现淡红色。
⓫舌苔薄且白。

● 疗法：补养气血，健运脾胃。

有效降血压的7种中药材

对症下药，降血脂、预防动脉粥样硬化

【决明子】

别　　名： 草决明、马蹄草、假绿豆、马蹄决明

性味功能： 性微寒，味甘、苦、咸。有清肝明目、降血压、疏散风热、润肠通便的功能。主要用来治疗眼疾，能改善眼红、肿痛、多泪等，近年来也用于改善高血压、血管硬化等疾病。

药　　理： ❶降血压　❷降血清胆固醇　❸抗菌　❹利尿　❺通便

禁　　忌： 低血压与脾胃阴虚、时常腹泻者禁止服用。

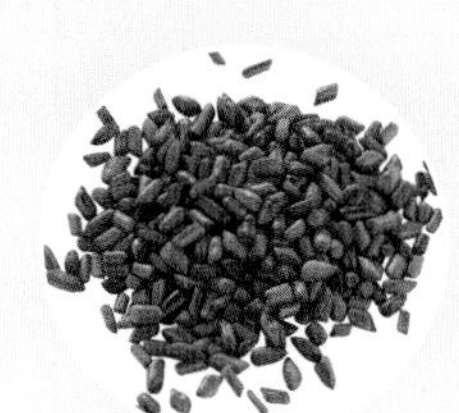

决明子

【枸杞子】

别　　名： 枸杞、枸棘、天精、三青蔓、仙人杖、西王母杖、地精、青精、仙杖、羊乳、却老、却暑、地骨、苦杞、甜菜、地仙、枸继、杞棘、地节、明眼草、赤宝、象柴、托庐、雪里珊瑚

性味功能： 性平，味甘。有明目、降血压、补精血、益肝肾的功能。常用来治疗血虚、肾精不足、腰膝酸软、视力模糊等，近年来也用于改善高血压等疾病。

枸杞子

药　　理： ❶降血压　❷降血脂　❸保肝　❹增强免疫功能，增强抵抗力　❺促进造血功能，使红细胞增多

禁　　忌： 火气大和时常腹泻者禁止服用。

挑选秘诀： 颗粒大、味甘甜。

【酸枣仁】

别　　名： 枣仁、炒枣仁

性味功能： 性平，味甘、酸。有养心安神、敛汗、降血压的功能。常用来治疗烦躁失眠、头晕、健忘等，近年来也用于改善高血压。

药　　理： ❶镇静　❷镇痛　❸催眠　❹降血压

禁　　忌： 常腹泻者须谨慎服用。

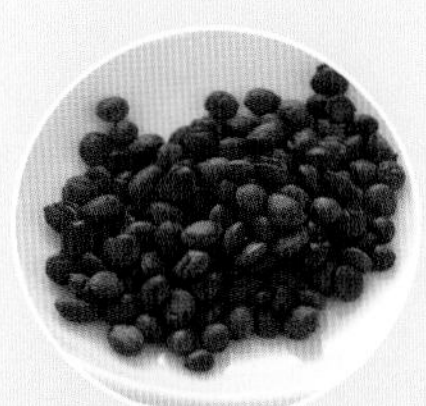

酸枣仁

【菊花】

别　　名： 杭菊花、甘菊花、菊花炭、滁菊花
性味功能： 性微寒，味甘、苦。有疏散风热、清肝明目、降血压、清热解毒的功能。常用来治疗结膜炎、头昏眼花、红肿热痛等，近年来也用于改善高血压和冠心病。
药　　理： ❶解热　❷抗菌、抑制病毒　❸抗炎　❹降血压　❺提高心脏收缩能力　❻扩张冠状动脉，增加冠状动脉血流量
禁　　忌： 气虚胃寒、食量少、容易腹泻者应谨慎服用。
挑选秘诀： 颜色白、香气浓、朵颐头大。

菊花

【山楂】

别　　名： 生山楂、焦山楂、仙查、山查、红果
性味功能： 性微温，味甘、酸。有促进消化、调脾健胃、降血脂、降血压的功能。常用来治疗消化不良引起的腹泻、腹部疼痛等，近年也用于改善高血压和冠状动脉硬化性心脏病。
药　　理： ❶降血脂　❷降血压　❸扩张血管　❹强化心脏　❺增加冠状动脉血流量　❻抗菌　❼镇静
禁　　忌： 脾胃虚弱者应谨慎服用。
挑选秘诀： 果肉颜色深黄至浅棕，横切片厚。

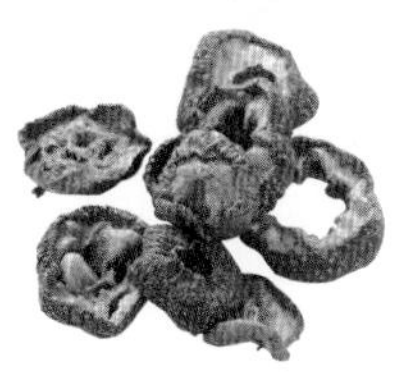

山楂

【西洋参】

别　　名： 粉光参、花旗参、洋参、西参、泡参、广东人参
性味功能： 性凉，味苦、微甘。有生津液、清虚火、补气养阴、降血压功能。常用来治疗体力不足、口干舌燥、牙痛、咳嗽等，近年来也用于改善高血压。
药　　理： ❶降血压　❷抗疲劳　❸调节中枢神经功能　❹抗缺氧
禁　　忌： 消化不良、感冒、容易腹痛腹胀、食欲不振、畏寒怕冷者不宜服用。
挑选秘诀： 表面细纹密集呈环状，质硬，体轻，含入口中可以生津。

西洋参

【槐花】

别　　名： 槐蕊、槐米
性味功能： 性微寒，味苦。有清热、凉血、止血、降血压的功能。常用来治疗便血、痣血、尿血等，近年来也用于改善高血压，但限用于热证型高血压患者。
药　　理： ❶降血压　❷抗炎
❸改善血管壁的脆性，预防脑血管破裂
❹缩短凝血时间
禁　　忌： 脾胃虚寒者须谨慎服用。

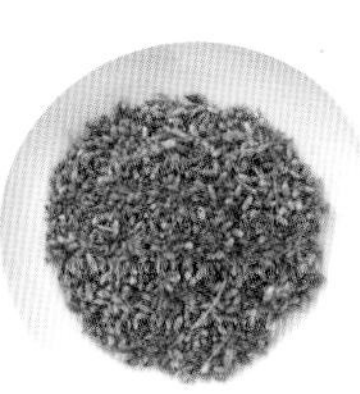

槐花

有效降压的12个穴位

按摩适当的穴位，畅通经络，缓解疼痛

穴位	位置	按摩方式	注意事项
太溪穴	位于脚踝内侧，脚踝与跟腱之间的凹陷处	以太溪为定点，用拇指或中指向下反复按压，并进行圈状按摩200次以上	
太冲穴	位于脚背，第一、二趾分叉处延伸至脚背最高点前的凹陷处（离两趾分叉点大约三指幅宽处）	以太冲为定点，用拇指或中指向下反复按压，并进行圈状按摩200次以上	
曲池穴	位于手肘，手肘弯曲，侧面凹陷处横纹的末端，左右手臂对称	以曲池穴为定点，用手指指腹向下反复按压，并进行圈状按摩	按摩力道须控制，略有酸痛感即可
百会穴	位于头顶，两耳尖向头部正中央延伸之交会处	以百会为定点，用拇指或食指反复按压4～5次，每次按3～5秒	
风池穴	位于头部后方，颈部与两耳中间交会处为风府穴，其左右旁开2寸处之穴位为风池	以风池为定点，用拇指指腹向下反复按压，并进行圈状按摩	
肩井穴	位于肩膀的中点处	以肩井为定点，用手指指腹向下反复按压4～5次，并进行圈状按摩	
大椎穴	位于第7颈椎下方凹陷处（低头，颈椎第一个凸起处为第7颈椎）	以大椎为定点，用中指反复按压，每次进行1～2分钟	
足三里穴	膝盖下方外侧凹陷处向下三寸	以足三里为定点，用手指指腹向下反复按压，并进行圈状按摩	
迎香穴	位于鼻翼两侧，鼻翼底部向左右两侧直线延伸，与法令纹交接处	以迎香为定点，用手指指腹向下反复按压，并进行圈状按摩	略往中央方向施力
命门穴	位于背部正中央，第2腰椎棘突下凹陷处	以命门为定点，用手指指腹向下反复按压，并进行圈状按摩	
人中穴	位于脸部，鼻子下方与上嘴唇上方正中央1/3浅沟处	以人中为定点，用手指指腹向下反复按压，并进行圈状按摩	
手三里穴	位于手肘，手肘弯曲，侧面凹陷处横纹下方3寸处（即曲池穴下方3寸处）	以手三里为定点，用拇指指腹向下反复按压4～5次，并进行圈状按摩	按摩力道须控制，略有酸痛感即可

穴位图

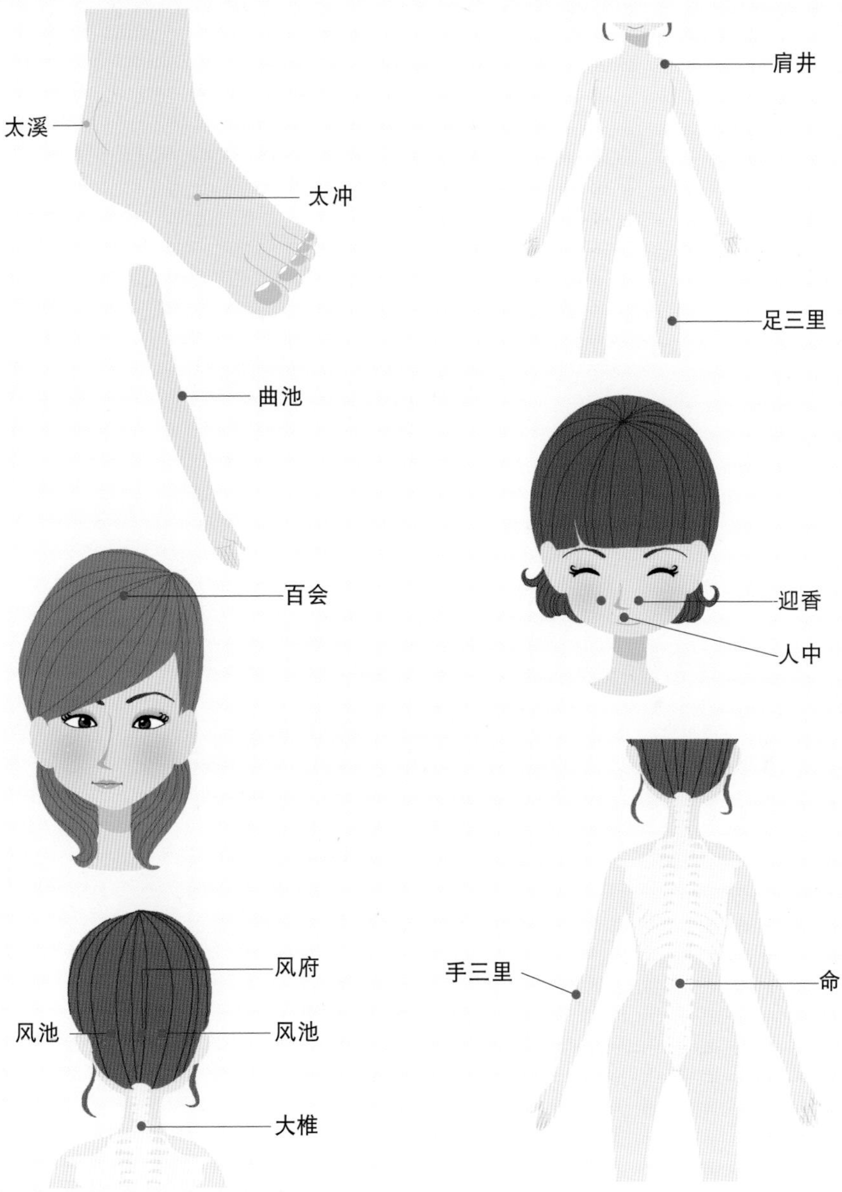

太溪
太冲
肩井
足三里
曲池
百会
迎香
人中
风府
风池
风池
大椎
手三里
命门

按摩小原则

简易的按摩度量衡

一寸：拇指的宽度。

二寸：食指、中指与无名指并拢的宽度。

三寸：食指、中指、无名指与小指并拢的宽度。

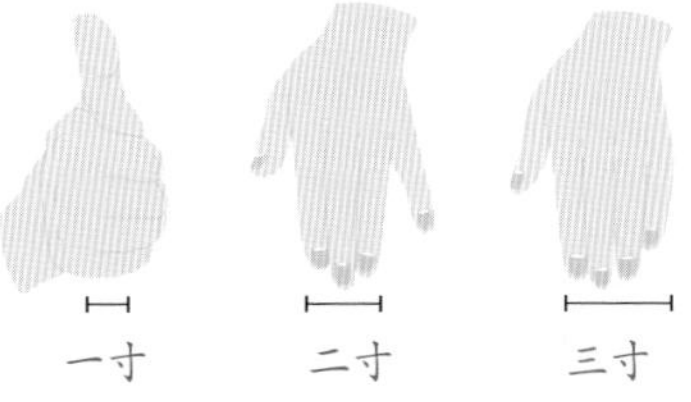

图书在版编目（CIP）数据

8周降低血压饮食事典／何一成编著. --北京：中国纺织出版社，2014.6
（饮食健康智慧王系列）
ISBN 978-7-5180-0187-3

I. ①8… II. ①何… III. ①高血压－食物疗法－食谱 IV. ①R247.1②TS972.161

中国版本图书馆CIP数据核字（2014）第027410号

责任编辑：马丽平　　责任印制：何　艳
装帧设计：水长流文化

中国纺织出版社出版发行
地址：北京市朝阳区百子湾东里A407号楼　邮政编码：100124
销售电话：010-87155894　传真：010-87155801
http: // www.c-textilep. com
E-mail: faxing@c-textilep. com
官方微博 http: // weibo.com/2119887771
北京利丰雅高长城印刷有限公司印刷　各地新华书店经销
2014年6月第1版第1次印刷
开本：710 × 1000　1/16　印张：16
字数：317千字　定价：49.80元

凡购本书，如有缺页、倒页、脱页，由本社图书营销中心调换

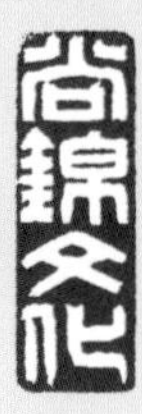

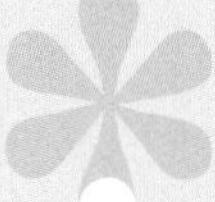

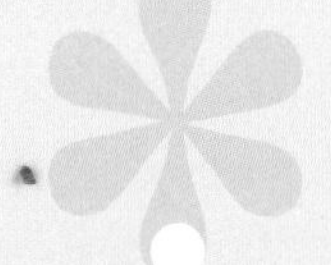

尚锦图书

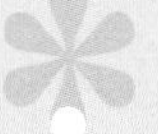

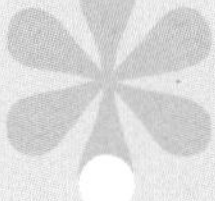